40周孕期全程手册

徐蕴华 编著

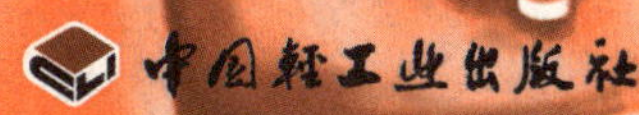

图书在版编目（CIP）数据

40周孕期全程手册 / 徐蕴华编著. 北京：中国轻工业出版社，2014.5

ISBN 978-7-5019-4914-4

Ⅰ.4… Ⅱ.徐… Ⅲ.妊娠期-妇幼保健 Ⅳ.R715.3

中国版本图书馆CIP数据核字 (2005) 第049442号

责任编辑：王恒中　王晓晨　责任终审：杜文勇
装帧设计：刘金华　旭　晖　文案统筹：瑞　雅
美术编辑：张彩萍

出版发行：中国轻工业出版社（北京东长安街6号，邮编：100740）
印　　刷：北京天顺鸿彩印有限公司
经　　销：各地新华书店
版　　次：2014年5月第1版第31次印刷
开　　本：787×1092　1/16　印张：18
字　　数：270千字
书　　号：ISBN 978-7-5019-4914-4　　定价：26.80元
发行电话：010-62967133　62967136　传真：62968512
如发现图书残缺请直接与发行部联系调换

写给自己

记录下自己买这本书时的美丽孕事和温馨心情吧！

宝宝的乳名：

宝宝的大名：

妈妈签名：

爸爸签名：

在这里按上宝宝的小手印和小脚印吧，许多年后，在宝宝的成人礼上，这会是一件意义非凡的礼物呢！

宝宝，陪着你慢慢长大

是一件多么幸福的事！

写给宝宝

我的宝贝，许多奇迹，因为有你，就会存在！

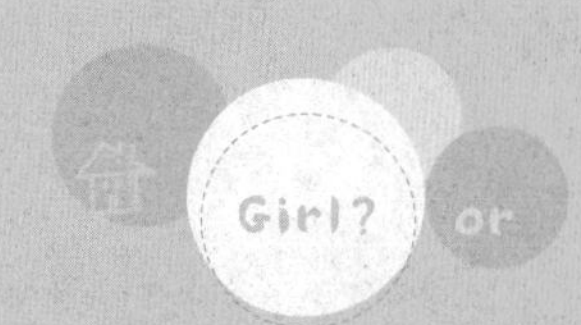

Part 1

迎接天使

你准备好了吗

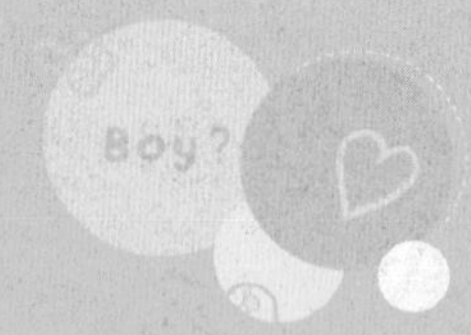

Girl? or

Part 2

一颗小小苹果核

孕早期

Boy?

Part 4

一个真正的小人儿

孕晚期

Girl? or Boy?

Part 1

迎接天使

你准备好了吗

Girl? or Boy?

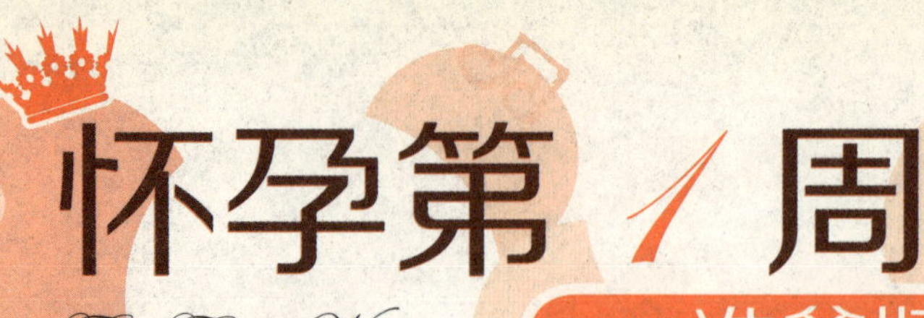

怀孕第1周

The First Week

准爸妈资格考试

为人父母是一件快乐的事，那些不曾亲身经历的人永远都无法体会其中的乐趣。但另一方面，这也是一件相当不容易的事，其中的辛苦同样是非亲身经历者难以想象的！

当你开始觉得二人世界好像缺少了点什么，如果有个宝宝能围绕在身边一定充满幸福感，这时你们需要知道，在孕育一个小生命之前，到底该怎么做。

这时，你们需要从心理、生理和物质等各方面做好准备，从现在起你们将经历生命中最大的变化，从现在开始你们将进入一个全新的时期，你们将成为宝宝的父母。做好准备了吗？那么，就从现在开始吧！

1 专业建议

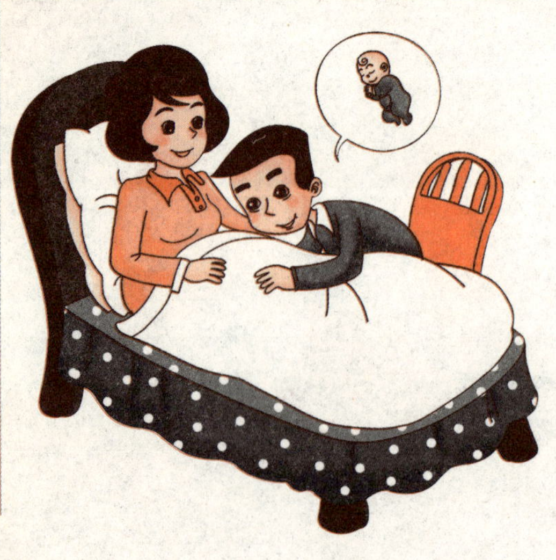

过去，大家都只强调怀孕期间的身心健康。现在，医生则认为，要维持整个孕期的健康，就应该不只看真正怀孕的这10个月。据世界卫生组织报告抽检结果表明，即使在孕妈妈各种检查、诊断结果均为正常的情况下，仍有极少数的胎宝宝出生后，会出现某些方面的异常。因此，对于准备孕妈妈来说，如何在怀孕前做有计划的优生怀孕，实在是一个必须引起重视的问题。所以，完整的怀孕期间，应该扩充到13个月，其中包括至少3个月的备孕期。在这个时期内，将夫妻双方的身心健康维持在巅峰状态，对未来有一个健康顺利的怀孕过程，以及孕育一个健康的宝宝来说，绝对助益良多。

最适合优生怀孕的时机，主要从生理和心理两方面来断定：

生理方面

一般来说，女性怀孕的高峰期在24~25岁。优生学家认为，最佳的受孕年龄为24~30岁。因为这个年龄段女性的身体已发育成熟，且此时最为健壮，精力最旺盛，卵巢功能最活跃，排出的卵子质量最高。这时受孕，将会获得最佳胚胎，而且妊娠并发症少，胎宝宝发育好，早产、畸胎、痴呆儿的发生率最低，且分娩顺利。另一方面，这个阶段的夫妻精力比较充沛，生活经验也比较丰富，有利于抚养好婴儿。

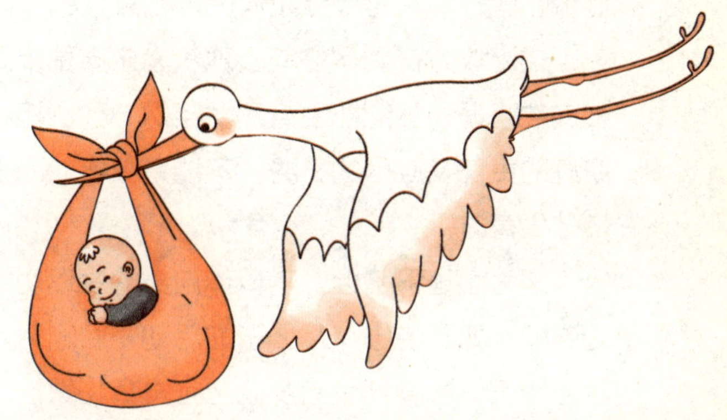

如果女性年龄过小怀孕，胎宝宝会同仍在发育中的母亲争夺营养，对母亲健康和胎宝宝的发育都不利。而女性过晚婚育，特别是35岁以后才怀孕，患妊娠高血压、妊娠期糖尿病、巨大儿、难产、剖宫产的概率都会加大，新生儿发生窒息、损伤和死亡的概率也会加大。而且由于孕妈妈年龄偏大，卵巢功能开始衰退，卵子出现“老化”现象，出生畸形儿、痴呆儿的发病率也会明显增高。

男性的最佳生育年龄为25~35岁。这时，男性的生理趋于完善，精子活跃率最高，性欲也比较旺盛，且有了比较稳定的经济收入，能够充分担负起抚育后代的重任。

心理方面

女性在心理方面，最适合怀孕的时机因人而异，应该依照每个女性心理成熟度来分析处理。有些女性即使在最适当的年龄怀孕，如果其心理状况尚未准备妥当的话，也不见得是怀孕的最佳时机。夫妻双方都要做好担负起角色转换的心理准备，从容迎接宝宝的出生。当然孕育宝宝也需要放松心情，不要因刻意追求怀孕而给自己增添压力。精神太紧张，可能也会导致无法顺利受孕。首先，要设想好未来的生活，双方多多沟通，谈谈有宝宝后的生活，例如：应该准备些什么？宝宝出生后，由谁来带？因为宝宝，可能需要增加哪些开销？对宝宝如何进行教育等等。

夫妻双方在受孕之前心理状态应当是良好的、稳定的。对生育怀有期盼和向往心理，不能把生育子女当做一种负担和麻烦，应当看做是一种社会和家庭的责任及应尽的义务。不能只顾事业而无限期地把生育时间推迟而错过最佳生育时机。

因为心理情绪会影响母体自身的生理功能，对生殖功能当然也会有一定的影响。如影响排卵及卵子的活动，影响对精子的接纳等，长期的心理刺激甚至还可以影响到胚胎及胎宝宝发育。男性消极的心理状况，除了影响自身的生理机能以外，还会使朝夕相处的妻子产生思想负担，从而影响到胎宝宝的生长与智力发育。因此，受孕之前，夫妻双方的心理状态都必须是良好、稳定、向上的。夫妻双方在生育时机的认识上应当一致，任何一方都不应该把自己的意见强加给对方，家庭其他成员也应支持夫妻双方做出的选择。这样，怀孕后心理上才能处于良好的状态。即使双方认识上有分歧，一旦受孕也应当正确对待，千万不要互相埋怨和指责，更不能我行我素地采取一些终止受孕的措施。否则不但会给对方造成伤害，同时会有损身心健康。在心理上，夫妻双方都要把生育子女看做是夫妻爱情的结晶。新的生命是自己生命的延续，这种良好的心理状态，无疑会增加受孕信心，提高受孕率，是受孕前应当具备的心理状态。

如果妻子情绪过于紧张，有可能会影响胎盘和子宫的供血，致使胎宝宝发育受到影响。因此，丈夫无论从心理上还是生理上，都要使妻子处于良好的状态。对受孕后可能出现的不适，不良的反应及将来因育儿而造成工作量的增加，也要有充分的心理准备，树立战胜困难的信心和勇气。虽然在妊娠的早期会出现不同的不良反应，给身体带来某些不适，但这毕竟是生理现象而不是疾病，只要有意志完全可以克服。

2 优生咨询

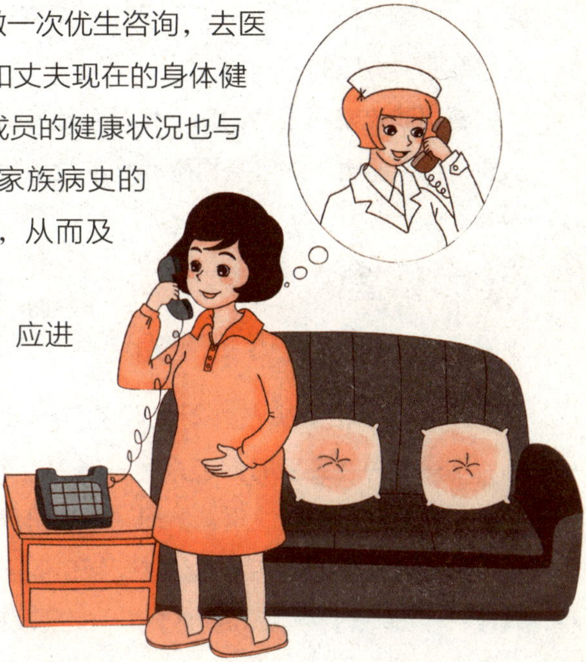

在怀孕之前最好向医生做一次优生咨询，去医院向优生专家详细说明自己和丈夫现在的身体健康状况，并且把家庭中其他成员的健康状况也与医生讲清楚。如果被确认有家族病史的话，也要提早找出解决方案，从而及时保护宝宝的健康。

一般有下列情况之一的，应进行咨询：

◎原发不孕者。

◎原因不明的有习惯性流产、早产、死产、死胎史，以及有遗传病家族史的夫妇。

◎遗传病患者及致病基因携带者；两性畸形患者。

◎孕早期有致畸因素接触史者。如曾有过病毒感染、弓形体感染、接受大剂量放射线照射、接触有毒有害农药或化学物质、长期服药等。

◎高龄孕妈妈或曾生育过畸形儿者；曾患其他疾病的者。

3 产前诊断

通过产前诊断并结合遗传学分析，对于可造成严重智力障碍，以后不可能有劳动能力和生活自理能力、严重畸形、存活率低的胎宝宝，所以应及时终止妊娠。

遗传咨询能够解决的问题有：

◎**对疾病做出正确的诊断**。医生通过家族病史及各种实验室检查，进行分析，做出正确诊断。

◎**收集准确的家系资料**。医生对来访者做详细的调查，了解其三代内亲属的健康，生育、死亡等状况进行了解。将资料绘成系谱图，以判断是否有遗传病，是何种类型的遗传病。

◎**估算出遗传病再发危险率**。再发危险率，是指某一种遗传在一个宝宝身上出现，以后再出生的宝宝再患此病的危险程度。

4 健康检查

女性健康检查

建议妻子和丈夫在准备怀孕的前半年到3个月就要进行全面的身体检查，不只是为胎宝宝的健康打下基础，更是为将来养育儿女的漫长岁月储备能量，毕竟，有健康快乐的父母，才有健康快乐的宝宝！

女性健康检查包括子宫颈抹片和乳房检查。怀孕前做的化验项目包括风疹、巨细胞包涵体病毒抗体疹、血型及RH因子血常规、尿常规、宫颈涂

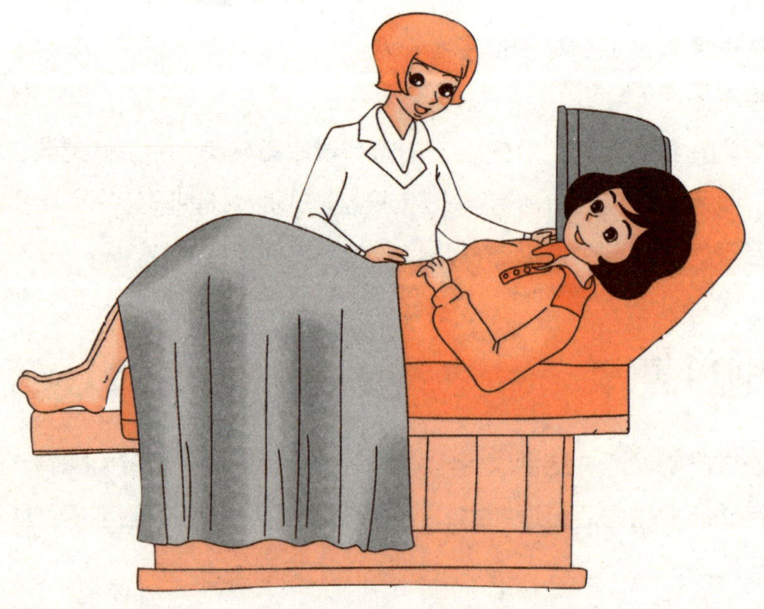

片、肝肾功能、乙肝5项等。如果已超过35岁，那么最好做乳房X光检查。

如果曾与艾滋病患者或肝炎患者有过亲密接触，最好请医生安排检查，确认是否罹病。如果原本患有一些慢性病，如贫血或习惯性流产等，医生可能会建议你做一些特殊的检验。

X 光检查及其他影像检查

如果你已经安排使用放射性检查，一定要在检查之前确认没有怀孕。这些检查包括照X光、电脑断层扫描及核磁共振造影等。你可以将这些检查安排在经期过后立刻做，就可以不必担心怀孕了。如果你必须接受一连串的这类检查，那么最好推迟怀孕。

有些孕妈妈自身的疾病也会影响胎宝宝，应该在怀孕早期诊断出来，如：

地中海型贫血

地中海型贫血是一种隐性遗传的血液疾病，又称“海洋性贫血”。由于是遗传疾病，因此，补血或输血都只能治标，而无法治本。

地中海贫血常见有两种类型，分别是甲型（α型）和乙型（β型）。

一般来说，夫妻双方如果只有一方带有地中海型贫血的基因，则胎宝宝不会有严重或致命的后果。然而，若双方都带有隐性基因时，胎宝宝有1/4的概率可能患严重或致命的贫血，1/2的概率和双亲一样带有基因，但不至于致命或严重影响健康，1/4的概率可能完全正常。

因此，现在的孕妈妈在做第一次产前检查时，医生都会要求检查血色素，血容比以及红细胞平均体积（MCV），以筛检出孕妈妈是否有地中海型贫血。假如红细胞平均体积低于80，则夫妻双方必须同时接受检查。

如果不幸夫妻同时带有同型地中海型贫血的基因，则孕妈妈须接受绒毛采检或羊膜穿刺或抽胎宝宝脐带血等检验，来分析胎宝宝的基因。

若证实胎宝宝有重度地中海型贫血，最好施行人工流产，终止怀孕。因为这种宝宝可能会胎死腹中，也可能到怀孕末期发生胎宝宝水肿，出生不久即死亡，即使能勉强存活下来，将来也会需要长期输血或接受骨髓移植。

反之，如果检查的结果表明胎宝宝的基因正常或是属于轻度的地中海型贫血，则可以地继续怀孕。

家族遗传性疾病

家族遗传性疾病包括智力障碍、血友病、肌肉萎缩症等。以肌肉萎缩来说，这是一个遗传性问题，通常只遗传给男性。所以，家族中若有此种遗传基因时，女性则应在尚未怀孕前，就尽早查出是否是基因携带者。如果是基因携带者，将来所生下的男婴，将有50%的概率患病。

内科疾病

◎**贫血**。在妊娠前如发现患有贫血，首先要查明原因，确定是属于哪一种原因引起的贫血，然后进行治疗。如系缺铁性贫血，要在食物中增加含铁和蛋白质丰富的食品，如仍不好转，应服用铁剂，待贫血基本被纠正之后，即可妊娠。

◎**高血压**。在受孕前应按医嘱进行合理治疗，把血压控制在正常的水平，自觉症状基本消失，即可以妊娠。但应比一般孕妈妈更加注意孕期检查，经常测量血压，并提防妊娠中毒症的发生。

◎**肾脏病**。严重的肾脏病均不宜妊娠。症状较轻且肾功能正常者，经医生允许可以妊娠，但要经过合理治疗，要把浮肿和高血压等主要症状控制住，妊娠后也应警惕妊娠中毒症的发生。肾结石也会在怀孕时期造成问题，因为肾结石会引起疼痛，因此很难分辨到底是肾结石引起的疼痛或是其他的问题所造成的。此外，肾结石也会使罹患泌尿道感染及肾盂肾炎的机会加大。

◎**肝脏病**。对于迁延型慢性肝炎，如病情轻微、肝功能正常，病人年轻，体质又好，经过适当治疗，也可以妊娠。但在妊娠后，应坚持高蛋白饮食和充分休息，加强孕期监护。

◎**糖尿病**。糖尿病在怀孕期间会造成非常严重的影响。过去，罹患糖尿病的女性不容易怀孕；现在，在良好的控制之下，患有糖尿病的女性一样可以生下健康的宝宝。糖尿病女性若血糖控制不满意，发生流产及胎宝宝畸形的概率较高。如果糖尿病女性想怀孕，最好在尚未怀孕前，就将血糖控制在正常范围之内，以降低胎宝宝的畸形率。孕后要加强产前检查和自我保健，饮食控制更应严格些，并要有医生的指导。

如果有糖尿病的家族病史，或怀疑自己患有糖尿病，最好能在怀孕之前先彻底检查，这样就能减少流产以及产生其他问题的机会。如果在怀孕前没有糖尿病，但在怀孕后渐渐地发展出糖尿病，称为妊娠糖尿病。

◎**心脏病**。所有的心脏病人必须经医生同意后，方可妊娠。有些心脏病人还需要应用一些药物，甚至必须在医院住院接受治疗和监督，不可大意，整个孕期应取得医生的指导。

◎**癌症**。如果曾得过癌症，不论是哪一种癌症，都应该在计划怀孕之前，告诉妇产科医生，以便及时采取相应的措施。

◎**癫痫**。癫痫症有几种不同的形式，有的严重，有的轻微。罹患癫痫的孕妈妈，约1/3会产下患有癫痫疾病的宝宝，胎宝宝出现先天畸形的机会也很大，这可能跟妈妈怀孕时服用抗癫痫药物有关。

如果正在服用药物治疗癫痫，在怀孕之前，一定要先告诉医生，并将所服用的药物种类及剂量详细告知医生。有些药物在怀孕时服用是安全的，因此，准备怀孕时，医生会将药物改为可以在怀孕期间继续服用的苯巴比妥之类的药物。

◎**全身性红斑狼疮**。目前仍无法完全治好全身性红斑狼疮，治疗的方式也因人而异，通常需要服用类固醇。如果罹患全身性红斑狼疮，最好在计划怀孕前，与医生做详细讨论。

传染性疾病

对于传染性疾病，如性病等，最好能在怀孕前治愈，如果在治愈前怀孕，有可能会造成婴儿的感染。

另外，对于想怀孕的孕妈妈来讲，最好先检查一下有没有麻疹抗体，如果没有，最好先注射一支加以预防。不过，在注射疫苗的3个月内，最好不要怀孕。

精神疾病

因为精神疾病并非单一基因问题所造成的，所以比较复杂。但是，一般来讲，如果家族中连续出现两个以上的患者，则可能有遗传的因素。

有些智障方面的问题，可以借助检查预先排除。例如，有一种“脆弱X染色体症”，就是由基因方面的问题造成的，这也是遗传性智障最常见的原因。要降低胎宝宝患这种疾病的可能性，就需要孕妈妈早做产检，看她是否带有不正常的基因。

另外，据资料显示，80%的女性在怀孕的时候，容易出现牙科并发症，如牙疼、牙龈出血等。假如在怀孕之前治疗牙病，怀孕期间就不会遭受牙病之苦了。更重要的是，怀孕期间是不能拔牙的。因为在怀孕初期拔牙易诱发流产，怀孕晚期拔牙易诱发早产，所以如果牙齿不好或患有牙病，还是在怀孕前及时治愈，免得怀孕时惹麻烦。

还有一些夫妻求子心切，常常会在宫外孕治愈后不久便又匆匆地怀孕。这样做会很危险，如果输卵管没有完全疏通，则有可能再次引发宫外孕。资料显示，重复异位妊娠的发生率可达到15%左右。所以，发生过宫外孕的女性，在彻底治愈后一定要坚持避孕一段时间，不要急于怀孕。受孕前要经过医生检查，待确认一切正常方可取消避孕措施，考虑再次怀孕。

5 孕前防疫

每个准备做妈妈的人都希望在孕育宝宝的十个月里平平安安，不受疾病的困扰。加强锻炼、增强机体抵抗力是根本的解决之道。但针对某些传染性疾病，最直接、最有效的办法就是注射疫苗。目前，我国还没有专为准备怀孕阶段的女性设计的免疫计划。但是专家建议有两种疫苗最好能打：一是风疹疫苗；另一个是乙肝疫苗。因为孕妈妈一旦感染上这两种疾病，病毒会垂直传播给胎宝宝，造成严重的后果。

6 停止避孕

当停止服用长期口服避孕药时，最好再配合使用安全套、杀精剂，避孕棉或子宫帽等器具避孕，等到月经周期恢复正常几个月后，再尝试怀孕。

口服避孕药

如果在停用避孕药以后立即怀孕，那就不容易估算正确的怀孕日期，更没有办法正确估算预产期。对于孕期保健而言，正确地估算预产期是相当重要的。

子宫内避孕器

取出子宫内避孕器的最佳时间是在月经结束后3～8天，如果有发炎的迹象，一定要先治疗好再怀孕。取出后，建议在3个月后再受孕。

皮下植入避孕药

取出皮下植入后，可能要经过好几个月，才能恢复正常的月经周期。

7 健康调整

给自己预留出3个月到半年的时间进行健康调整，越早行动，怀孕的概率就越高。无论是对男性还是女性，健康与生育能力都密切相关。夫妻双方都需要坚持健康计划管理，以提高怀孕的概率，而且还能提高孕育健康小宝宝的概率。

体重管理

在准备怀孕前，应该先注意体重，不要过重也不要过轻，因为过重和过轻都容易导致不孕。

育龄女性若体重过低，说明营养状况欠佳，理想的情况是至少在受孕前的6个月内保持与身高相称的正常体重。为此，如果是严重的超重或体重过轻的话，要去看医生并听取如何达到正常体重的意见。除非有严重的体重问题，否则在妊娠期间千万不要节食，因为节食会使身体失去维持身体健康所必需的营养。

饮食管理

如果你特别喜欢某些物质，则要进行调整。下面是一些很实在的建议：减少人工甜味佐料，尽量选用新鲜天然绿色食品，避免食用含食品添加剂、色素、防腐剂的食品。各种腌制食品含致胚胎畸变的亚硝酸胺，也千万不要吃。蔬菜应充分清洗干净，水果应去皮后再食用，以避免农药污染。在家庭炊具中应尽量使用铁锅或不锈钢炊具，避免使用铝制品及彩色搪瓷制品，以防止铝元素、铅元素对人体细胞的伤害。

远离咖啡因、碳酸饮料。停止饮酒；停止服用各种兴奋剂；戒烟。以上物质和不良习惯都会对即将孕育的小宝宝产生害处。

虽然可以通过均衡的饮食来满足所有的营养需要，但如果出现过贫血症状，或有过节食减肥的经历，或是有体内脂肪堆积过多等营养失调现象，则要多加注意。从优生角度考虑，女性机体营养失衡会带来胎宝宝发育所需的某些营养素短缺或是过多，于优生不利。故女性在怀孕前应当对自己的营养状况作一全面了解，必要时也可请医生帮助诊断，以有目的地调整饮食，积极贮存平时体内含量偏低的营养素。

运动习惯

最好在怀孕前，就养成规律的运动习惯。只要将生活形态稍加调整，加入规律的运动习惯即可。这不但对现在的你有很大的好处，对怀孕期的体重控制也会有帮助。不过，运动不可以过度，否则就会出现问题。当你想怀孕时，不要过度锻炼身体，也不要突然增加运动量，更不要从事高度竞技的运动。找一种你喜欢、能持续、适合任何季节的运动，最好能同时强化背部及腹部肌肉，这对怀孕有很大帮助。

补充维生素

不要自行购买复合维生素、矿物质或中药来吃，因为可能会导致用药过量。如果维生素A等某些特定的维生素服用过量，会造成胎宝宝先天畸形。

一般来说，最好在怀孕3个月以前，就要停止服用所有营养补充剂，开始摄取营养均衡的天然食物，并且每天服用一颗由医生指定的孕妈妈专用复合维生素。

如机体缺铁，可进食牛肉、绿色蔬菜、葡萄干等；缺钙可进食虾皮、乳制品和豆制品等。

补充叶酸

研究人员经试验研究表明，在妊娠3个月以内，正值胎宝宝神经管发育关键期，给孕妈妈补充足量的叶酸，可明显降低神经管畸形，使无脑儿与先天性脊柱裂胎宝宝出生率大大下降。可使胎宝宝发生唇裂或腭裂的危险也降低，并且可降低发生早产及低体重新生儿的危险性。所以，准备孕妈妈及孕早期时，注意摄食富含叶酸的食物十分必要。富含叶酸的食物有红苋菜、菠菜、生菜、芦笋、龙须菜、豆类、动物肝及苹果、柑橘、橙汁等，复合维生素中一般也含有叶酸。

8 老公的配合与协助

做爸爸肯定是一件令人高兴的事，但也应意识到自己必须承担的责任和实际问题。看着自己并不宽敞的住房和并不算丰厚的收入，准爸爸也许会有某些方面的压力。

而且，胎宝宝的异常情形，不见得都是妻子的错，有的也有丈夫本身的原因。以地中海型贫血来说，只有在夫妻二人都是同型基因携带者的时候，才会危及到胎宝宝。所以，如果医生只检查了妻子而没有检查丈夫的话，只能是一种“不完全检查”。即使像肌肉萎缩症、血友病之类明显是母亲遗传因素的疾病，有时也需要先生的配合，例如：抽取先生的血液做DNA的对比等。这样，诊断结果才比较全面。

于丈夫而言，精子的数量和质量是优生的关键要素，精子被称为优生之本。因此，凡是影响精子质量的因素，丈夫都应尽量排除。

◎**及时治疗生殖系统疾病**。在男性生殖器官中，睾丸是创造精子的“工厂”，附睾是储存精子的“仓库”，输精管是“交通枢纽”，精索动脉、静脉是后勤供应的“运输线”，前列腺液是运送精子必需的“润滑剂”。当这些关键部位发生故障，优生必然会受到影响。所以，丈夫首先要及时治疗生殖器官疾病。

◎**避免接触有害物质**。科学研究表明，许多物理、化学、生物因素作用于人体，对生殖功能会产生损害，使染色体异常、精子畸形，影响胎宝宝的正常孕育。工作和生活中接触的铅、苯、二甲苯、汽油、氯乙烯等物质，X光及其他放射性物质，农药、麻醉药等均可致胎宝宝染色体异常，增加流产率。

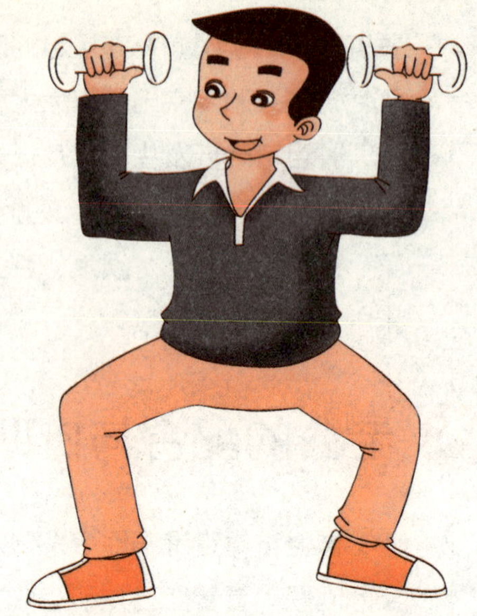

◎**戒除不良嗜好，进行体育锻炼**。吸烟、酗酒、吸毒影响身体健康，是优生优育的大敌。每日吸烟10支以上者，其体内精子的活动度明显下降，并且随吸烟量的增加，精子畸形率也呈显著增多趋势。饮酒过量造成机体酒精中毒，使精子发生形态和活动的改变，甚至会杀死精子，从而会影响受孕和胚胎发育。有资料表明，酒后孕育的胎宝宝60%先天智力低下。一般情况下，男性的精原细胞发育成为成熟的精子，大约需要80天，即将孕育后代的丈夫，一定要在这段时间戒除烟酒。此外，还要进行体育锻炼，以提高精子的质量。

◎**用药要谨慎**。很多药物对男性的生殖功能和精子质量有不良影响。

◎**平衡膳食**。偏食、挑食会造成营养不均衡，因为如果食物中缺乏钙、磷、锌、维生素A和维生素E等物质，会影响到精子的质量和数量。

◎**避免噪声过度**。许多人听音乐时喜欢把音量开得很大，以致噪声过度，这不仅会影响听力，也会影响男性生育能力。研究证明，男性长期生活在噪声为70～80分贝的环境中，性功能趋势减弱；生活在90分贝以上的高噪声环境中，性功能发生紊乱；更高的噪声则可导致精子液化或无法射精。

9 找好医院

应当根据自己的健康状况、经济条件、居住地点及医院所提供的医疗服务水平为自己选定一家孕期保健和分娩医院。一定要去正规大医院或正规专科医院，还要注意了解医院妇产科的医疗和服务水平，是否提供人性化的孕期和围产医疗保健服务。

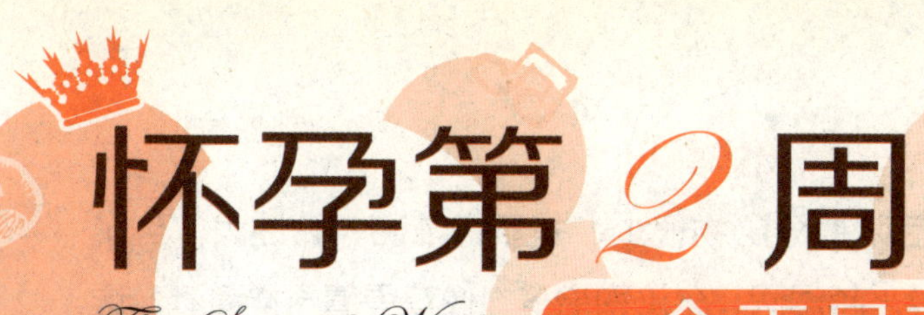

怀孕第2周

The Second Week

今天是不是好日子

1 精子、卵子与受孕

精子、卵子都有旺盛期和衰弱期。卵子正常生命的最佳时期，是在排卵后12小时以内。12小时以后，就会变形，衰老、质量下降。精子进入女性输卵管，也只能成活48小时。为了使精子、卵子都在最佳生命时期结合，就要掌握女方排卵时期。女性1个月只排一次卵，一般情况下是在下次月经前的14天左右1～2天。这时女方性兴奋也容易出现。因此应选择在排卵期受孕，使精子能在很短时间内与卵子结合，从而孕育出优质胎宝宝。

2 找出排卵日

第 1 计：通过避孕优生检测镜找出排卵日

每天早晨用舌尖将一滴唾液滴到检测镜的镜片上，按照说明书风干或在灯下烤干。如果看到“羊齿状”图像即为排卵日，只有在排卵期才会出现这样典型的图像。这种检测方法操作起来简单、方便，很容易掌握，并且测试结果准确、迅速，是把握最佳受孕良机的好助手。

第 2 计：通过月经周期推算找出排卵日

月经周期推算方法仅适用于月经周期一向较规律的女性。方法为从月经来潮的第一天算起，倒数14天就是排卵日。排卵日的前5天和后4天称为排卵期。例如，月经周期为28天，如果这次月经来潮的第一天是在7月28日，那么7月的14日就是排卵日，而9～18日则为排卵期，女性通常会在这几天有小腹坠痛及乳房胀痛感。

第 3 计：通过阴道黏液变化找出排卵日

女性通常在月经刚过后阴道分泌物很少，并显得浓浊、黏性大。到了排卵前1 ~ 2天，阴道变得越来越湿润，分泌物增多，像鸡蛋清一样清澈、透明，用手指尖触摸能拉出很长的丝。出现这样的白带表示马上要排卵了，一般持续3 ~ 5天。自此之后阴道分泌物又会逐渐减少，又变得浓浊，黏稠，不再能拉丝。

第 4 计：通过测定基础体温找出排卵日

排卵前基础体温较低，波动在36.2℃ ~ 36.6℃；排卵时是基础体温的最低点；排卵后基础体温升高，大约会回升0.3℃ ~ 0.5℃，一直持续到下次月经来潮前开始下降。

准备一只体温计和一张基础体温记录表（可用坐标纸代替）。每天临睡前将体温表放在枕下，从月经第一天开始，早上醒来后不进行任何活动，包括不说话、不穿衣、不喝水、不排尿、不下地，直接把体温表放在舌下测量5分钟，将每个月经周期每天的基础体温连接成线，并将性生活、失眠、月经期、腹痛等身体不适也记录上。一般来讲需要测量3个月经周期以上，从图表上看排卵时间一般在双相体温改变前的2 ~ 3天里。

3 生男与生女

家庭中有某些遗传病的男女，一般要通过控制性别的方法来阻断遗传病的发生。如血友病，患者多为男性，女性带有致病基因，可以把致病基因传给她的子女，使她的儿子发病，女儿则又成为又一代致病基因的携带者。如果胎宝宝是男性，最好做流产手术，女性则保留。还有一种进行性肌营养不良症，几乎全是男性发病，在20多岁时去世。属于伴性、隐性遗传病，家中可有兄弟几人同病，但姐妹无人患病的情况。

以正常的男女而言，在自然情况下受孕，生男孩和生女孩的概率，各占50%。以下的方法虽然未经缜密的科学方法验证，不过也不是绝对没有根据，其施行步骤简单清楚，想生宝宝的父母不妨一试。

4 饮食控制调节法

这种方法是指由食物的酸碱性增强改变体内的酸碱度可能性，以增强生男或生女的概率。女性的阴道一般呈酸性，若在高潮时分泌碱性物质，则较适合Y精子生存，想生男孩者必须注意；想生女孩则应维持体内的酸性环境。饮食控制是将食物分为酸性、碱性和中性，男性多吃酸性食物，女性吃碱性食物，可以帮助生男孩；而男性多吃碱性食物，女性多吃酸性食物，则对生女孩较有利。但是饮食改变体质的说法，仍未获得验证，想由此决定生男生女，必须靠机遇。

酸性食物

◎**奶**、**蛋**、**鱼**、**肉类**。如牛肉、鸡肉、猪肉、鱼肉等。

◎**酸味水果**。如西红柿、橘子、草莓、葡萄、菠萝、苹果等。

◎**希望生男孩**。男性应以酸性食物为主。

◎**希望生女孩**。女性应以酸性食物为主。

碱性食物

◎**豆类**。如青豆、大豆、红豆、豆腐。

◎**青菜**。如莴苣、土豆、竹笋、洋葱、香菇、花菜、海带。

◎**水果**。如香蕉、西瓜、枇杷。

◎**麦粉制品**、**牛奶**、**茶**。

◎**希望生男孩**。女性应以碱性食物为主。

◎**希望生女孩**。男性应以碱性食物为主。

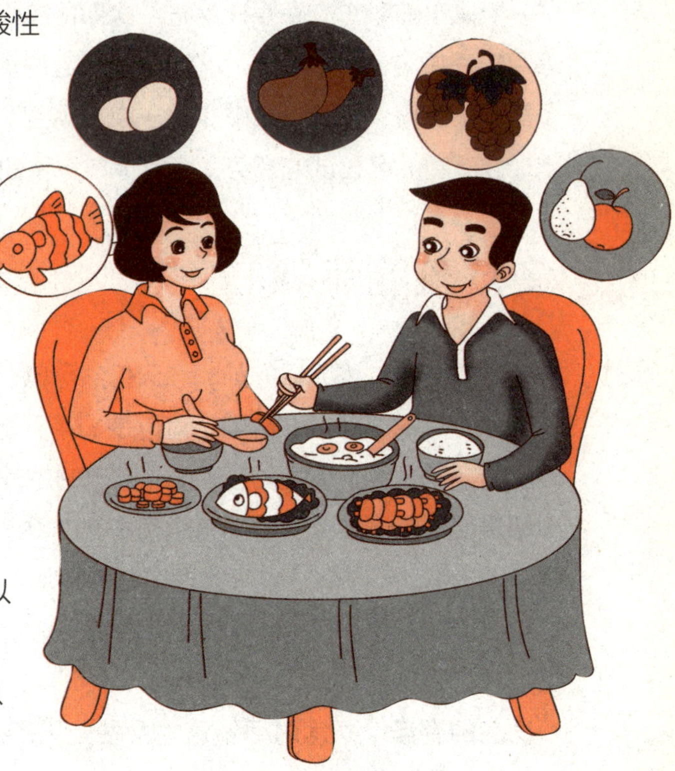

5 生男孩的步骤

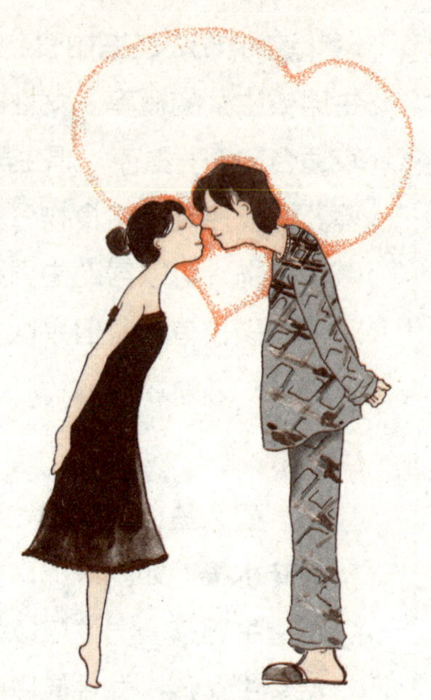

◎**同房的时间**。禁欲（约5天的时间）到排卵日前才能行房，之前仍可以有正常的性生活，因为排卵时期子宫颈呈碱性，有利Y精子生存。

◎**阴道酸碱度调节**。同房时尽量接近排卵期，因为这段时间女性的分泌物呈碱性，可以帮助Y精子活动；或者排卵日前3天开始用苏打水冲洗阴道，增强阴道的碱性环境。

◎**同房的姿势**。据说同房时要使女方达到高潮，较可能生男孩，因为女性高潮时，子宫颈分泌的碱性分泌物较多，适合Y精子活动，所以事前男方应多爱抚女方。此外，应采用较深的结合姿势，因为Y精子在阴道内侧较不活泼，若让Y精子较接近子宫颈处射精，则能：①减少精子突破重围的路程；②结合较深，女性较易出现性高潮。可尝试的姿势：正常体位、弯曲体位，后背体位、前坐体位。

6 生女孩的步骤

◎**同房的时间**。排卵日的前2～3天仍然可以有正常的性行为，并不必特别节制次数，据说同房次数越多，可以使Y精子数量减少，所以每隔1～2天同房一次的频率最佳。想尝试者可依照自己的生理情况，再做决定。

◎**阴道酸碱度调节**。排卵前有透明多量的黏液分泌出来，这些黏液会阻止精子进入子宫，而Y精子较不能适应酸性环境，若在阴道停留时间太长，可能在未到达子宫口时已经被淘汰，而X精子较能适应酸性环境，故可以游至子宫，顺利受孕。

◎**同房的姿势**。同房时尽量避免女性处于高潮，且男性最好采浅插入的姿势，让射出的精子在酸性环境停留一会儿，让Y精子被自然淘汰，只留下X精子。适当的姿势：侧卧体位、伸长体位、骑乘体位、后侧体位。

7 最佳季节

选择最佳受孕季节和最佳生育时机，科学家们一致认为8月份受孕，5月份出生，为最佳受孕季节和最佳分娩月份。在初秋时节，天气凉爽，各种富含维生素的新鲜瓜果、蔬菜均已上市，肉、鱼、蛋、奶也很充足，为母体及时摄取并储备各种营养创造了有利条件。

待隆冬来临之际，孕妈妈已平安度过了胎宝宝最容易感染病毒的致畸敏感期。到了养教并重的妊娠中后期，已是鸟语花香、景色宜人之时，为胎教提供了理想的外界环境。临产时，正是凉热适宜的春末夏初，可以避免婴儿因出生后天气热而生痱子，也有利于产妇的饮食调节，有益于产妇身体的恢复，以便更好地哺育婴儿。

8 最佳时期

人体处于生理节律低潮期或低潮与高潮期临界日时，身体易疲倦，并情绪不稳、做事效率低、注意力难以集中或健忘、判断力下降。同时，身体抵抗力下降，易被病菌侵扰，感染疾病的概率增大。

人体是一个充满电磁场的导体，自然环境的变化如太阳暴磁、雷电交加、山崩地震、日食月食等，都会影响人体的生殖细胞，如引起畸变，所以在这些时间都不宜受孕。否则，容易生育出不健康的宝宝。

避免在每个月的阴历14～16日时同房受孕。这段时间里月球对地球的引力最大，容易引起人体情绪发生波动，影响精子和卵子的活力。

9 最佳时刻

研究证实，夫妻双方在身体不疲劳并且情绪愉快时同房受孕，这种身心俱佳的状态，会使内分泌系统分泌出大量有益于健康的酶、激素及乙酸胆碱等，使夫妻双方的体力、智能处于最良好状态中。这时，性功能最和谐，非常容易进入性高潮，形成优良的受精卵。反之，夫妻双方或一方身体疲惫或心情欠佳，都会影响精子或卵子的活力，不利于形成优良的受精卵，并影响受精卵的着床和生长，导致流产或影响胎宝宝脑神经的发育。

准备受孕前几天，夫妻双方一定都要充分注意休息，放松心情。

准备受孕前，既不要性生活过频，也不要性生活过疏，这样都不利于受孕。过频会使精液稀薄，精子数量少；过疏会使精子老化，活力欠佳。

优生学家指出，女性在性生活时达不到性高潮，不利于形成优良的受精卵。因为，性高潮会使精子在阴道中的运动能力增强，同时便于精液贮存于阴道内，还会促使闭锁的子宫颈口松弛张开，易于精子进入。由此，使更多强壮而优秀的精子与卵子有结合的机会，形成优良的受精卵。

受孕前，在居室里放置一些鲜花，同时播放一些温柔的音乐。这样，都会有助于夫妻共同进入性兴奋状态。

受孕时，可据男性和女性不同的生理特点给予一定刺激。促进男性达到性高潮的最佳刺激是视觉，可有意为丈夫营造这种视觉刺激，如在居室内点上一盏柔和的粉红色小灯；促进女性达到性高潮的最佳刺激是触觉，丈夫应多对妻子的身体进行触、摸、吻等刺激，促发妻子达到性高潮。

那么，现在一切就绪了吗？最关键的时刻到了！开始吧！天使就在前方等着你！

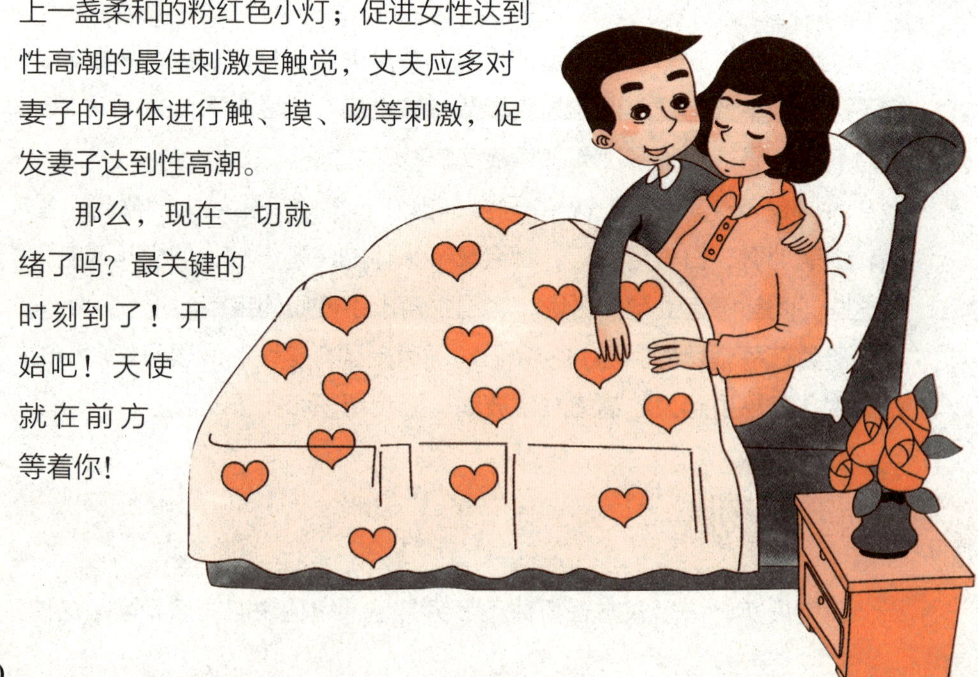

Part 2

一颗小小苹果核

孕早期

Girl? or Boy?

怀孕第3周

The Third Week

一粒种子的诞生

1 胎宝宝的生长

第3周时，一颗跑得最快的精子已经甩开其他竞争对手，和卵子结合在一起，形成了受精卵。这时的受精卵有0.2毫米大小，重1.505微克。在本周，受精卵将经过3～4天的运动到达子宫腔，在这个过程中由一个细胞分裂成多个细胞，并成为一个总体积不变的实心细胞团，称为桑胚体。

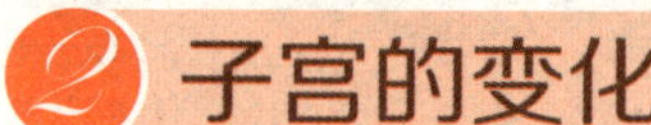

2 子宫的变化

卵子是人体内最大的细胞，直径可达200微米，在输卵管中的寿命仅12～36小时。精子全长约500微米，分为头部、颈部和尾部，像一个蝌蚪一样靠尾部运动。精子处在良好的宫颈黏液环境中能存活3～5天，但是受孕通常只能发生在性交后的24小时。

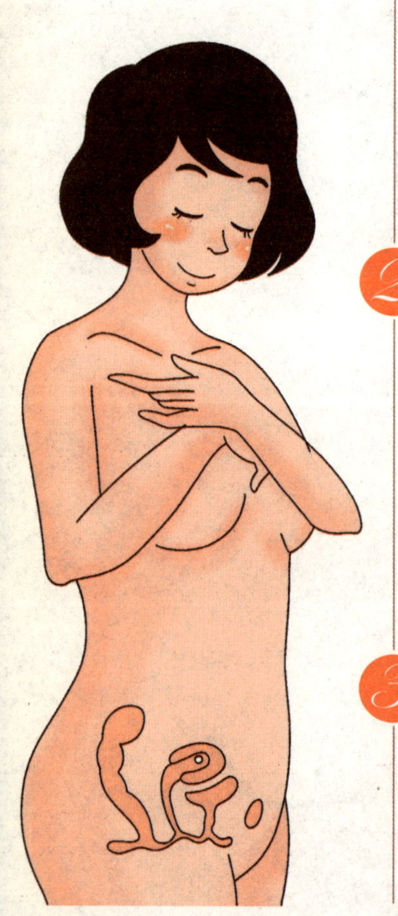

3 孕妈妈的改变

这个时期孕妈妈自身可能还没有什么感觉，但是身体内却在进行着一场变革。从现在开始，你的生命中就会增加一份责任，你和丈夫的二人世界也会告一段落，你的宝宝将与你同欢乐，你的母爱天性将会发挥得淋漓尽致。

4 孕妈妈日常健康计划

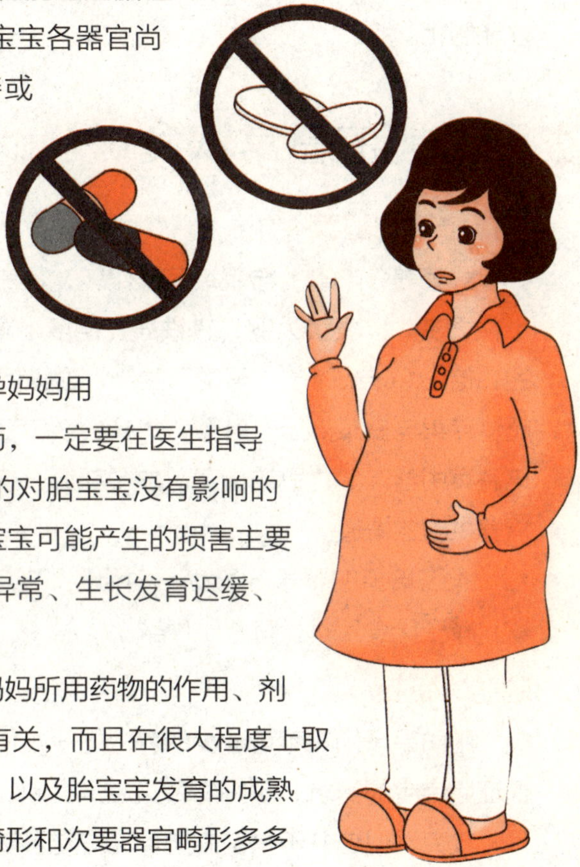

孕妈妈用药后，多数药物能通过胎盘进入胎宝宝体内。孕早期胎宝宝各器官尚未发育健全，功能还不完善或者没有功能，不能很好地对药物进行分解代谢，药物及其代谢产物容易在体内蓄积，引起中毒，甚至影响胎宝宝各个器官的发育，导致畸形。因此，这一时期孕妈妈用药要特别小心，如果必须用药，一定要在医生指导下，选择一些“久经考验”的对胎宝宝没有影响的药物。孕期用药对胚胎、胎宝宝可能产生的损害主要包括：流产、大小结构上的异常、生长发育迟缓、视听缺陷及行为异常等。

胎宝宝的药物反应与孕妈妈所用药物的作用、剂量、给药时间、胎盘通透性有关，而且在很大程度上取决于药物作用的器官或组织，以及胎宝宝发育的成熟度。据报道，婴儿重要器官畸形和次要器官畸形多多少少都与怀孕3～8周用药有关。

怀孕时，不论服用何种药物，或多或少都会影响到胎宝宝，其中包括阿司匹林这种用途很广的药物。服用阿司匹林会容易出血，因为阿司匹林会改变血液中血小板的功能，而血小板是促使血液凝固的重要因子。因此，如果怀孕期间出血或当你已经接近分娩，服用此药更要特别注意。

在妊娠的中晚期，胎宝宝各器官均已成形，用药一般不会致畸。但药物的毒性仍然可以间接地通过母体或直接地通过胎盘影响胎宝宝。在妊娠晚期，胎盘变薄，有利于药物的吸收运输，例如服用磺胺类药物，可能通过胎盘到胎宝宝体内蓄积，加重新生儿黄疸。

即使是某些孕妈妈需要的维生素类药物，也不可自作主张地滥用。例如，在孕第12天起服用大剂量维生素A，可引起胎宝宝唇裂、腭裂等畸形；大剂量维生素B_6可造成新生儿维生素B_6依赖症，即抽搐时必须给于维生素B_6才能制止。

5 孕妈妈的日常饮食

人工培植的野菜

野菜养分丰富，与栽培蔬菜比较，蛋白质含量较高。其中含矿物质达数十种之多。以蕨菜为例，其铁质、胡萝卜素、维生素C的含量分别为大白菜的13倍、1.6倍、8倍。再说马兰头，含铁量是苹果的30倍，是橘子的10倍，超过芹菜与白菜。至于叶酸，每100克红苋菜叶酸含量高达420微克，超过栽培蔬菜中含叶酸之冠的菠菜。故孕期添一碟野菜，无疑为胎宝宝增加了一条营养供给的渠道。

人工培植的野菜污染少，对母胎双方都较安全，味道也佳，可激发食欲，减轻厌食症状，有利于优孕。

脂肪、蔬菜

脂肪是孕妈妈不可缺少的养分之一，也是胎宝宝正常发育所必需的。为保证胎宝宝的需求，孕妈妈每天应从食油、动物油、鱼等食物中摄取脂肪酸11～12克。但这并不是说脂肪补充得越多越好，因过多摄入脂肪可能会增大所生女婴成年后罹患生殖系统癌症的危险，而多吃蔬菜则可减少婴儿成年后患癌的危险。

对160名脑癌病儿与同等数量健康儿童的母亲孕期食谱对照分析表明，健康儿童的母亲多以鱼、谷物、绿色蔬菜、土豆为主食。奥妙在于蔬菜乃维生素宝库，而丰富的维生素A、维生素C、维生素E、叶酸等可阻止亚硝酸胺的生成。试验表明，孕妈妈不吃蔬菜，其后代患癌危险增大4倍。水果要吃，但不能多吃，否则容易导致血糖升高。

酸味食物

孕妈妈嗜酸有益，因为酸味食品可刺激胃液分泌，提高消化酶的作用力，促进胃肠蠕动，改善孕期内分泌变化带来的食欲下降以及消化功能不佳的状况。加上酸味食物可提高钙、铁以及维生素C等养分的吸收率，故有助于胎宝宝的骨骼、脑及全身器官的发育。但是要讲究科学性，也就是说，孕妈妈宜选食西红柿、橘子、杨梅、石榴、葡萄、绿苹果等新鲜果蔬，不要吃人工腌制的酸菜、醋制品，一些人工制品虽然味道也是酸的，但养分已遭到不同程度的破坏，而腌菜中含有亚硝酸盐等致癌物，母胎双方皆不利。另外，山楂片因有加速子宫收缩的成分，应禁食，否则可能诱发流产。

猪肝

猪肝富含维生素A，而孕妈妈缺乏维生素A可能导致胎宝宝畸形，但服用维生素A过多，同样有此危险。如耳朵缺陷、独眼、胸腹发育不全等。由于猪肝中维生素A过于丰富，难于掌握摄入量，很容易突破800单位的最大限度，故不提倡孕妈妈吃猪肝。所需维生素A宜由萝卜、柑橘、西红柿等果蔬提供。如果要吃猪肝，每星期限于一次，每次不超过50克为宜。

6 孕妈妈备忘录

初次产前检查建立孕妈妈联系册

1.应在确诊自己怀孕时开始，检查生殖道情况及具体受孕的时间，推算准确预产期。

2.测量血压、尿蛋白、血色素，对怀孕基本情况做做评估。

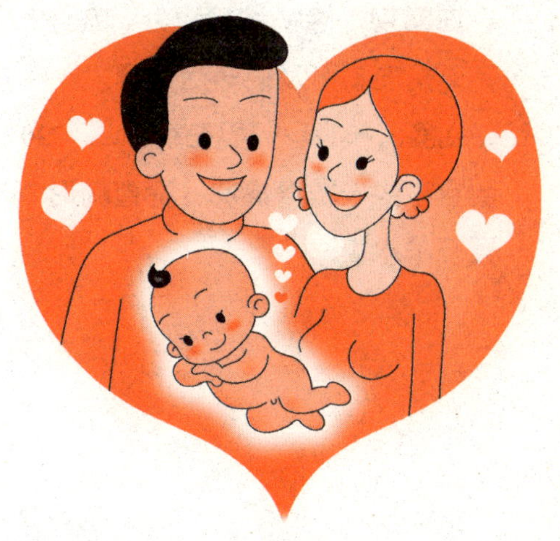

建册时其他常规辅助检查

空腹血糖、肝功能、血浆蛋白、总蛋白、白蛋白、球蛋白、血浆铁、钙、镁等元素测定、肝炎病毒指标测定（也称二对半）、肾功能、心电图，了解孕妈妈健康状况。

以后需做的全部检查

◎**血型测定**。测定孕妈妈血型，必要时也需要检查丈夫血型。既为分娩做准备，也为了解有无母儿血型不合情况发生。

◎**人体免疫缺陷病毒**（HIV）、**梅毒筛选试验**（RPR）。筛查孕妈妈有无性传播性疾病，减少母婴之间及医源性的传播。

◎**血清弓形体**、**巨细胞病毒**、**风疹病毒测定**。因为这些病毒感染对胎宝宝可造成不同程度的损害，导致先天性异常及流产、死胎。

◎**血总胆汁酸**。如升高则提示有妊娠肝内胆汁淤积症（ICP）可能，此病为孕妈妈特有疾病，对母亲预后无不良影响，对胎宝宝影响较大。

◎**白带常规**。检查是否有外生殖道感染。

◎**唐氏综合征血清筛查**。孕14～21周抽取母血检查，用以筛查胎宝宝21三体、18三体、开放性神经管缺陷等先天异常。

◎**孕24～28周抽取母血检查**。用以筛查有无妊娠期糖尿病的可能。如有增高则做葡萄糖耐量试验，以确诊有无糖尿病的存在。

◎**胎心监护**。孕35周后每周一次以了解胎宝宝宫内安危情况，及时发现胎宝宝的宫内缺氧等异常情况。

◎**尿常规**。每次产前检查均化验，以了解孕妈妈尿液中有无蛋白、糖及尿比重等，以了解孕妈妈有无泌尿系统及其他系统疾患。

◎**血常规**。除初诊检查外，在孕32周、分娩前分别再检查1次以明确孕妈妈有无贫血，可及时对症处理。

◎**B超**。一般孕妈妈在初诊、孕20～24周、34周、38～39周各做一次，了解胎宝宝生长发育情况，筛查畸形，了解胎宝宝宫内安危，了解胎位、胎盘位置及羊水量。

怀孕第4周

The Fourth Week

躺在自己的“小床上”

1 胎宝宝的生长

这个时期胚胎已经在子宫内“着床”，或称“植入”。这时候，已经受精的卵子会分泌分解蛋白质的酶，破坏子宫内膜，在内膜表面造成一个缺口，并逐渐向里层侵蚀。当受精卵进入子宫内膜之后，子宫膜上的缺口迅速修复，把受精卵包围。

这时，受精卵便着床了，这大约发生在受精后的第7～8天。此时的胚称囊胚。着床后的胚胎慢慢长大，这时大脑的发育已经开始，受精卵不断地分裂，一部分形成大脑，另一部分则形成神经组织。到第一个月末时，胚胎约长5毫米，是一个椭圆形的小物体，腹部隆起，其中便是心脏原基。它虽不具有心脏的形状，但它已有活力，并开始轻轻地跳动。

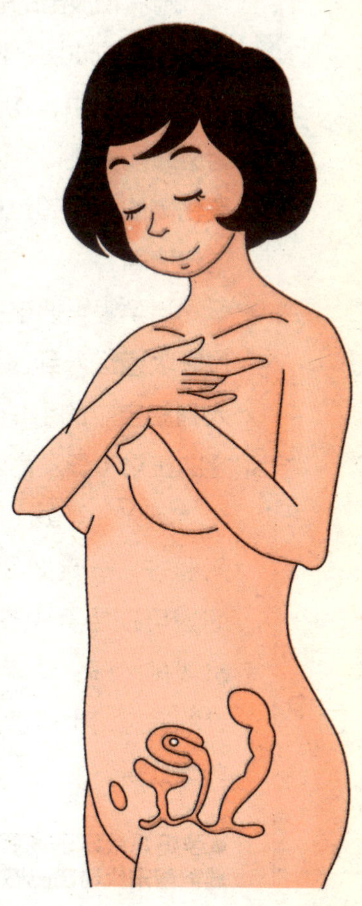

2 子宫的变化

在本周，胚泡被称做胚芽，它在子宫中就像苹果的“种子”一样。同时早期供给胎宝宝营养的胎盘、绒毛和脐带也在这时候开始工作了。

3 孕妈妈的改变

已经进入第4周了，你还没有发觉自己身体的变化吗？如果还没有做怀孕检测，在这时候做一定会是阳性。一旦证实自己怀孕了，要及时到医院建立怀孕健康档案，并且定期到医院进行孕期检查。

4 孕妈妈日常健康计划

根据国内外有关研究表明，粉尘、有毒气体密度最大的地方，不是在工厂、街道，而是在生活中天天都离不开的厨房里。

厨房释放出的有害气体要比室外空气中的浓度高出好多倍，加之煎炒食物时产生的油烟，使厨房被污染得更加严重。更为有害的是，在同时释放的粉尘和油烟中，均含有强烈的致癌物——苯并芘。如果厨房通风不良，会使这些有害气体的浓度升高，如使二氧化碳的浓度超过国家标准的5倍，氢氧化物的浓度超过14倍等。

当孕妈妈把这些有害气体吸入体内时，它们通过呼吸道进入到血液之中，然后通过胎盘屏障进入到胎宝宝的组织和器官内，由此，胎宝宝的正常生长发育就受到干扰和影响。

所以，孕妈妈最好少入厨房，如果需要去，一定要尽量减少停留时间。可在厨房中安置抽油烟机或排风扇，让厨房保持良好的通风，也可适当地多使用电炊具。

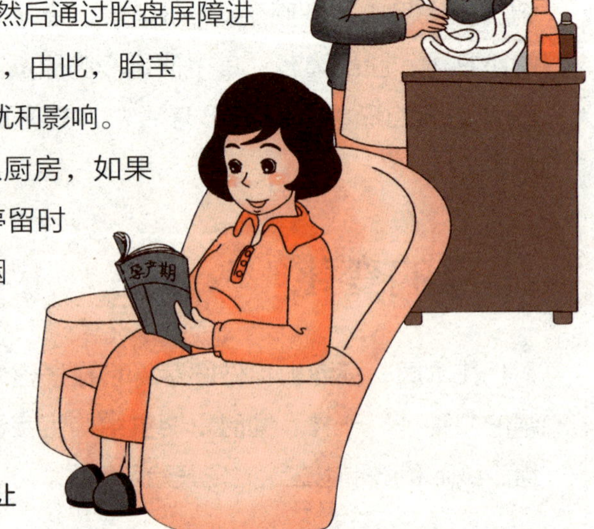

●孕妈妈最好远离厨房，可以让准爸爸来代替自己做饭。

5 孕妈妈的日常饮食

◎孕妈妈的营养要素主要是蛋白质、糖类、脂肪、维生素和微量元素。

◎蛋白质是生命的物质基础。妊娠后期，胎宝宝对蛋白质的需求量明显增加，如果母亲蛋白质不足，会影响胎宝宝的成长发育。

◎糖类是胎宝宝生长发育所需的主要能源物质，胎宝宝需要的葡萄糖全部依靠母亲供给。

◎脂肪为人体提供亚麻酸油，有利于胎宝宝神经系统的发育，它经过胎盘传输给胎宝宝。

◎维生素A是构成视觉细胞的感光物质，也是蛋白质合成的必要元素。

◎B族维生素构成新陈代谢过程中的多种辅助酶，使代谢正常运转，同时增进孕妈妈的食欲。

◎维生素C能促进胎宝宝对铁的吸收，减少缺铁性贫血的发生，并有利于免疫球蛋白的合成，增强机体的抵抗力。

◎维生素D能调节机体钙、磷的代谢，帮助肠道吸收钙、磷，有助于胎宝宝骨骼、牙齿的发育。

◎维生素E可以增强胎宝宝对缺氧状况的耐受性，并促进母乳的分泌。

◎叶酸可以防止孕妈妈发生贫血、早产，防止胎宝宝畸形。

◎微量元素如铜、铁、锰、锌、硒、碘、氟等，对胎宝宝的生长发育起着十分重要的作用。其中碘是甲状腺素的原料，影响着机体的代谢和发育。胎宝宝期缺碘，将导致智力障碍。

6 孕妈妈备忘录

计算预产期的方法有几下四种：

按最后月经

预产期日期：

月份：最后月经月份 + 9（或 − 3）

日期：最后月经日期＋7

例如：最后月经日期：2008、5、15

所以预产期应该是：2009、2、22

按引起妊娠的性交日期

从性交日期算起第266天，即为分娩的预产期。

按初觉胎动日期

最后一次月经不清楚或月经不准的人，上面的方法不可靠，就以母体第一次感到胎动的日子加22个星期（第一次分娩的产妇），或加24个星期（已有分娩经历的产妇）。

第一次怀孕的孕妈妈一般在18个星期后会感到胎动，已有分娩经历的产妇一般在16周后会感到胎动，但此法较不可靠。

推算出的预产期，并不能确定真正的分娩日期，其实在预产期的前后两周分娩都算正常，及时有计划地做准备对你和胎宝宝都会有帮助。

医生根据 B 超推算

由早期超声测出的胎宝宝大小来估算出妊娠的周数及预产期。

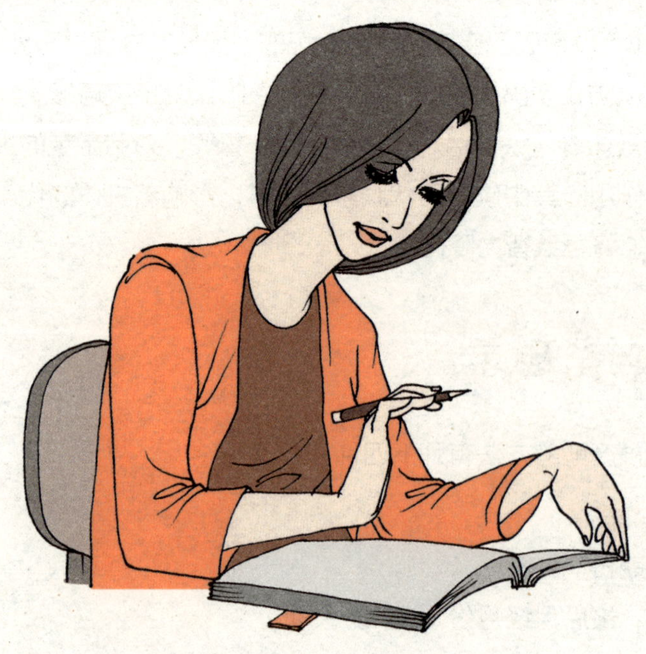

怀孕第5周

The Fifth Week

叶酸虽小别忘补

1 胎宝宝的生长

进入孕5周，胚泡在子宫内着床后，向四周扩展，一端的细胞团内开始有一层从靠近囊胚腔的扁平细胞分化出来，成为胚胎原始内胚层。其余较大的细胞就变成柱状细胞，形成胚胎的原始外胚层。原始内、外两胚层呈现出圆盘状，称为胚盘，胚盘长约2毫米。

经过一段时间的发育，到4周末时在胚盘内、外两胚层之间，由外胚层分化出一层细胞，形成胚内中胚层。到现在为止，三胚层就形成了，三胚层是胎体发育的始基。在三胚层中，每一个胚层都分化为不同的组织。外胚层分化成神经系统、眼睛的晶体、内耳的膜迷路、皮肤表层、毛发和指甲等；中胚层分化成肌肉骨骼、结缔组织、循环、泌尿系统；内胚层则分化成消化系统、呼吸系统的上皮组织及有关的腺体，膀胱、阴道下段及前庭等。

这个时期，神经系统和循环系统的基础组织最先开始分化，因此，这个时期补充叶酸最为重要。此时，小胚胎大约长0.6厘米，大小像苹果籽一样，外观很像个“小海马”。

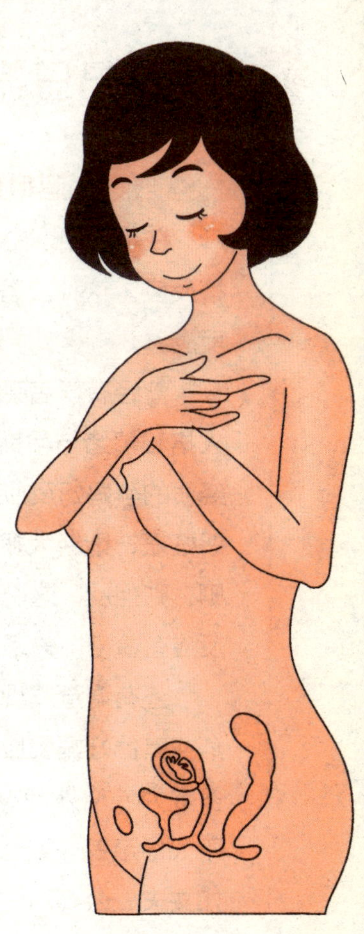

2 子宫的变化

这期间大部分孕妈妈没有任何早孕症状，个别人可能出现全身乏力，发烧，发冷等类似感冒的症状。子宫质地变软，大小同原来没有变化。

3 孕妈妈的改变

女性怀孕后心理变化和生理变化交织在一起，形成了孕妈妈特有的行为、体征以及独特的心理应激。孕妈妈体内除女性激素发生改变外，其肾上腺皮质激素分泌也亢进，这可使早女性女心理较紧张。

4 孕妈妈日常健康计划

情绪与妊娠呕吐的关系

在孕早期，由于胎宝宝对孕妈妈来说是一种异物，孕妈妈即对其产生应答反应，这种应答表现于行为上就是妊娠反应。

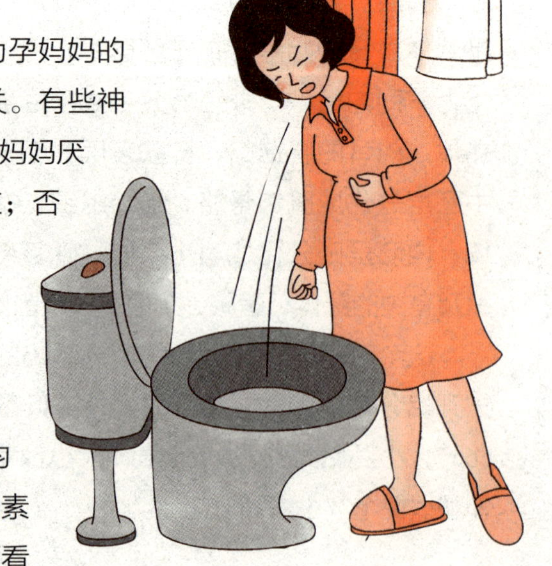

曾经有学者调查分析，认为孕妈妈的人格和情绪与孕期呕吐反应有关。有些神经质的孕妈妈反应更为显著。孕妈妈厌恶妊娠，则绝大多数有呕吐反应；否则，则相反。这说明情绪与孕吐反应有着密切关系。

还有调查发现，孕吐反应剧烈或其他妊娠反应剧烈的孕妈妈多数为性格外向、心理及情绪均不太稳定者。家庭、社会环境因素如丈夫、公婆对生男生女的偏颇看法，对孕妈妈过于关心或不关心、家庭住房条件、经济状况、人际关系等不利因素均会给孕妈妈带来不良刺激，造成心理应激，加重孕吐反应。

孕期床上用品的选择

停经后嗜睡，是早孕反应的表现之一，也是妊娠早期的生理需要。睡眠可使处于负代谢状态而消瘦的母体得到保护，从而少得病，对感冒有比较好的防治效果。为了给孕妈妈创造一个良好的休息环境，选择床上用品应该考虑以下4点：

◎**床铺**。孕妈妈适宜睡木板床，铺上较厚的棉絮，避免因床板过硬，缺乏对身体的缓冲力，从而转侧过频，多梦易醒。

◎**枕头**。以9厘米（平肩）高为宜。枕头过高迫使颈部前屈而压迫颈动脉。颈动脉是大脑供血的通路，受阻时会使大脑血流量降低而引起脑缺氧。

◎**被褥**。理想的被褥是全棉布包裹棉絮。不宜使用化纤混纺织物做被套及床单。因为化纤布容易刺激皮肤，引起瘙痒。

◎**帐蚊**。蚊帐的作用不止于避蚊防风，还可吸附空间飘落的尘埃，以过滤空气。使用蚊帐有利于安然入眠，并使睡眠更加深沉。

5 孕妈妈的日常饮食

孕妈妈应少吃的食品有：

◎**油条**。油条的制作中需加入明矾，明矾是含铝的无机物，如果孕妈妈每天吃两根油条，等于吃了3克明矾。积蓄起来其摄入量相当惊人。这些铝通过胎盘侵入胎宝宝的大脑，造成大脑障碍。

◎**糖精**。对胃肠道黏膜很有刺激作用，并影响某些消化酶的功能。出现消化功能减退，发生消化不良，造成营养吸收功能障碍，由于糖精是经肾脏随尿液排出，所以会加重肾功能负担。

◎**盐**。孕妈妈过多进食盐后引起水肿，血压升高。如果孕妈妈患有某些疾病，如心脏病、肾脏病、高血压等，应从妊娠开始就忌盐或食低钠盐。

◎**咸鱼**。咸鱼含有大量二甲基硝酸盐，进入人体内能被转化为致癌性很高的二甲基硝胺，并可通过胎盘作用于胎宝宝，是一种危害很大的食物。

◎**罐头食品**。罐头食品在制作过程中都加入一定量的添加剂，如人工合成色素、香精、防腐剂等。孕妈妈食入过多则对健康不利。

◎**冷饮**。胎宝宝对冷的刺激十分敏感，当孕妈妈吃过多的冷饮后，胎宝宝就会躁动不安。

◎**菠菜**。菠菜中含铁不多，而是含有大量草酸。草酸可影响锌、钙的吸收。孕妈妈体内钙、锌的含量减少，影响胎宝宝的生长发育。

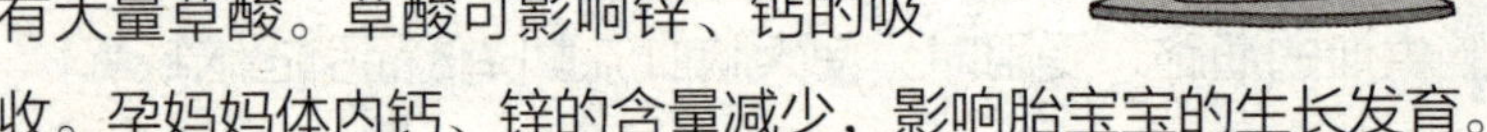

◎**巧克力**。过多食用巧克力会使孕妈妈产生饱腹感，身体发胖，而必需的营养却缺乏。

6 孕妈妈备忘录

早孕注意事项

在前两个孕月，体内的宝宝还不能叫胎宝宝，只能叫胚胎或胎芽。胚胎期是人体各器官分化发育的时期，许多导致畸形的因素都非常活跃，多数人的先天畸形都发生在胚胎期，在第4～5周，心脏、血管系统最敏感，最容易受到损伤。这个阶段禁止接触X光及其他射线。

如果你还没有做过早孕检查，现在你可以去医院做相关的体检，以便有一个确切的信息。良好和持续的孕期保健可以帮助你和宝宝健康安全地度过整个孕期。

早孕症状

怀孕后，孕妈妈感到奇怪的自觉症状会有很多，总结起来一共有以下几种：

◎**月经推迟**。较预定月经日推迟10天以上，月经仍未来潮时，可暂且认为已怀孕。

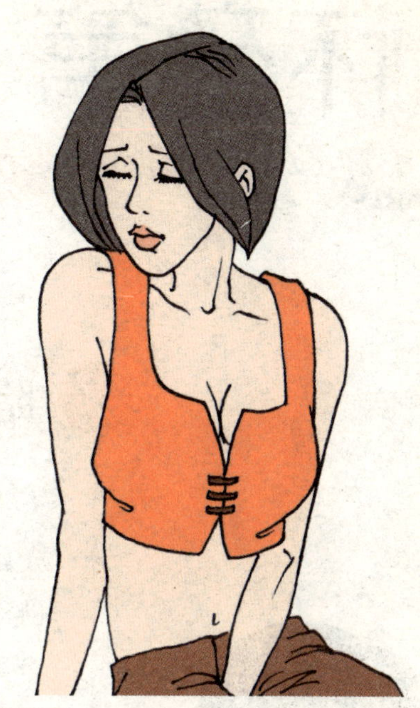

◎**月经血量较平时少且持续时间短**。有的人尽管已怀孕，但到下次预定月经来潮时，仍有少量的月经，但持续时间很短。这是一种阴道出血现象，有时易误认为是月经（叫做妊娠月经），但有可能是提示异常的妊娠，需要及时就诊，一定要请医生予以诊断。

◎**乳房膨胀**、**乳头敏感**。假如到了月经期而未来月经，还要再注意一下有无乳房膨胀、乳头敏感等现象。

◎**体温上升，好像感冒**。有些孕妈妈不知为什么体温就有些上升，仿佛有点感冒或出现伤风症状。还有的人感觉头痛。由于妊娠而出现的头痛，到第5个孕月（16～19孕周）时可自愈，不必担心。

◎**原因不明症状**。容易感到疲劳，而且心情容易改变，易焦虑不安，有时还爱哭。

◎**站立时头晕**、**耳鸣**。由于妊娠、体内向身体各部分配调节血液的功能减弱，因而出现晕眩（站立时头晕），耳鸣（由于妊娠，耳黏膜浮肿）等。

◎**心跳加快**。可感觉到平时从未有过的心跳加快。

◎**白带增多**。白带多为无色黏稠液状，有时为白色或略微发黄的黏液。

◎**排尿意识强烈**。排尿时无任何疼痛，但平时总觉得有尿要排。这是由于位于膀胱后邻的子宫妊娠后增大，使膀脏内有一点尿就感到已充满。还由于盆腔内充血，淤血所致。

◎**唾液增多**。孕妈妈口中会无缘无故地出现大量唾液。

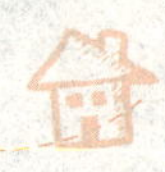

怀孕第6周

The Sixth Week

宝宝开始有心跳了

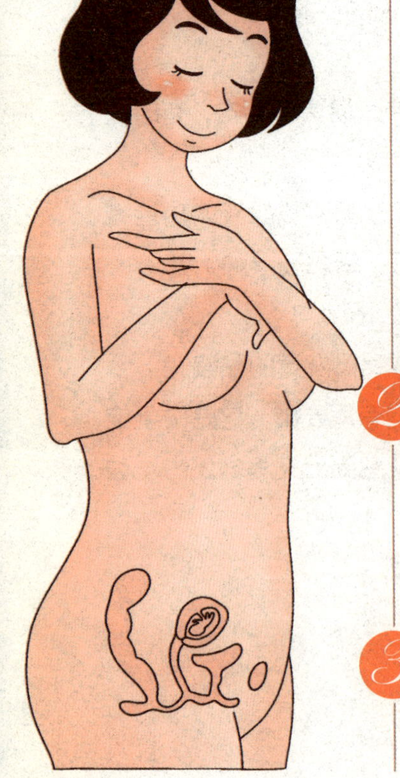

1 胎宝宝的生长

进入怀孕第6周后，胚胎正在迅速地成长，他（她）的心脏已经开始划分心室，并进行有规律的跳动及开始供血。胚胎的长度有0.6厘米，像一粒小苹果种子，细胞还在迅速地分裂。主要器官包括初级的肾和心脏的雏形都已发育，神经管开始连接大脑和脊髓，原肠也开始发育。胚胎的上面和下面开始长出肢体的幼芽，这是将来宝宝的手臂和腿。日后将形成嘴巴的地方的下部，有一些小皱痕，它最终会发育成脖子和下颌。在本周，面部的基本器官已经开始成形，已经能清晰地看到鼻孔，眼睛的雏形也已经具备。

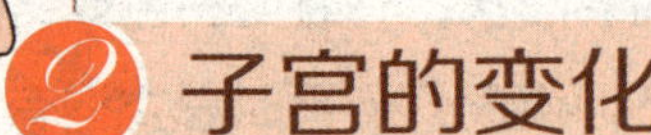

2 子宫的变化

现在你可能已经觉察到怀孕的迹象，这个星期胚胎在子宫里迅速地成长。

3 孕妈妈的改变

孕妈妈现在开始变得慵懒，在白天也感到昏昏欲睡。不爱说话，不愿做家务，只是希望静静地呆在家里。现在最好不要外出旅行，过量的运动有可能引起流产。

4 孕妈妈日常健康计划

散步是一项非常适合孕妈妈的运动。散步可以帮助消化，促进血液循环。运动强度小，避免受伤，还可以锻炼骨盆肌肉，为以后顺利分娩做好准备。

游泳这项锻炼也不错，特别适合原来就爱游泳的女性。由于体重能被水浮力支撑起来，不易扭伤肌肉和关节。可以很好地锻炼、协调全身大部分肌肉，增进耐力。不过，最好在温水中进行，水太冷容易使肌肉发生痉挛。另外，值得注意的是，胎膜破裂后，应停止此项运动。

另外，做做孕妈妈体操也是不错的选择，因为孕妈妈体操是专门为孕妈妈设计的，可进行有目的、有计划的锻炼，有利于分娩和产后的恢复。

还有其他一些运动，如一般幅度和强度都较小跳舞，只要不感到吃力，都可以根据自己的情况来进行。

一般来说，怀孕是正常的生理过程，健康的孕妈妈可根据情况选择一种让自己既愉快又轻松的活动。可是，有些孕妈妈不适宜做运动，如先兆早产、阴道出血以及在某些情况下，医生建议不要运动时，一定要听医生的话，而且在运动过程中也要注意以下事项：

◎开始锻炼时，运动量要小，逐渐增加到最适合的量。

◎怀孕的最后两个月，胎宝宝生长迅速，运动量应适当减少，可做些放松肌肉的运动。

◎如果感到疼痛、抽搐或气短，应停止锻炼。恢复锻炼时，要慢慢来。

◎运动的时间以每天一次，每次半小时为宜。

5 孕妈妈的日常饮食

在妊娠初期，早孕反应会使孕妈妈吃不下太多东西。这时应在不影响营养的情况下，尽量照顾孕妈妈的喜好提供食物。早餐可以包括牛奶、鸡蛋和淀粉类食品，如面包、馒头、饼干之类。午餐应作为一天内的主餐，营养丰富，除主食外，配以肉类、蛋类、蔬菜及植物油等。晚餐注重清淡、易消化、营养充分。在两餐间可食用牛奶、果汁及水果。

空气、阳光和水

孕妈妈平时除了注意均衡合理的饮食外，也不能忽视空气、水和阳光的重要性。

新鲜的空气是人体新陈代谢过程中所必需的。呼吸不到新鲜的空气，这不仅会使孕妈妈的健康受损，而且也会给胎宝宝带来不利的影响。

怀孕期间多喝水还有助于皮肤和肺部的排泄及调节体温。同时，要注意少吃盐和过咸的食品，否则体内大量存在的钠离子会引起浮肿和不适。孕妈妈同样也离不开阳光。阳光中的紫外线照到人体的皮肤上，可穿透皮肤表面，使之合成维生素D，有助于帮助体内钙质的吸收，防止胎宝宝患先天性佝偻病。

富含钙的食物有海带、黄豆、腐竹、奶制品、黑木耳，鱼虾等。除此之外，也可以为孕妈妈准备一些对身体有益的零食。

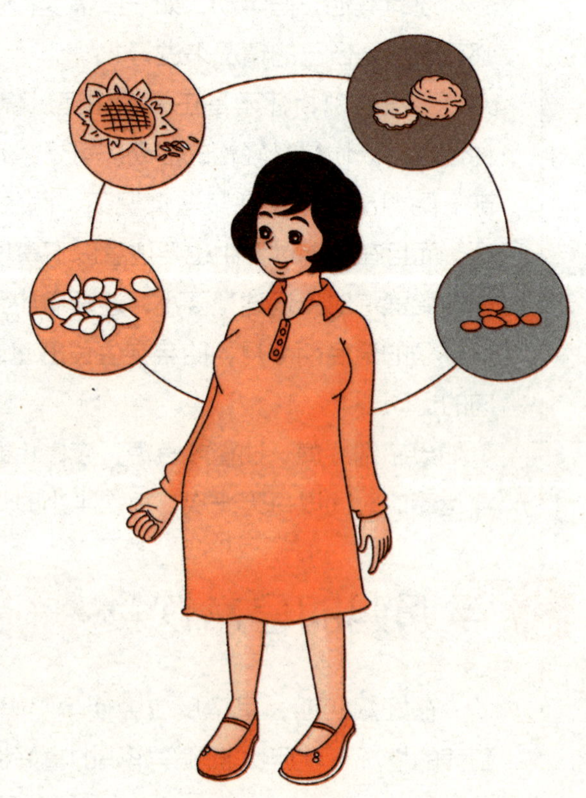

孕妈妈必不可少的零食：

◎**核桃**。补脑、健脑是核桃的第一大功效，另外其含有的磷脂具有增长细胞活力的作用，能增强机体抵抗力，并可促进造血和伤口愈合。

◎**花生**。花生蛋白质含量高达30%左右，其营养价值可与鸡蛋、牛奶、瘦肉等媲美，而且易被人体吸收。花生皮还有补血的功能。

◎**杏仁**。杏仁有降气、止咳、平喘、润肠通便的功效。对于预防孕期便秘很有好处。但是中医认为杏仁有小毒，不宜多食。

◎**瓜子**。我们经常看到的是葵花子和西瓜子。西瓜子中医认为性味甘寒具有利肺、润肠、止血、健胃等功效；葵花子所含的不饱和脂肪酸能起到降低胆固醇的作用。

◎**松子**。含有丰富的维生素A和维生素E，以及人体必需的脂肪酸、油酸、亚油酸和亚麻酸，还含有其他植物所没有的收敛酸。

◎**榛子**。含有不饱和脂肪酸，并富含磷、铁、钾等矿物质，还有维生素A、维生素B_1、维生素B_2、叶酸，经常吃可以明目、健脑。

6 孕妈妈备忘录

如何看懂检查单

血红蛋白、血小板、白细胞

血红蛋白主要是判断孕妈妈是否贫血，正常值是100～160克／升。轻度贫血对孕妈妈及分娩的影响不大，重度贫血可引起早产、低体重儿等不良后果。

白细胞在机体内起着消灭病原体，保卫健康的作用，正常值是4～10×109／升，超过这个范围说明有感染的可能，但孕期可以轻度升高。

血小板在止血过程中起着非常重要的作用，正常值为100～300×1012／升，如果血小板低于100×1012／升，则会影响孕妈妈的凝血功能。

尿常规

检查项目：尿液中蛋白、糖及酮体，镜检红细胞和白细胞等。正常情况下，上述指标均为阴性。如果蛋白阳性，提示有妊娠高血压、肾脏疾病的可能。如果糖或酮体阳性，说明有糖尿病的可能，需进一步检查。如果发现有红细胞和白细胞，则提示有尿路感染的可能，需引起重视，如伴有尿频、尿急等症状，需及时治疗。

肝、肾功能

检查项目主要包括：谷丙转氨酶（GPT）、谷草转氨酶（GOT）、尿素氮（BUN）、肌酐（Cr）等。

这些主要是为了检查孕妈妈有无肝炎、肾炎等疾病、怀孕时肝脏、肾脏的负担加重，如果上述指标超过正常范围，提示肝、肾功能不正常，怀孕会使原来的疾病“雪上加霜”。

肝功能正常值：谷丙转氨酶0～40单位／升；谷草转氨酶O～55单位／升。肾功能正常值：尿素氮9～20毫克／公升；肌酐0.5～1.1毫克／公升。

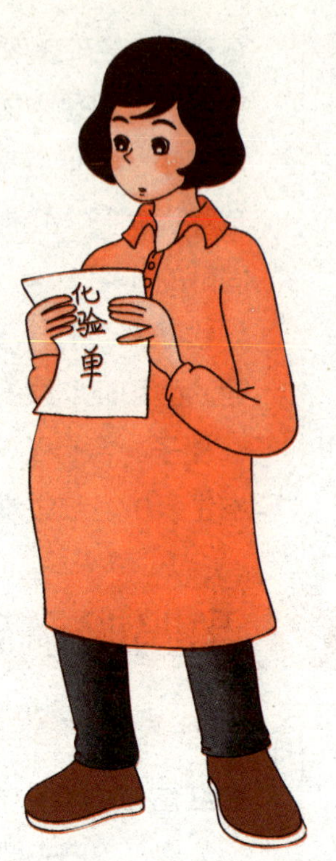

血型检查

检查项目：ABO血型、Rh血型。

检查血型，以备生产时输血，孕妈妈了解自己的血型很重要。如果丈夫为A型、B型或AB型血，孕妈妈为O型血，生出的小宝宝有溶血的可能。

在亚洲人中Rh血型阴性的较少，大多数为Rh血型阳性。如果男女Rh血型不合，也有可能发生胎宝宝溶血。如果孕妈妈为Rh阴性，在生产前医院还要预先备好Rh阴性的血液，一旦分娩时发生意外，就能够及时输血。

梅毒血清学试验

检查项目：⑴螺旋体抗体血凝试验（TPHA） ⑵快速血浆反应素试验（RPR）。

梅毒是由梅毒螺旋体引起的一种性传播性疾病。如果孕妈妈患梅毒可通过胎盘直接传给胎宝宝，有导致新生儿先天梅毒的可能。

正常孕妈妈这两项试验结果会均为阴性反应。当机体受到梅毒螺旋体感染后，会产生两种抗体，表现为RPR阳性和TPHA阳性。RPR阳性的特异性不高，会受到其他疾病的影响而出现假阳性，TPHA阳性可作为梅毒的确诊试验。

艾滋病的血清学检查

检查项目：艾滋病（HIV）抗体。艾滋病是获得性免疫缺陷综合征的直译名称，是一种严重的免疫缺陷疾患，其病原体是HIV病毒。正常孕妈妈HIV抗体为阴性。

如果感染了HIV病毒，则结果为阳性。HIV病毒会通过胎盘传播给胎宝宝，会造成新生儿HIV病毒感染。

双胎妊娠

大多数情况下，一次妊娠只怀一个胎宝宝，但也有一次妊娠同时怀两个或两个以上胎宝宝的情况，并以双胎更为多见。怀双胎的孕妈妈与单胎妊娠的孕妈妈相比有许多不同，此时母体处于超负荷状态，如果不加注意，就会发生许多并发症，导致孕妈妈、胎宝宝或婴儿的死亡。

双胎妊娠时应注意以下一些问题：

加强饮食调节

孕期要加强对饮食的调节，防止妊娠贫血的发生。双胎的孕妈妈需要更多的热量、蛋白质、矿物质、维生素等营养素，以保证两个胎宝宝的生长发育。双胎妊娠女性的血容量比单胎妊娠明显增大，铁的需求量也增大，往往在早期即出现贫血。为防止贫血，除加强营养、食用新鲜的瘦肉、蛋、奶、鱼、动物肝脏及蔬菜水果外，还应每日适当补充铁剂、叶酸等。可每目口服硫酸亚铁1～2片（300～600毫克）。

提前住院待产

双胎妊娠孕妈妈的子宫比单胎明显增大，且增速较快，特别是在24周以后，尤为迅速。这不仅增加了孕妈妈身体负担，同时由于对心、肺及下腔静脉的压迫，还会产生心慌、呼吸困难、下肢浮肿及静脉曲张等压迫症状，在孕晚期更为明显。因此，在孕晚期，要特别注意避免劳累，多卧床休息，这对减轻压迫症状，增加子宫的血流量，预防早产都有好处。另外由于双胎导致子宫过度膨大，往往难以维持到足月而提前分娩。所以，双胎孕妈妈需要提前住院待产。

多休息，控制房事

早产的诱发因素主要是休息不当和房事不节制。因此，双胎妊娠的孕妈妈更要特别注意，到妊娠28～30周后应多卧床休息，宜采取左侧卧位，不宜取坐位、半坐位及平卧位。左侧卧位可以增加子宫血流量，减少胎宝宝对宫颈的压迫和扩张。

怀孕第7周

The Seventh Week

呕吐恶心，孕妈妈“难过”的日子开始了

1 胎宝宝的生长

怀孕进入第7周了，这时的胚胎像一颗豆子，大约有12毫米长。现在如果你能看到自己的身体内部，你会发现胚胎已经有了一个与身体不成比例的大头。而且胚胎的面部器官十分明显，眼睛就像一个明显的黑点，鼻孔大开着，耳朵有些凹陷。胚胎上伸出的幼芽将长成胳膊和腿，现在看上去已经很明显，手和脚看起来像小短桨一样。其他部分的成长包括垂体和肌肉纤维。现在你听不到胎心音，但是胚胎的心脏已经划分成左心房和右心室，并开始有规律的跳动，每分钟大约跳150下，比孕妈妈心跳要快两倍。

在本周的中间，胚胎开始有第一个动作，遗憾的是孕妈妈感觉不到，大约需要等到20周时才能享受到与胎宝宝一起做健身操的乐趣。

2 子宫的变化

因怀孕产生的疲倦，与过去经历过的疲倦感完全不同，尤其在怀孕的前三个月里，身体会强迫自己睡觉。常常在白天，就会感到极度的疲惫，让孕妈妈渴望好好睡上一觉。

3 孕妈妈的改变

现在孕妈妈情绪波动很大，有时会很烦躁，但是应该注意的是，在怀孕6~10周是胚胎腭部发育的关键时期，如果孕妈妈情绪过分不安，会影响胚

胎的发育并导致腭裂或唇裂。

这种异常的疲倦通常过了前三个月就会消退。当孕妈妈身体渐渐习惯于怀孕时，孕妈妈就会恢复正常的精力。要把怀孕的疲倦当成是一种记号而不是一种症状，它是机体的警示灯，它会告诉你：“慢慢来，不要着急，要好好休养。”

4 孕妈妈日常健康计划

孕早期发生的心理方面的问题，大致有以下三种：

过分担心

有些孕妈妈对怀孕没有科学的认识，易产生既高兴又担心的矛盾心理。她们对自己的身体能否胜任孕育胎宝宝的任务、胎宝宝是否正常总是持怀疑态度，对任何药物都会拒之千里。

早孕反应

严格说来，早孕反应（孕吐）是一种躯体和心理因素共同作用而产生的症状。但医学家发现，孕吐与心理因素有密切的关系。如孕妈妈厌恶怀孕，则绝大多数会孕吐并伴体重减轻，如果孕妈妈本身性格外向，心理和情绪变化大，还会发生剧烈孕吐和其他反应。

心理紧张

有些孕妈妈及亲属盼子心切，又对将来的生活茫然无知，因为住房，收入，照料婴儿等问题的担心，导致心理上的高度紧张。

上述这些不良心态，会使孕妈妈情绪不稳定，依赖性强，甚至会表现出神经质。这对孕妈妈和胎宝宝是十分不利的。改善的原则是，孕妈妈本人要尽可能做到凡事豁达，不必斤斤计较；遇有不顺心的事，也不要去钻牛角尖。丈夫和其他亲属应关心和照顾孕妈妈，不要让孕妈妈受到过多的不良刺激，不要做可能引起孕妈妈猜疑的言行，使孕妈妈的心理状态保持在最佳状态。

5 孕妈妈的日常饮食

现在，你是否仍在继续补充含有叶酸和微量元素的食物？要知道，在怀孕3个月之内，补充孕早期营养的工作一定要坚持。

孕早期孕妈妈饮食调理

很多孕妈妈会有不同程度的恶心、呕吐、厌食等症状，少数严重者呕吐频繁剧烈，特别在晨起或饭后加重，可引起体内水、钠、钾等营养素丢失，造成电解质紊乱，甚至出现酮症酸中毒。所以早孕时期应注意的主要问题是防止水、电解质紊乱，保持体内环境平衡。

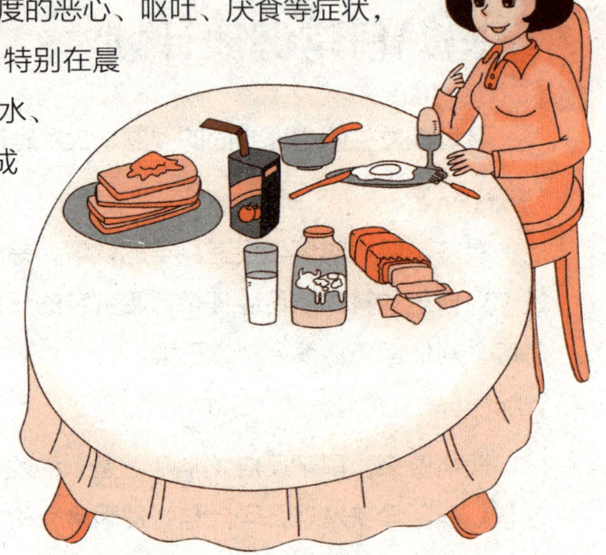

●孕妈妈在孕早期要注意饮食调理，多吃一些清淡可口的食物。

饮食调节上应注意少量多餐的原则，多喝水、多吃蔬菜和水果，吃一些清淡可口、量少质精的食品，想吐就吐，能吃就吃，尽量保障每日热量的基本供应。因为这时期正是胎宝宝脑及神经系统迅速分化时期，所以要注意维生素（尤其是叶酸、维生素B_{12}），蛋白质的摄入。多吃一些蔬菜水果补充维生素，也可以吃一些花生、核桃、瓜子等坚果以补充微量元素，肉类选择瘦肉及动物内脏。

孕早期切忌随意服用减轻反应的药物

由于早期胚胎形成时期，营养素不需要增加很多，所以大多数情况下不会影响胎宝宝的发育，早孕反应一般到3个月会消失，不需服药。如果出现严重反应，恶心、呕吐频繁，不能进食时，应及时去医院。由于早孕反应与心理因素有很大的关系，所以孕妈妈要学会自我调节，认识到怀孕是自然的生理过程，不要有过多的心理负担，要保持心情舒畅、保证充足睡眠。

最常用的抵制晨吐的方法有：

◎每天起床前先吃点饼干或面包。

◎少食多餐。

◎喝牛奶。

◎大量喝水。

◎食用刺激性小、不油腻的食物。

◎充足的睡眠，多注意休息（过度疲劳也会增加恶心的感觉）。

◎避免接触炒菜的油烟。

◎避免食用油炸和辛辣食物。

6 孕妈妈备忘录

宫外孕

以下任何一项症状发生都有可能预示宫外孕，如果全部情形都有，就确定是宫外孕了。

疼痛

如果孕妈妈感到下腹部突然剧痛、绞痛、刺痛，有时会放散到与腹痛同侧的肩部，肛门坠胀有便意。任何下腹部疼痛越来越剧烈、局部化和疼痛性质改变得快时，一定要马上就医。

出血

子宫外孕引发大出血之前，通常只有一点点出血甚至没有出血。如果出血的话，血量可能多也可以少，可能是一小块棕色的污渍，或是不断地流出深红色的血。出血可能在感到疼痛之前或之后发生。

恶心、呕吐伴随晕眩

当疼痛越来越剧烈，疼痛的部位越来越集中，出血量越来越多，颜色也越来越红时，孕妈妈出现恶心、呕吐及晕眩，孕妈妈会觉得越来越虚弱，脉搏跳动也越来越快。

如果你有上述任何宫外孕的体征和症状，就应该及时就医。医生会做专门的超声波检查，宫外孕时，检查结果或是子宫空无一物，或在子宫外发现小小的胚胎。宫外孕得到诊断与治疗后，可以避免破裂导致大出血而产生的生命危险。

服维生素过量对宝宝的危害

维生素并不是百益而无害，当孕妈妈在选择使用维生素时，请务必慎重参考说明书或请教专家。维生素使用过量后，可能对胎宝宝产生的影响有：

维生素A过量

医学界研究指出，孕妈妈如果服用大量的维生素A，会增加新生儿兔唇、腭裂、先天性心脏病及中枢神经系统异常等的发生概率。正常人每日建议摄取剂量约2000国际单位，孕妈妈要达到3000国际单位。如果每日摄取量超过1万单位，胎宝宝出现缺陷的概率就持续上升。摄取量超过2万单位以上，胎宝宝出现缺陷率就会增加4倍。最可怕的是维生素A和维生素D会贮存于身体脂肪中，因此受孕前摄取过量也有可能导致日后的胎宝宝缺陷。

维生素D过量

维生素D每日建议摄取量约400国际单位，维生素D可以从天然食物、营养加强的食品以及阳光紫外线照射中摄取到，所以怀孕时并不需要特别刻意增加摄取。如果摄取过量有可能导致母体和胎宝宝的高钙血症，摄取量超过4000单位就会造成新生儿生长迟缓、脸形怪异和主动脉瓣闭锁等问题。

维生素E过量

维生素E每日建议摄取量10～20国际单位，这种维生素在食物中普遍存在，所以很少出现不足的问题。一些学者曾经建议用维生素E来治疗或预防心脏血管疾病，血栓栓塞，不孕症或防止老化，目前并无明确的医学证据显示维生素E过量会对孕妈妈或胎宝宝产生不良影响。

维生素C过量

服用维生素C可以治疗或预防感冒的说法，虽然受到医学界质疑，但是却被大家接受。建议每日摄取维生素C30～60毫克，维生素C不足会导致坏血病，但过量后会影响母体维生素B_{12}的吸收与代谢，所以怀孕期间不建议使用大量的维生素C。

怀孕第8周

The Eighth Week

胎宝宝第一次活动

1 胎宝宝的生长

第8周的胚胎大约有20毫米长，看上去像颗葡萄。胚胎的器官已经开始有明显的特征，手指和脚趾间看上去有少量的蹼状物。这时胚胎像跳动的豆子一样开始有运动，他会踢和伸直双腿，还能把手臂上下移动。因为骨髓还没有成形，现在由肝脏来生产大量的红细胞，直到骨髓成形后去接管肝脏的工作。

从现在开始到20周，胎宝宝将迅速成长，并且在几个星期内就会有明显的轮廓，这个时期的成长速度就像孕早期心脏和大脑的发育时期一样。现在各种复杂的器官都开始成长，牙和腭开始发育，耳朵也在继续成形，胎宝宝的皮肤像纸一样薄，血管清晰可见。

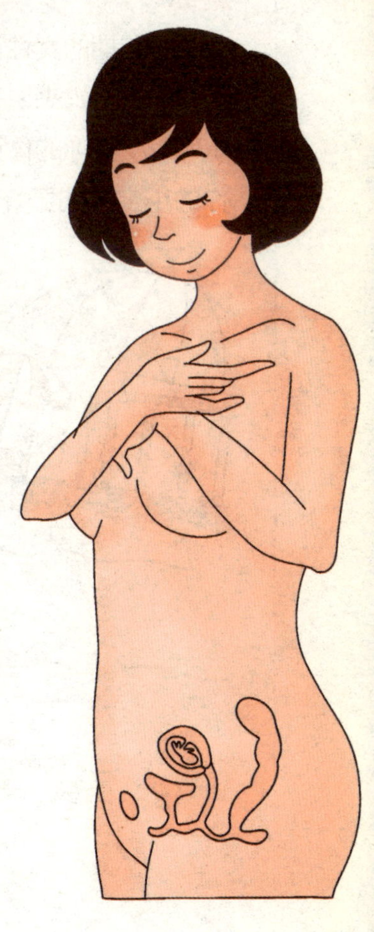

2 子宫的变化

孕妈妈去卫生间小便的次数和频率可能会大大超过平时，这是由于子宫成长壮大后压迫膀胱的缘故。

3 孕妈妈的改变

从怀孕到现在，孕妈妈会第一次有腹部疼痛的感觉，这种情况在许多孕妈妈身上都曾发生过，这是因为子宫在迅速地成长扩张。

这时孕妈妈可能因为恶心和呕吐的原因不愿吃东西，但是现在不是控制饮食的时候，孕妈妈还是应该尽量吃些有营养的食物，以此来保证有足够的养分为胎宝宝的成长做后盾。

4 孕妈妈日常健康计划

游泳

孕前期的女性可以首选游泳作为自己的运动项目，许多孕妈妈会认为游泳对于孕妈妈来说太不安全，其实游泳是一种非常好的有氧运动。游泳时，水可以支持你的体重，帮助肌肉放松，减轻关节的负荷，促进血液流通，使你的小宝宝能更好地发育。而且游泳对于改善孕妈妈的情绪、减轻妊娠反

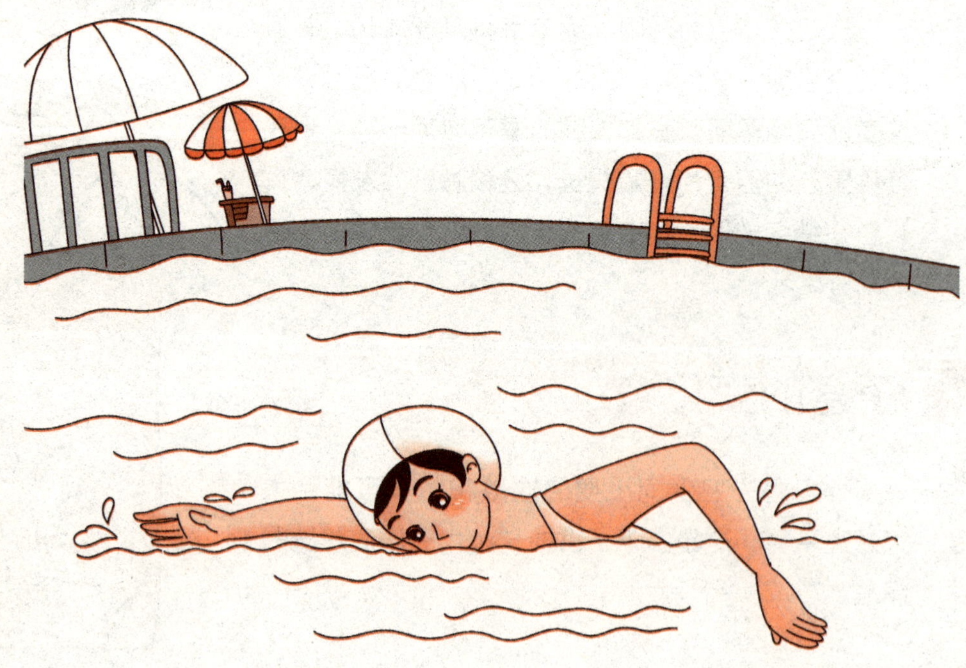

应、培养良好的孕期心理以及对宝宝的神经系统发育都有很好的作用。

但是在游泳时，一定要注意清洁卫生和安全，孕妈妈可选择一些水质干净和人相对较少的游泳池，防止别人在水下踢到腹部。

除了游泳之外，像快步走、慢跑、简单的韵律舞等一些有节奏的有氧运动也可以由孕妈妈自己选择定期进行。但是，类似于跳跃、扭曲或快速旋转的运动应当尽量避免，同时日常的家务劳动要适当减少。

孕妈妈忌接种风疹疫苗

风疹是一种很常见的传染性疾病，主要在春季发病。风疹本身是一种危害甚微的疾病。但是，它一旦和妊娠联在一起，则会变得令人生畏。因为孕妈妈得了风疹，就可能把疾病传给子宫中的胎宝宝，假如在妊娠头3个月内得病，还可造成胚胎夭亡，或者胎宝宝发育不全或畸形。在妊娠3个月之后得了风疹，风疹病毒可能导致各种病变。所以，有的女性怀孕以后就要接种风疹疫苗，以预防风疹的发生。殊不知，孕妈妈绝对不能接种预防风疹的疫苗。这是因为，风疹疫苗是用一种活的病毒培养制成的，尽管这种病毒得到了一定的抑制，但仍然可能给胎宝宝带来危险。妊娠4个月内患风疹，应中止妊娠。

5 孕妈妈的日常饮食

为防止因早孕反应引起孕妈妈营养不良，要设法促进孕妈妈的食欲，在食物的选择，加工及烹调过程中，注意食物的色、香、味，同时根据个人的经济能力，地理环境、季节变化来选择加工、烹调食物，使孕妈妈摄入最佳的营养素。

具体来说，要注意以下几点：

◎食物外观要能吸引人的视觉感官，同时还要清淡爽口、富有营养。如西红柿、黄瓜、辣椒、鲜香菇、新鲜平菇、苹果等，它们色彩鲜艳，营养丰富，易诱发人的食欲。

◎选择的食物要易消化、易吸收，同时能减轻呕吐，如烤面包、饼干、大米或小米稀饭。干食品能减轻恶心、呕吐症状，大米或小米稀饭能补充因恶心、呕吐失去的水分。

◎食品要美味，烹调要多样化，并应尽量减少营养素的损失。可根据孕妈妈的不同情况和嗜好，选择不同的原料和烹调方法来加工食物。如孕妈妈有嗜酸、辣等爱好，烹调时可用柠檬汁、醋拌凉菜，也可用少量香辛料，如姜，辣椒等，让食物具有一定的刺激性，以增加食欲。冷食能减轻食物对胃黏膜的刺激作用，如凉拌双耳、凉拌茄泥，少量冰糕、冰激凌等。烹调过程中尽量减少营养素的损失，如洗菜、淘米次数不能过多，不能切后洗菜、泡菜，不能用热水淘米。蔬菜在烹调过程中应急火快炒，与动物性食物混合烹调时应加少量淀粉，因淀粉中有还原型谷胱甘肽，对维生素C有保护作用。

◎在进食过程中，保持精神愉快。如进食时听轻音乐，餐桌上可放一些鲜花，这样孕妈妈可解除早孕的恐惧、孕吐的烦躁，从而增加孕妈妈的食欲，保证胚胎的正常发育。

6 孕妈妈备忘录

如果你有以下症状，应特别注意

频吐

不同于一般的早孕反应。孕妈妈持续出现恶心，频繁呕吐，不能进食，明显消瘦，自觉全身乏力。长期饥饿可引起血压下降、尿量减少、失水、电解质紊乱等。严重时会损害肝肾功能。应及时就诊，以免贻误诊治。

腹痛

妊娠早期出现腹痛，特别是下腹部痛，首先应该想到是否是妊娠并发症。常见的有先兆流产和宫外孕。如症状是阵发性小腹痛，伴有见红，可能是先兆性流产；如是单侧下腹部剧痛，伴有见红及昏厥，则可能是宫外孕。两种症状都应立即去医院就诊，不能盲目地采取卧床保胎的措施。

阴道流血

妊娠后不应该有阴道流血。少量断断续续的流血称见红，如有见红但无腹痛或腹痛轻微，可以先卧床休息。如休息后见红仍不止或反而增多，应立即去医院检查胚胎发育是否良好，流产是否可以避免，以确定治疗方案。如出血量超过月经，更是不正常的。要注意是否有组织物排出，如有，应立即去医院，并把阴道排出的组织物一并带去。

生物自然淘汰机制

有些女性在妊娠期间会出现少量阴道出血，伴有下腹痛和下坠感等流产先兆，大多数孕妈妈和孕妈妈家人在这种情况下不惜一切人力和物力也要保住胎宝宝。然而，有时候，自然流产未必都是坏事。引起先兆流产的原因比较多，例如孕卵异常、内分泌失调、胎盘功能失常、血型不合、母体全身性疾病、过度精神刺激、生殖器官畸形及炎症、外伤等，都可能导致先兆流产。

所以即使一味讲究保胎，也未必能阻止流产趋势，如果胎宝宝能够幸运地降生，也许先天体质会较虚弱。

出现先兆流产后要不要保胎，取决于胚胎是否正常，如果胚胎正常，经过休息和治疗后，引起流产的原因被消除，出血停止，妊娠可以继续。但多数流产是由于胚胎异常引起，所以最终仍是要流产的。

预防流产的方法

怀孕以后，阴道有少量出血，根据流血量和积聚在阴道内时间的不同，颜色可为鲜红色、粉红色或深褐色。有时伴有轻微下腹痛，胎动有下坠感，轻度腰酸腹胀。孕妈妈发现自己有先兆流产的迹象应尽快到医院检查，以明确病因和胎宝宝的状况，尽量减少不必要的阴道检查，以减少对子宫的刺激。

如果经医生证实，胚胎正常妊娠继续，保胎的孕妈妈就要特别注意孕期的生活习惯和情绪变化。注意阴道出血量、颜色和性质，随时观察排出液中是否有组织物，必要时保留卫生护垫（24小时）供医生观察，医生可根据出血量及腹痛情况随时了解先兆流产的发展。

保胎期间减少刺激，禁止性交，避免不必要的妇科检查。如下腹阵痛加剧，而出血量不多，应区别是否有其他并发症，并及时报告医生；如有组织物排出或出血量增加，应带排出组织物去医院就诊；遇有阵发性下腹剧痛伴出血增多，也应及时到医院就诊。

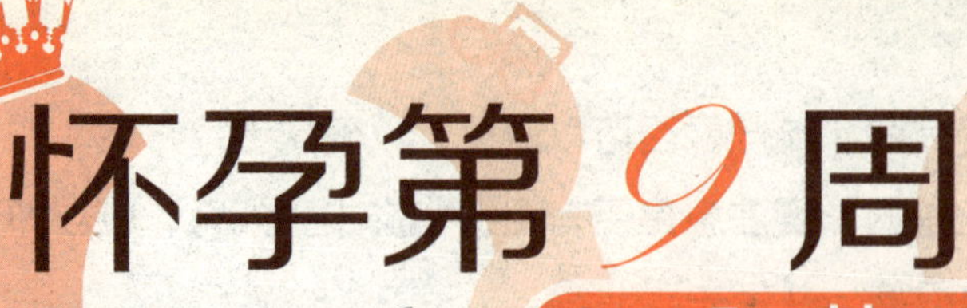

怀孕第9周

The Ninth Week

胚芽时期的结束

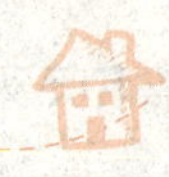

1 胎宝宝的生长

从第9周开始胚胎已经可以称为胎宝宝了，他（她）现在是真正意义上的小宝宝了。

为了接纳新居民，孕妈妈的子宫膨胀得非常大，现在胎宝宝的尺寸大约有25毫米，而且胎宝宝许多位置都有所改变，胚胎期小尾巴在这时候消失，现在所有的器官、肌肉、神经开始工作。宝宝的眼帘开始盖住眼睛，手部在手腕处有弯曲，两脚开始摆脱蹼状的外表，可以看到脚踝。手臂更加长了，臂弯处肘部已经形成。虽然在这时候还不能通过B超辨认宝宝的性别，但是宝宝的生殖器官已经开始生长了。

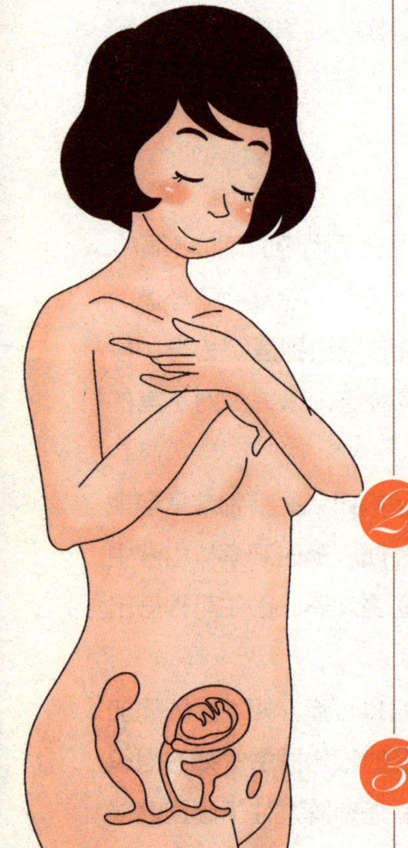

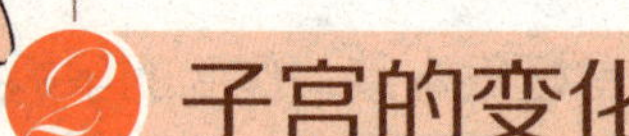

2 子宫的变化

孕妈妈在这时候会发现自己的乳房胀大，腰围也增大，这时候要换大的胸衣和宽松的衣服。

3 孕妈妈的改变

很多孕妈妈在怀孕初期会出现晨昏乏力，身体不适，恶心呕吐等症状。由于子宫扩张压迫膀胱导致尿频，性激素分泌增多导致情绪烦躁。

4 孕妈妈日常健康计划

这个阶段是胚胎腭部发育的关键时期，如果情绪波动过大会影响胚胎，同时会导致腭裂或唇裂。好好调整自己的情绪，千万别因小失大。继续保持良好的习惯，远离烟酒，坚持进食营养丰富的食物。

烟的危害

烟草中尼古丁、烟碱等化学物质在吸烟者的体内积累以及香烟燃烧烟雾中的500多种有害成分，使人类患上慢性支气管炎、肺气肿、心血管疾病、肿瘤、肺癌等。吸烟已成为威胁人类健康的因素之一。现代女性吸烟者逐渐增多，殊不知，女士吸烟比男士更具有危害性。

吸烟的女性更易感染疾病

由于女性自身生理上的免疫能力不及男性，以及心理素质的原因，过量的吸烟会使其更易患上述疾病。

孕妈妈吸烟危及到胎宝宝

孕妈妈的主动吸烟和被动吸烟的危害都是极大的。有的年轻女性说：怀孕时，我就不吸烟了。殊不知，吸烟的影响是远期的，有多年吸烟史的女性即便短期内不吸烟，但其体内已潜伏下了“危险分子”。烟雾通过鼻腔进入肺里，其中部分有害物质留在了肺里，另一部分进入血液循环流向全身，只要环境适宜，就会进行”破坏活动”。据医学界权威人士介绍，香烟燃烧后的有毒成分，其中有50多种对孕妈妈和胎宝宝都有危害，除了造成胎宝宝发育迟缓、体重过轻外，还会引起胎宝宝先天性缺陷，引发早产、流产。

吸烟的女性患宫颈的风险增加

研究证明：吸烟（包括主动和被动）是宫颈癌发病的重要因素之一。不同方式的医学研究证明，吸烟者宫颈黏液中有尼古丁及可铁宁的存在，而且含量很高，使得吸烟女性比不吸烟女性得宫颈癌的危险性增加两倍多。

作为孕妈妈，首先自己不吸烟，同时也要力劝准爸爸不要吸烟，不去、少去烟雾缭绕的娱乐场所，给腹中的宝宝提供一个洁净的生活环境。

“烟龄”较长的女士和男士，在准备生育之前一定要先将烟戒掉，然后再考虑怀孕的问题。戒烟也要树立“生一个健康的宝宝”的信念，吃些戒烟糖或咀嚼一些东西，来分散注意力等，总之要有毅力，生下宝宝就更不能吸烟，如做不到戒烟，对宝宝的伤害将更大。

酒的危害

美国科学家所做的一项深入研究表明，孕妈妈在妊娠期间饮酒对胎宝宝的危害，除已经了解到的能对胎宝宝的大脑和脊髓产生损伤外，还会损害胎宝宝胳臂和腿部的神经系统。研究人员介绍说，以前的科学研究表明，孕妈妈在妊娠期间饮酒会对胎宝宝的中枢神经系统产生破坏作用，导致出生的婴儿有可能出现大脑迟钝和其他有关疾病。而这项研究则证明，这种破坏作用可以超出中枢神经系统，殃及周边神经系统。

研究人员选取了17名足月出生的新生儿作为研究对象。这些新生儿的母亲在妊娠期间曾大量饮酒。然后，将这17名新生儿的检查情况与13名妊娠期间未曾饮酒的母亲所生的新生儿进行对比。研究人员解释说，所谓大量饮酒指的是一天饮酒量在4标准杯以上，而一个标准杯相当于一听啤酒或一杯葡萄酒。

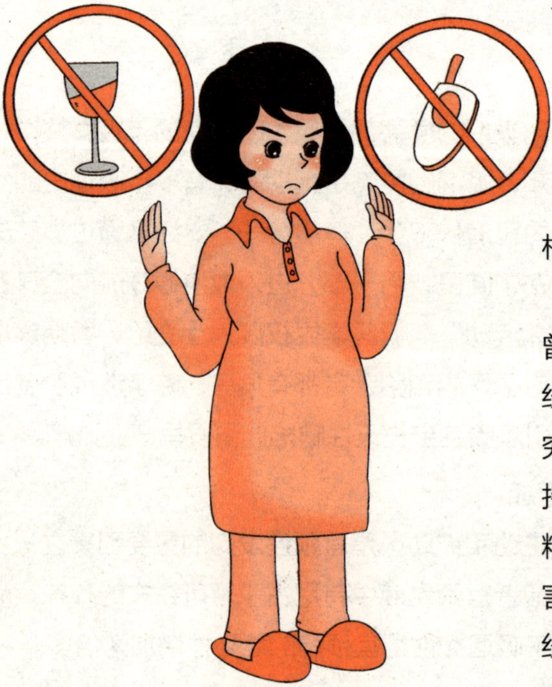

研究结果表明，在妊娠期间曾大量饮酒的母亲所生婴儿的神经信息传导能力有重大问题。研究人员表示，由于这种损伤已经持续到一周岁，所以，可以说酒精对正在发育的神经所造成的损害是永久性的。其中包括中枢神经系统功能不全，脸部发育不正常，智商低，小头症，生长有缺陷或缓慢，以及其他不正常现象，如唇、腭裂、先天性心脏疾病。有人统计有酒瘾的孕妈妈胎宝宝死亡率会增加，其感染率也高于正常产妇分娩的胎宝宝。有酒瘾的双亲生下的小孩发生精神异常的机会较高。

有酒瘾孕妈妈所分娩胎宝宝出生以后发育也比较慢，在面部、骨骼或其他部位会有稍微不正常，如皮肤、血管瘤、女性生殖器官不正常、心脏先天不正常、手掌纹异常、骨骼关节异常、腭裂小头症、上颚分化不足、耳冀缺陷、眼睛不正常、眼睑异常、小颌畸形等。

5 孕妈妈的日常饮食

水

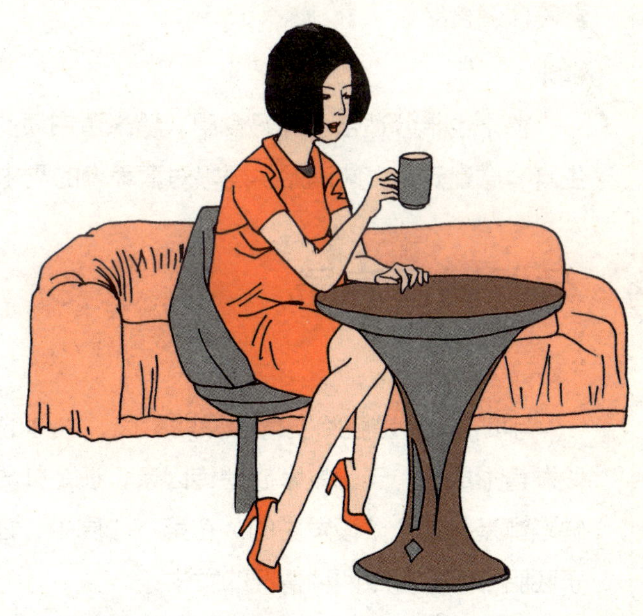

现在孕妈妈需要喝大量的含微量氟的水，这样会得到充足的氟化物、钙和磷，这将保证胎宝宝的牙齿和骨骼的正常发育。现在每天喝水时应注意，早饭前先喝一大杯凉开水，可以促进胃肠的蠕动，方便排便，防止痔疮。切忌口渴后才喝水，口渴说明体内水分已经失衡，细胞脱水已经到了一定程度，每天应及时地补充水分，最好每天能喝8大杯水，平均每2小时一次。另外要注意的是，不要喝久沸的开水，因为水反复沸腾后，水中的亚硝酸银、亚硝酸根离子以及砷等有害物的浓度会相对增加。饮用后血液中的低铁血红蛋白结合成不能携带氧的高铁血红蛋白，从而引起血液中毒。

孕妈妈的膳食宜粗细荤素搭配，不要吃得过精，以免造成某些营养元素吸收不够。很多粗粮有着意想不到的食疗作用。

粗粮

红薯

红著又称甘薯或者地瓜。红薯富含淀粉，其氨基酸、维生素A、B族维生素、维生素C及膳食纤维的含量都高于大米与白面。它还富含人体必需的铁、钙等矿物质，是营养全面的长寿食品。美国和日本两国的科学家联合研究表明，红薯含有类似雌性激素的物质，孕妈妈食用后能使皮肤白嫩细腻。红薯中含有黏蛋白，是一种多糖和蛋白质的混合物，属于胶原和黏多糖类物质。这种物质能促进胆固醇的排泄，防止心血管的脂肪沉淀，维护动脉血管的弹性，从而能有效地保护心脏，预防心血管疾病。所以，红薯是孕妈妈的营养保健食品。

糙米

糙米也十分适合孕妈妈食用。糙米蛋白质的含量较高，而且含有多种维生素、微量元素，能满足孕妈妈对营养素的需求。

6 孕妈妈备忘录

远离致畸因素

孕期前8周是胚胎发育的早期阶段，人体的各个器官基本上是在这个阶段发育形成的。无论是家族遗传因素，还是外界环境因素造成的大多数出生缺陷都是在这个阶段发生的。在第1～2周中，任何一种不良的致畸因素作用于胚胎都可能导致两种情况的发生：

◎致畸因素只影响少数细胞，通过调整，没有发生异常情况。

◎致畸因素破坏了胚胎大部分甚至全部细胞，引起胚胎死亡，大约有50%流产发生在这个时期。这段时期称为最大毒性期。

在第3～8周，各种致畸因素都可以产生胚胎缺陷，这个时期叫做胚胎敏感期。在胚胎敏感期中，各系统的敏感时间也不相同。中枢神经系统在胚胎第3至第6周最敏感，是人体胚胎最早感受致畸因素的系统。所以说，预防神经管畸形的最佳时期是人体胚胎发育的第3～6周。

如果你过去有过妊娠畸形儿的病史，可以在孕早期进行绒毛活检，明确是否有异常染色体，以避免畸形儿的产生。

警惕噪声对胎宝宝的伤害

越来越多的研究表明，噪声会严重影响人类优生而导致畸形胎宝宝增多。因此，专家们呼吁孕妈妈要警惕身边的噪声。

噪声能使孕妈妈内分泌腺体的功能紊乱，从而使脑垂体分泌的催产激素过剩，引起子宫强烈收缩，导致流产、早产。而且，噪声对胎宝宝的危害也极大，因为高分贝噪声能损坏胎宝宝的听觉器官。近年在加拿大进行的一次流行病学研究也证明，那些曾经接受过85分贝以上（重型卡车声响是90分贝）强噪声的胎宝宝，在出生前就已丧失了听觉的敏锐度。

一些科学家研究指出，构成胎宝宝内耳一部分的耳蜗从孕妈妈妊娠第20周起开始成长发育，其成熟过程在婴儿出生后30多天时间时仍在继续进行。由于胎宝宝的内耳耳蜗正处于成长阶段，极易遭受低频率噪声的损害，外环境中的低频率噪声可传入子宫，并影响胎宝宝。有的研究表明，胎宝宝内耳受到噪声的刺激，能使脑的部分区域受损，并严重影响大脑的发育，导致儿童出现智力低下。

噪声对胎宝宝有如此严重影响，因此，孕妈妈要警惕身边的噪声，不要受噪声影响，更不要收听震耳欲聋刺激性的声响。

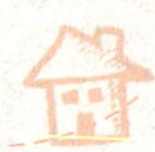

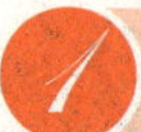

怀孕第10周

The Tenth Week

度过流产危险期

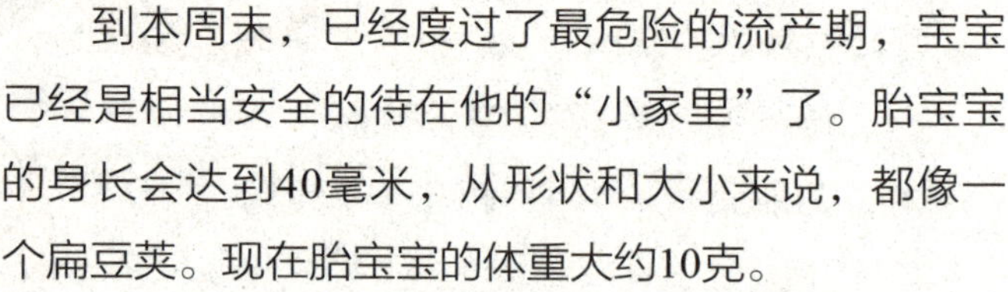

1 胎宝宝的生长

到本周末，已经度过了最危险的流产期，宝宝已经是相当安全的待在他的“小家里”了。胎宝宝的身长会达到40毫米，从形状和大小来说，都像一个扁豆荚。现在胎宝宝的体重大约10克。

胎宝宝的眼皮开始黏合在一起，直到27周以后才能完全睁开。他（她）的手腕已经成形，脚踝开始发育完成，手指和脚趾清晰可见，手臂更长而且肘部变得更加弯曲。他现在可以做出许多手和脚的动作，尽管这些动作现在看来有些稚嫩。现在，胎宝宝的耳朵的塑造工作已经完成，虽然在这时候你还不能通过B超辨认宝宝的性别，但是宝宝的生殖器官已经在生长了。10周的时候胎盘已经很成熟，可以支持产生激素的大部分重要功能。

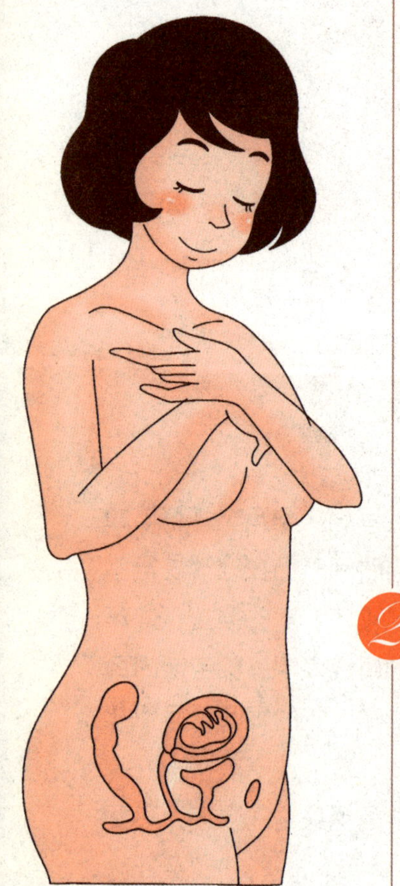

2 子宫的变化

到了怀孕第10周，胎宝宝头顶到臀部的长度为3.1～4.2厘米，从本周起可以开始估量胎宝宝的体重。

3 孕妈妈的改变

孕10周时，孕妈妈的情绪波动很大，刚刚脸上还是晴空万里，可能一会儿就变成乌云密布了。有些孕妈妈可能会对这种变化莫测的情绪感到不安，但这都很正常，是孕期雌激素作用的结果。

4 孕妈妈日常健康计划

电磁波的危害

电磁波污染已经在生活中无处不在。为了母体和胎宝宝的健康，孕妈妈们应该对电磁波有足够的认识，并加强自我保护。

只要是电器，都会产生电磁波。电磁波包括了长波、中波、短波、超短波和微波。电磁波安全标准是：长、中、短波电磁辐射小于10伏/米，超短波电磁辐射小于5伏/米，微波电磁辐射小于10微瓦/平方厘米。

电磁波对孕妈妈的危害

孕妈妈一旦受到电磁波侵害以后，可能会对机体中枢神经系统、视觉系统、心血管系统、血液系统、生殖系统等产生不良影响，并对免疫功能也有影响。

据有关调查和报道指出，在胚胎形成期，如果受到电磁辐射，可能会导致自然流产。

电磁波对胎宝宝的危害

◎在器官形成期，如果受到电磁辐射，可能会损伤胎宝宝正在发育的器官，导致宝宝智力障碍、发育畸形。

◎在胎宝宝成长期，如果受到电磁辐射，可能会造成胎宝宝机体免疫功能低下，导致宝宝身体弱，抵抗力差。因此，在日常生活中，孕妈妈一定要做好防范，远离电磁波。

微波炉

微波炉产生的电磁波是目前家用电器中产生电磁波最强的一种，它可导致胎宝宝先天性白内障，妨碍胎宝宝大脑发育，还会降低男宝宝生精功能。因此，孕妈妈最好选购品牌可靠的微波炉，按照规范方法操作，并经常检查炉门和门框等各个部件，以免在松脱和损坏时，微波炉的电磁波发生泄露；微波炉在工作时，孕妈妈应远离2米以上或暂去别的房间。

电热毯

电热毯通电后，会产生足以危害胎宝宝健康的电磁波。而且，电热毯过热，使用时间过长，还会引起胎宝宝中枢神经系统的畸形。所以，孕妈妈应避免使用电热毯取暖。

手机

手机在拨通和接听的一瞬间电磁波最强。所以，在孕早期孕妈妈最好停用手机，孕晚期能不用尽量不用，如果必须用，可配一个分离耳机，每天通话时间最好控制在半小时以内。

电视机

电视机屏幕也有电磁辐射，看电视时，离屏幕远一点儿，辐射会大大减少。一般来说，29英寸电视机观看距离最好保持在4米左右，在观看的时间上也要有所控制，每天看电视不要超过3小时。

电线

所有的电线都会产生一定的电磁波，包括埋在墙壁中看不到的电线，因为墙壁是无法挡住电磁波的，所以孕妈妈的床不要靠装有电线的墙壁太近，以免因电磁波影响而睡不安稳。

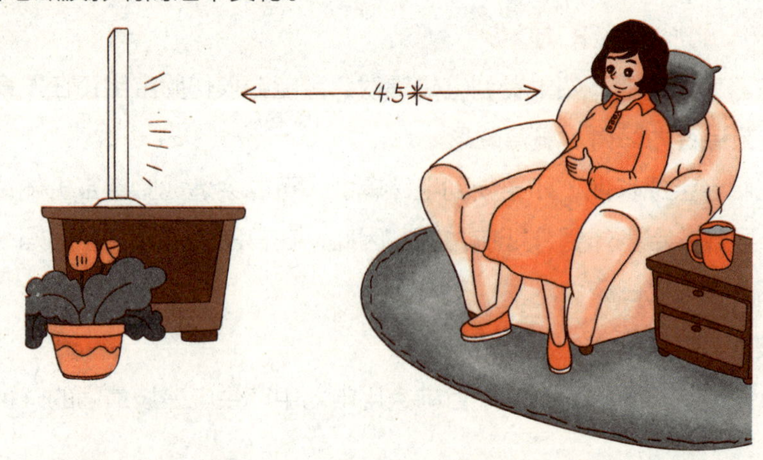

5 孕妈妈的日常饮食

合理摄入碘

现在，应在食物里增加碘的含量，胎宝宝脑的发育必须依赖母体内充足的甲状腺素，甲状腺素是促进大脑和骨骼发育的重要原料。缺碘的胎宝宝出生后智力低下，个子矮小，有可能得克汀病。因此孕妈妈每天需碘量应在0.115毫克左右，最好食用加碘盐。在补充碘时，如查尿中碘含量低于100微克／升，则要加大碘盐摄入或服用碘丸，同时必须在医生的指导下，采用正确剂量进行补充，以防止摄碘过高。因为，碘过高同样会产生副作用。

碘的来源

富含碘的食物为海带、紫菜、海虾、海鱼等，所以孕妈妈可适当多吃一些这些食物。

水果和蔬菜要均衡摄入

不少孕妈妈喜欢吃水果，甚至还把水果当蔬菜吃。她们认为这样既可以充分地补充维生素，将来出生的宝宝还能皮肤好。营养专家指出，这种想法是片面，不科学的。

虽然水果和蔬菜都有丰富的维生素，但是两者还是有本质区别的。水果中的膳食纤维成分并不高，蔬菜里的膳食纤维成分却很高。过多地摄入水果，而不吃蔬菜，直接减少了孕妈妈的膳食纤维摄入量。并且有的水果中糖分含量很高，孕期饮食糖分含量过高，还可能引发妊娠糖尿病等其他疾病。所以，专家建议，孕妈妈应该有选择地吃各种各样的食物，均衡营养。

6 孕妈妈备忘录

厌恶和焦躁易引发妊娠并发症

妊娠呕吐

妊娠呕吐真正原因尚不清楚。大量临床资料表明，不良或消极的心理因素会使妊娠反应加剧。首先，妊娠反应在那些情绪不够稳定、易于激动、多愁善感的女性，比那些安静沉稳、心情开朗的女性来得快而猛。其次，各种矛盾和顾虑，如担心有了宝宝会给自己的工作、学习和生活带来麻烦等，都会使恶心、呕吐更为加重。有些精神脆弱的女性，从反应一开始便招架不住，呕吐频繁，滴水不进，主要是精神上过于焦虑。因为，不少反应较重者经过医生、家人或朋友的安慰及照料，建立了信心，平安度过了“反应期”。其实，一开始也并非严重到那种程度，对气味和食物的敏感、怪嗜也主要和精神有关。有些女性听说什么“酸儿辣女”云云，似乎觉得自己也愿意吃酸的或辣的了，这种胃口实在是别人挑惹起来的。

妊娠中毒症

妊娠中毒症，至今也是个谜。原以为是什么毒素引起了浮肿、血压高和蛋白尿，但到现在也没有人找到这种中毒物质。但医生们注意到，紧张情绪会引起血管痉挛，并使血压升高；焦躁和恐惧会使血压持续升高，而降压药也显得无能为力。有些学者发现在非洲、太平洋岛国那里妊娠中毒症的发病率很低，他们认为妊娠是女性的一种荣耀，孕妈妈因此心情愉快、无忧无虑。如果对妊娠中毒症患者，特别是发生先兆子痫或子痫的患者进一步追问，发现其中很多女性在性发展的各个时期，如月经、性行为，对妊娠的态度等都有困难。她们往往不善交际、缺乏独立性格，特别“神经质”。

疑虑和恐惧易导致不良妊娠结局

心绪不佳可导致流产并非耸人听闻

流产的主要原因是孕妈妈焦虑、抑郁而使子宫收缩，影响胚胎营养，导致胚胎发育不良。在习惯性流产的患者中，这种因素更应该注意避免，因为越焦虑越容易引起流产，越流产越激发焦虑，情绪完全进入恶性循环中。阻断这种恶性循环的方法，一是查找引起流产的病变加以治疗，二是同时进行心理治疗，即解除孕妈妈的思想顾虑。

焦急恐惧可能会造成难产

分娩难产除了许多不正常的生理原因外，孕妈妈的心理作用十分明显。稍有一点医学常识的人都不难理解，焦急、恐惧会造成子宫收缩乏力，子宫收缩不协调、宫口不开、产程延长和胎宝宝宫内窘迫等情况。

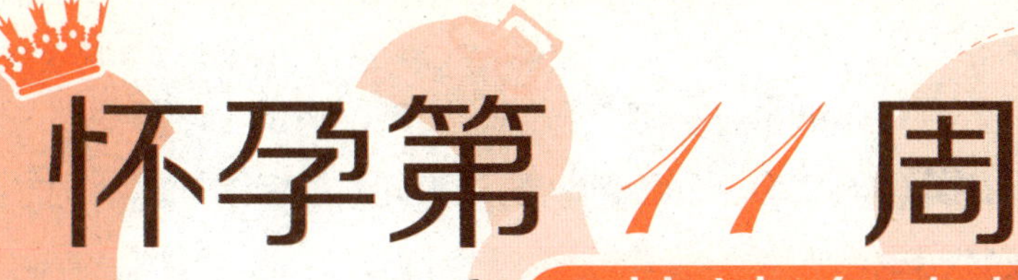

怀孕第11周

The Eleventh Week

快速奔跑的“小马”

1 胎宝宝的生长

进入怀孕第11周，胎宝宝的身长已经达到45～63毫米，体重达到14克，胎宝宝开始能做吸吮、吞咽和踢腿动作。他可以把拇指放进嘴里，有时候也会嘬他的大脚趾，然后逐渐嘬他的小脚趾。现在胎宝宝的细微之处已经开始发育，他（她）的手指甲和绒毛状的头发已经开始出现。胎宝宝维持生命的器官如肝脏、肾、肠、大脑以及呼吸器官都已经开始工作。本周已能够清晰地看到胎宝宝脊柱的轮廓，脊神经开始生长。

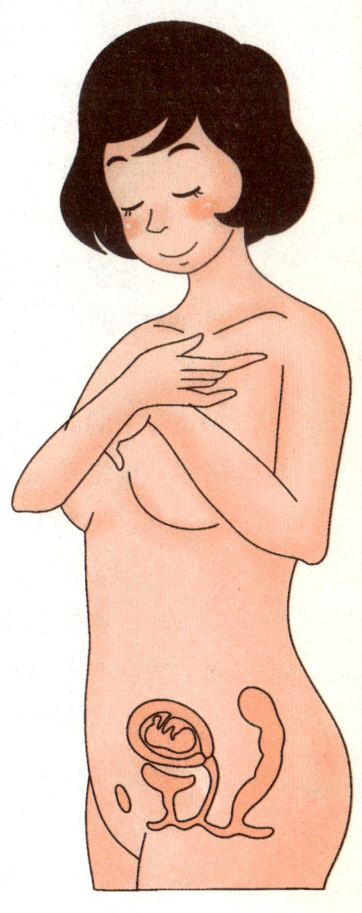

2 子宫的变化

宝宝的小家现在看起来像个柚子，借助超声波仪器，孕妈妈可以听到胎宝宝心脏快速跳动的声音，有些人称之为快速奔跑的小马。

3 孕妈妈的改变

在这周孕妈妈可能会发现在腹部有一条深色的竖线，这是妊娠纹；也许面部也会出现褐色的斑块，不必太担心，这些都是怀孕的特征，随着分娩的结束，斑块会逐渐变淡或消失。同时在本周孕妈妈的乳房会更加膨胀，乳头和乳晕的色素加深，同时阴道有乳白色的分泌物出现。

4 孕妈妈日常健康计划

从现在开始，胎宝宝的骨骼细胞发育加快，肢体慢慢变长，逐渐出现钙盐的沉积，骨骼变硬。此时胎宝宝就要从妈妈体内摄取大量的钙质，如果孕妈妈钙质摄取不足，自己骨骼等处的钙质便会消耗，以补充血钙的不足来供给胎宝宝。这时应适当进行室外活动，多接触日光照射。

佝偻病是家长们颇为熟悉的一种小儿营养缺乏性疾病，大多是因出生后喂养不当等因素导致宝宝体内缺钙造成的。而现在一些胎宝宝从出生就患上了佝偻病，医学上称之为“先天性佝偻病”。也许有人会问：为什么缺乏阳光照射就会生下先天性佝偻病患儿来呢？这得从影响佝偻病的两大营养物质——钙与维生素D说起。钙是人体骨骼中的重要“材料”，分布于绿色蔬菜、奶类、动物骨、豆制品等多种食物中。人吃了这些食物后，需要在维生素D的协助下才能被肠道吸收，同时，处于怀孕阶段这一特殊生理时期的女性，对钙的需求量伴随着胎宝宝的发育而不断增加。换句话说，孕妈妈对维生素D的需求量较平时大大增加。而维生素D有两个来源：一个是摄入动物肝肾、柑橘类水果、蛋类等食物，从这些食物中摄取维生素D，医学上称为外源性维生素D；另一个来源是晒太阳，让人体皮肤在阳光中紫外线的刺激下“制造”维生素D，医学上称为内源性维生素D。如果孕妈妈少晒太阳，内源性维生素D势必减少，如果又有偏食习惯，“冷淡”上述富含维生素D的食物，则外源性维生素D的来源就会出现“赤字”，这样孕妈妈体内总的维生素D“入不敷出”，导致钙元素吸收不良，致使胎宝宝缺钙而影响骨骼的正常发育，先天性佝偻病就“应运而生”了。

明白了症结所在，就不难找到有效的防范措施了。

首先，孕期要纠正不良的饮食习惯，不可偏食、挑食，食谱力求广泛，荤素搭配，多吃富含维生素D的食物。

第二，孕期要经常晒太阳，尤其是在冬季，更要多做户外活动，不要隔着玻璃晒太阳，要让皮肤直接接受阳光照射（因为紫外线是不容易透过玻璃窗的）。

第三，必要时在医生指导下服用维生素D药物制剂，以防止“缺钙儿”降生。

5 孕妈妈的日常饮食

孕妈妈从现在开始要多喝牛奶，每天多吃一些高钙食品。由于钙离子与骨骼肌肉的兴奋性密切相关，孕妈妈血钙低到一定程度就会引起小腿肌肉痉挛，在夜间发生腿部抽筋。

孕妈妈在这时还要注意控制饮食，以防体重增加过快。现在很多孕妈妈担心产前营养不够，猛吃猛喝，天天静躺。专家提醒，如果吃得过多，体形过胖，反而不利于孕妈妈和胎宝宝的健康。据一家妇产科医院的统计，90%的孕妈妈在产前体检时被诊断为“超重”，从而要进行减重控制。

有数据显示，肥胖孕妈妈常患妊娠高血压综合征及羊水过多的概率会有所增加，为正常孕妈妈的3～4倍。由于孕妈妈超重，当“巨大儿”经阴道分娩时，可导致产妇严重的阴道或会阴撕裂；产后也易因子宫较大、收缩乏力等原因，引起产后大出血或产褥期感染。

此外，超重和肥胖孕妈妈分娩“巨大儿”（指新生儿出生体重大于或等于4千克）的发生率也比正常孕妈妈要高。“巨大儿”因头颅大，颅骨较硬，胎头常不能进入骨盆而阻于骨盆入口处，医学上称头盆不称，为难产发生的重要原因。

专家指出：大多数女性在妊娠的开始3个月，体重增加1.1千克左右，第4～6个月增加4.9千克左右．第7～9个月增加5千克左右。正常情况下，孕妈妈在整个怀孕期体重以增加10～12千克，肥胖孕妈妈（大于或等于标准体重20%者）以增加7～8千克、妊娠最后一个月以每周增加0.5千克左右为宜。

6 孕妈妈备忘录

无数事实表明，智慧与才能虽不是完全由遗传所决定，但是与遗传有一定的关系。

遗传对智力发展的作用是客观存在的。目前普遍使用的智力测量标准是“智商”。智商为200分制，即最高的分数是200，最低的是0。

据统计，父母的智力高，宝宝的智力往往也高；父母智力平常，宝宝智力也一般；父母智力有缺陷，宝宝有可能智力发育不全。有人长期研究过一群智商在140分以上的宝宝，发现这些宝宝长大后一直保持优秀的才智。他们子女的智商平均为128分，也远远超过一般宝宝的水平。

但是，智力的实际表现还要受到主观努力、社会环境、后天的教育、训练以及营养等因素的影响。没有这些，再好的遗传基础也不行。

自古以来，出现了许多高智能结构的家族，如音乐家巴赫家族的8代136人中，有50个人是著名的音乐家；莫扎特和韦伯家族的几代人中都有著名的音乐家。我国南北朝时著名的科学家祖冲之的儿子祖恒之、孙子祖皓都是机械发明家，又都是著名的天文学家和数学家。智力的这种家族聚集性，一度被认为遗传决定智力的例证。然而，家庭也是智力发展最基本的环境因素，家庭提供了定向教育培养的优势条件。智力的家族聚集性现象，恰恰说明了先天和后天因素对智力发展的作用。

由此可见，遗传提供了智力的基本素质，后天因素则影响其发展的可能性。因此，要想使后代智力超群，就必须在优生和优育上一起下工夫，使宝宝的智能潜力得到最充分的发挥。

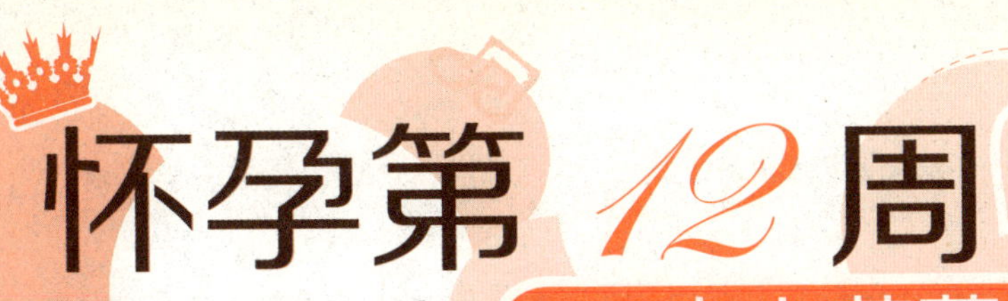

怀孕第12周

The Twelfth Week

水上芭蕾舞蹈家

1 胎宝宝的生长

孕早期在本周就要结束了，3个月来孕妈妈和宝宝都发生了巨大的变化。仅仅70多天的时间，胎宝宝就初具人形了。这时胎宝宝的大脑体积越来越大，占了整个身体的一半左右。现在发生流产的概率相应地减小了，胎宝宝成长的关键器官也将在两周内完成。在本周胎宝宝维持生命的器官已经开始工作，如肝脏开始分泌胆汁，肾脏分泌尿液到膀胱。

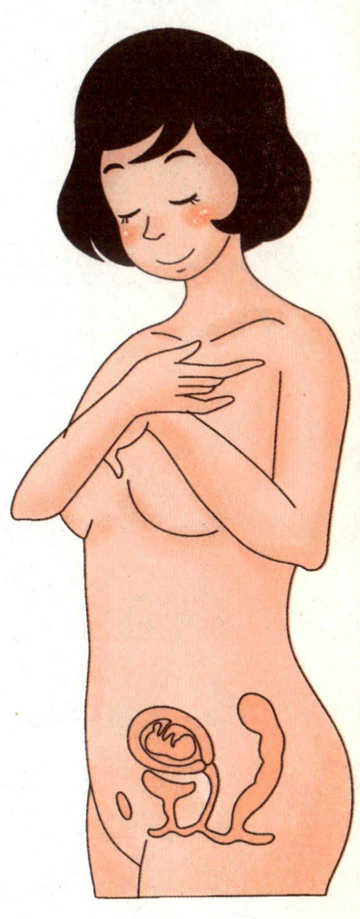

他（她）现在大约65毫米，手指和脚趾已经完全分开，一部分骨骼开始变得坚硬，并出现关节雏形。从牙胚到趾甲，胎宝宝都在忙碌地运动着，时而踢腿，时而舒展身姿，看上去好像在跳水上芭蕾舞。

现在，他可以做出打哈欠的动作，或许这就是自然之母的神奇之处：胎宝宝似乎知道，在出生之前练习打哈欠，那么出生后，他就可以顺畅地呼吸了。

从本周开始宝宝在今后的6个月中的主要任务就是让自己长得健康，为将来出生后能够独立生存做准备。

2 子宫的变化

子宫也随宝宝长大逐渐增大，妊娠12周时在肚脐和耻骨联合之间可以摸到子宫上缘。

3 孕妈妈的改变

现在，孕妈妈的腹部从肚脐到耻骨会出现一条垂直的黑色的妊娠线，脸上可能会出现黄褐色的妊娠斑，这是怀孕的特征，在分娩结束后就会逐渐变淡或消失。现在孕妈妈的乳房更加膨胀，乳头和乳晕的色素加深，有时还会感到有些疼痛。这时从阴道流出的乳白色分泌物也有所增多。

在本周孕妈妈基本摆脱了怀孕初期情绪波动大、身体不适等症状的困扰，同时发生流产的机会也大大减小了，这时候可以好好的享受一下孕育宝宝的乐趣和幸福了。

4 孕妈妈日常健康计划

孕期影响胎宝宝的因素主要有：

营养因素

孕期营养不良会给母体及胎宝宝带来一系列影响，使胎宝宝发育迟缓，甚至导致畸形。故在妊娠12～18周和妊娠最后3个月至婴儿出生后半年内这两个特定时期，应增加孕妈妈及婴儿蛋白质的摄入量，使脑细胞得到更多的分裂增殖，可促进智力发育。

有关资料表明，在妊娠前后应给孕妈妈补充维生素，可促进胚胎神经器官的正常封闭。维生素B_{12}和叶酸是细胞分裂必不可少的物质，如此类营养补给不足，可导致胎宝宝各组织发育迟缓。由于营养因素而造成的出生缺陷，其波及范围甚广，根据胎宝宝所缺营养类别，可分别出现神经系统、内脏、骨骼、四肢、面部等处异常或生长发育障碍等。

职业因素

职业因素是指孕妈妈所接触的工作环境及劳动过程中诸因素对胎宝宝发育的危害。例如胎宝宝神经系统对铅更为敏感，铅可造成胎宝宝脑和中枢神经系统的缺陷，使孕妈妈发生中毒的机会也很大。

情绪因素

孕妈妈在孕期情绪稳定，心情愉快对胎宝宝的健康发育将起良好的作用。因为精神刺激均可使大脑皮层与内脏的平衡关系失调，内分泌失调，以致引起肾上腺皮质激素增加，使孕妈妈子宫活动性降低，血流量减少，胎宝宝供氧不足，易使胎盘早期剥离。而且肾上腺素对胎宝宝的作用时间比母体本身长，孕妈妈的紧张情绪过后，母体的应激状态即开始缓和，但对胎宝宝影响还在继续。因此，孕期要防止紧张焦虑的情绪。

5 孕妈妈的日常饮食

蔬菜是人体所需维生素的主要来源之一，有色蔬菜含有丰富的维生素。然而，生活中很多人吃蔬菜比较少，企图通过吃维生素制剂来补充，也有人认为蔬菜中含有丰富维生素，只要多吃蔬菜就根本没必要吃维生素制剂。

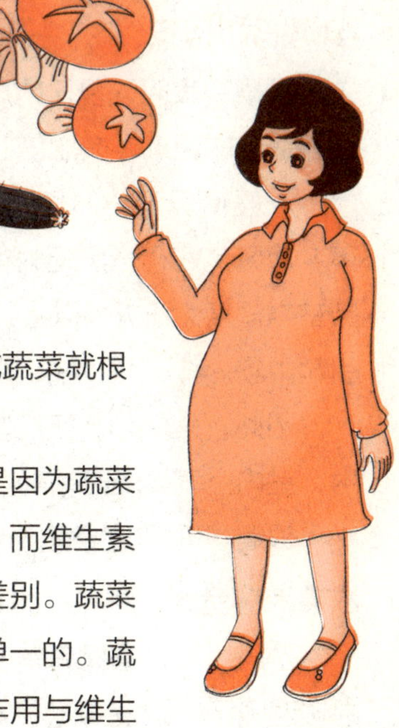

一方面，维生素制剂不能代替蔬菜。这是因为蔬菜中的维生素是按照一定比例存在的天然成分，而维生素制剂大多是人工合成的，两者在性质上有所差别。蔬菜是多种维生素的集合体，而维生素制剂多是单一的。蔬菜中虽然还有一些不是维生素，但对人体的作用与维生素类似，如生物类黄酮、叶绿素等，所以蔬菜对健康的作用更全面。当然蔬菜中还含有矿物质、微量元素、碳水化合物、膳食纤维等非维生素类营养成分，营养更全面。因此，想用维生素制剂代替蔬菜几乎是不可能的。在吃蔬菜比较少时，服用维生素C或同时服用其他维生素的做法，只是权宜之计，就获得全面均衡营养而言，吃蔬菜水果远比吃维生素制剂重要。

另一方面，蔬菜也不能代替维生素制剂。这是因为：第一，不是所有蔬菜都富含维生素C，除非你精心选择绿色、红色、紫色的蔬菜和水果，否则就很难满足每天需要的100毫克维生素C。第二，维生素C是水溶性的，所以烹调时温度过高或加热时间过长，蔬菜中维生素C就会被大量破坏；维生素C还容易被空气中的氧气氧化，蔬菜水果存放的时间越长，维生素C受到损失就越多。所以除非用正确的烹调方法，否则即使选择上述有色蔬菜，也很难满足每天人体需要。所以除依赖食物之外，适量摄入维生素制剂有一定的保健作用。

6 孕妈妈备忘录

孕妈妈如何安然度过盛夏

据研究表明，夏日的居室温度以24℃～27℃比较适宜。此外，影响健康和舒适感的因素还有湿度、风力、光照，空气清洁度以及噪音等。

一般情况下，即便是30℃～35℃以上的高温，只要相对湿度在44%以下，通风良好，日照辐射得当，人在这样的环境中生活就不感闷热。相反，若室内湿度大于70%以上，即使室温在28℃左右，也会感到闷热难熬，甚至引起中暑。

因此，盛夏孕产妇居室内相对湿度宜保持在50%左右，避免中午太阳直射，室内空气干燥时，勤洒点净水或放置一盆清水。

根据孕妈妈的生理特点，暑天生活要注意以下几个方面：

衣着凉爽宽大

孕妈妈最好选择真丝或棉制的衣料做贴身的衬衣和内裤，轻柔舒适，容易透湿吸汗，散发体温。衣着要宽松，胸罩和腰带不宜束缚过紧，以免影响乳腺和胎宝宝发育。

合理饮食

酷暑，孕妈妈不宜多吃热量高的高脂肪食物。应多吃些新鲜蔬菜如黄瓜、西红柿、扁豆、冬瓜等，常吃些鸡肉丝、瘦猪肉丝、鸡蛋、紫菜、香菇等制成的汤。同时经常变换菜肴花样。

勤洗淋浴

孕妈妈皮肤的汗腺分泌旺盛，出汗较多，应经常用温水擦洗或淋浴预防痱子。但淋浴用水不宜用过冷或过热的水。

保证睡眠

天热体力消耗较多，晚间又常因蚊子叮咬、天气闷热等因素出现睡眠不宁，孕妈妈更易感到疲劳。所以，最好养成午睡的习惯，夏季孕妈妈过度劳累，容易中暑晕厥、胎动不安或流产、早产。

孕期要暂停配戴隐形眼镜

孕妈妈因特殊的生理现象可能会造成暂时性的配戴不适现象。

一般女性在生理期会有眼角膜厚度、弧度及敏感度稍许的改变。在排卵前，眼角膜厚度会增厚，弧度会稍微变平坦，而角膜的敏感度会降低。此种改变对于一般的女性隐形眼镜配戴者，除非其隐形眼镜弧度较为紧者会有稍感不适外，其他应不会有不适感。

对于孕妈妈配戴者，在最后怀孕3个月期内，由于激素的不平衡，水分会蓄积在体内，眼角膜也不例外，尤其在眼角膜周围的区域积水更甚，而造成角膜水肿，弧度变平坦。即使平常适应良好的隐形眼镜，在此时期也会由于水肿使镜片滑动减少，造成眼睛的不适。

此时，应暂停配戴隐形眼镜，改戴框架眼镜，使角膜能有机会休息。

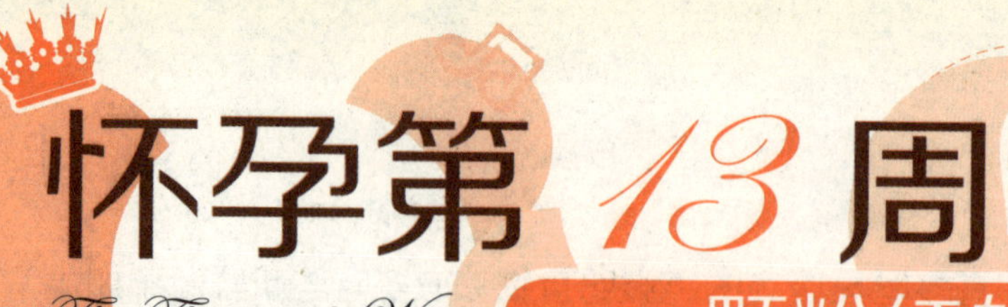

怀孕第13周

The Thirteenth Week

一颗粉红的小桃子

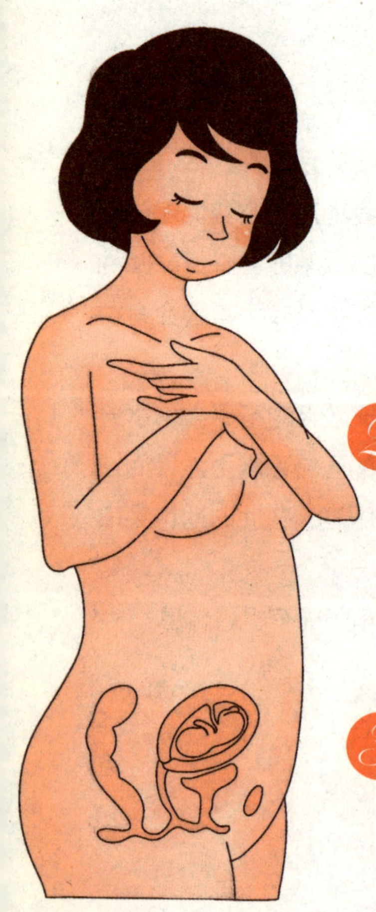

1 胎宝宝的生长

现在胎宝宝的脸看上去更像成人了，身长大约有76毫米，大约有一颗桃子那么大。体重比上周稍有增加。他（她）的眼睛在头的额部更为突出，两眼之间的距离拉近了。

胎宝宝的神经元迅速地增多，神经突触形成，胎宝宝的条件反射能力加强，手指开始能与手掌握紧，脚趾与脚底也可以弯曲，眼睑仍然紧紧地闭合。这时如果用手轻轻在腹部碰触，胎宝宝就会蠕动起来，但孕妈妈仍然感觉不到胎宝宝的动作。

2 子宫的变化

孕妈妈现在已然进入了孕中期，腹部开始隆起，现在的肚脐下会有明显的凸痕，在肚脐下7.6～10厘米的位置能摸到子宫。

3 孕妈妈的改变

原来的衣服开始变得不合体，不久孕妈妈就需要穿孕妈妈装了，虽然现在流产的机会大大减少了，但是有过流产史的孕妈妈依然要注意，不过不必太过于担心，因为这时候的宝宝已经很结实，他自己也会保护自己的。孕妈妈在这时候最好把精力放在为将来顺利地分娩及产后的恢复而必做的事情上——运动。除此而外，有的孕妈妈的乳头可以挤出乳汁来，看上去像刚分娩后分泌的初乳。

4 孕妈妈日常健康计划

去公园里散散步

为了将来顺利地分娩及产后的恢复，现在孕妈妈需要做一些适当的运动，比如可以有目的地做一些孕妈妈操，每天还可以让丈夫陪着一起散散步，这是最安全的运动。在空气新鲜的环境里与他一起聊天，憧憬未来的三人世界，那将是令人惬意的享受，也会慰藉孕妈妈焦躁的心绪。

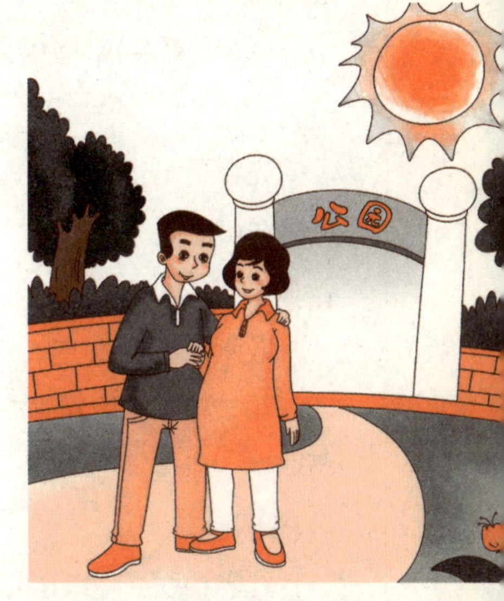

加强骨盆肌肉的锻炼

骨盆肌肉是支撑肠、膀胱、子宫的肌肉的吊带，由于妊娠期性激素的作用使肌肉拉长、软化，在孕期每当打喷嚏、咳嗽、大笑时，就会有少许尿液溢出。为避免以上症状发生，加强骨盆肌肉的锻炼是很重要的。可采用提肛动作，轻轻吸气，并用力缩紧肛门，直到再也使不出劲为止，稍维持片刻，然后逐渐放开。建议每日至少练习两次，待熟练后可在任何时间练习，坐着站着均可以，坚持下去将对自然分娩很有帮助。

5 孕妈妈的日常饮食

人参粥

人参末（或党参末）15克，冰糖少量，粳米100克煮粥常食，对改善贫血有一定作用。

牛奶粥

粳米100克煮粥，将熟时加入鲜牛奶约200毫升，食之。可辅助防治妊娠贫血。

菠菜粥

先将菠菜适量放入沸水中烫数分钟，捞出后切碎，放入煮好的粳米粥内食用，对防治贫血有一定效果。

甜浆粥

用鲜豆浆与粳米100克煮粥，熟后加冰糖少许。可辅助治疗贫血。

鸡汁粥

先将母鸡一只煮汤，取汤汁适量与粳米100克煮粥。孕妈妈常食，可辅助防治贫血症。

香菇红枣

取水发香菇20克，红枣20枚，鸡肉（或猪瘦肉）150克，加姜末、葱末、盐、料酒、白糖等，隔水蒸熟，每日1次。经常食食，可辅助治疗妊娠贫血。

红枣粥

红枣10枚，粳米100克，煮粥常食，对防治妊娠贫血有一定作用。

芝麻粥

黑芝麻30克，炒熟研末，同粳米100克煮粥。孕妈妈常食，能辅助治疗妊娠贫血。

枸杞子粥

枸杞子30克，粳米100克，煮粥。孕妈妈常食，可辅助治疗妊娠贫血。

6 孕妈妈备忘录

拍照与X光拍片

有些孕妈妈担心在怀孕期间拍照会对宝宝产生不良影响，其实这种担心是没必要的。

拍照是利用自然光或灯光，把进入相机镜头的人或景物感光到底片上。在整个拍摄过程中，照相机不会产生有害射线，自然光或灯光也不会对身体造成危害。所以，不论是孕妈妈或是宝宝，都不会因照相而受到影响。相反，照相还能给人们生活增添乐趣。

有的孕妈妈会对拍照产生担心，大概是把照相与X光拍片混淆在一起了，从而产生了某种误解。X光拍片是一种特殊照相，它是利用X光穿透人体组织而使底片感光，因而能诊断某些疾病。一般来说，因诊断疾病而需拍的几张X光片的射线在安全剂量内，对身体并无危害。但孕妈妈拍X光片的确会有一定危险，特别是孕前3个月，X射线可能会引起宝宝发育障碍或畸形。因此，孕妈妈应避免拍X光片。

B 超检查

B超检查的目的，是判断胎宝宝生长是否与孕周相符合，为预产期的估计提供可靠的依据。另外观察胎宝宝各系统组织器官发育有无异常，及时发现畸形儿，如先天性心脏病、无脑儿、脑积水、脊柱裂、腹壁缺损、四肢短小、多囊肾、消化道闭锁等。而在孕晚期做妊娠B超检查的目的，是了解胎宝宝在子宫内的安全情况，如羊水、胎盘等，为临床提供参考，以决定分娩的方式、时间及防治各种并发症。

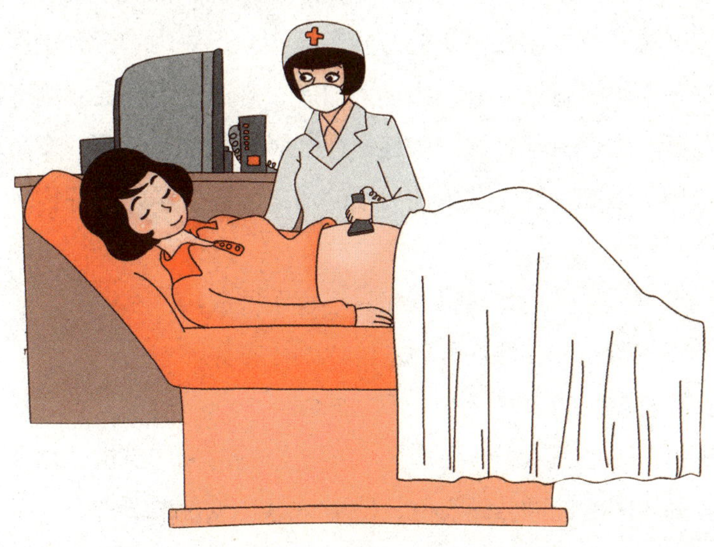

既然B超在孕期能提供这么大的帮助，那么它有没有害处呢？事物总是一分为二的，超声波传入人体后，声的波动可引起组织细胞内的成分产生振动，部分声能转换为热能，会造成细胞内成分的破坏与组织损伤，尤其对生长较快的组织（如小胎宝宝）不利。如果大剂量、高强度的超声波（频率2.5毫赫，声强度40毫瓦/平方厘米）长时间作用动物胚胎（作用时间5小时）可造成胚胎死亡率及畸形率明显升高。

然而，目前临床上所应用的B超，其声强度小于10毫瓦/平方厘米，而且超声检查的时间往往只有5～10分钟，对每个器官的探测时间更短，因此说，B超检查对胎宝宝的危害是极小的，不会影响胎宝宝的身心发育。

孕期B超检查的次数应根据情况而定。正常情况下，妊娠早期应进行一次B超检查，以明确是否妊娠，并确定妊娠的天数。在孕4～5月时可进行第二次B超检查，以了解胎宝宝发育是否与孕周相符，观察胎宝宝各器官的形态及其结构，排除胎宝宝畸形。孕7月以后医生根据需要安排做B超检查，判断胎宝宝发育是否正常，了解胎宝宝在子宫内的安危。如果孕妈妈患有某些疾病，或者胎宝宝在孕期有异常情况出现，那么孕妈妈应该在医生指导下，随时监测胎宝宝的情况。

远离铅污染

铅蓄积在人体骨骼中，会对人体的血液系统、免疫系统、消化系统、神经系统等产生影响。现在，研究人员还证实，母体内的铅会贻害后代。这是由于积聚在孕妈妈骨骼中的铅会进入血液，并通过胎盘血液循环影响胎宝宝的大脑发育，出现智障、癫痫等症；还会影响胎宝宝牙胚的发育，出生后宝宝易患龋齿。因此，在孕期要避免铅的污染。建议孕妈妈在日常生活中注意以下几点：

◎不宜用印刷品直接包裹食物，尤其不宜用报纸。

◎慎用带漆的筷子和容器内壁色彩鲜艳的瓷餐具。

◎尽量少到马路上去，减少吸入汽车尾气。

◎补充钙剂应注意其成分，不仅要满足孕妈妈对钙的需求，也要注意含铅量的高低。高质量的钙剂含铅量低，是孕妈妈最佳的选择。

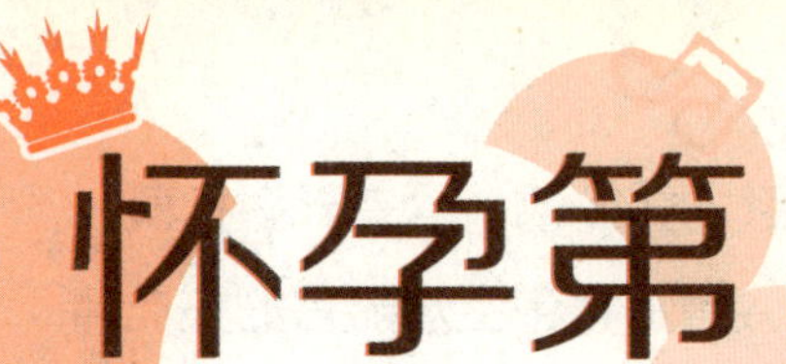
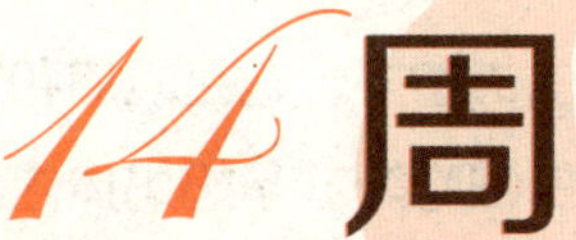

怀孕第14周

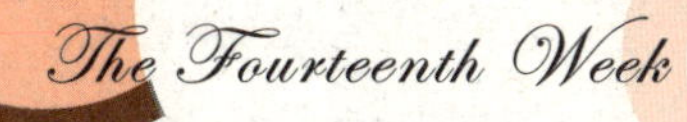

The Fourteenth Week

开始皱眉做鬼脸了

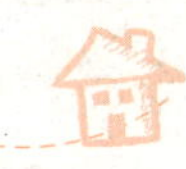

1 胎宝宝的生长

14周胎宝宝的脸看上去更像成人了，身长有75～100毫米，体重达到28克。这个时候的胎宝宝生长速度很快。现在宝宝的皮肤上覆盖了一层细细绒毛，这层绒毛在宝宝出生后会消失。在他（她）手指上已经出现独一无二的指纹印。如果胎宝宝是个女孩，她的卵巢里现在大约有200万个卵子，出生时就仅存100万个了，等她长大时，会越来越少，到17岁时可能仅剩20多万个。

胎宝宝此时在妈妈的肚子里已经可以做很多事情了，如皱眉、做鬼脸、斜着眼睛，可能他（她）也在吸吮自己的手指等，科学证明这些动作可以促进大脑的发育。

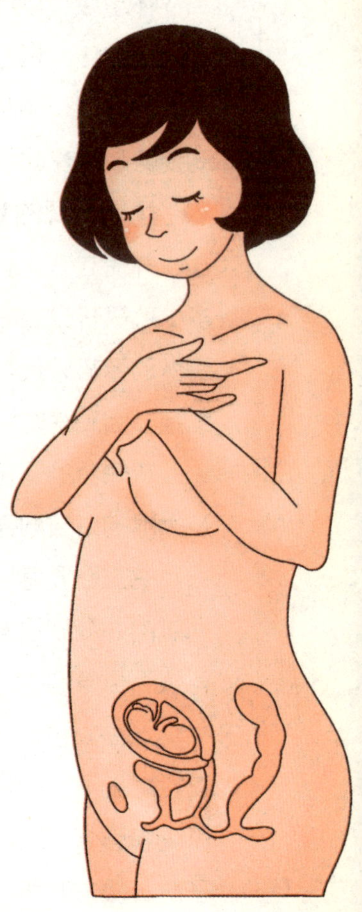

2 子宫的变化

现在孕妈妈的子宫增大，腹部隆起已经非常明显。

3 孕妈妈的改变

孕早期的疲劳、恶心以及尿频都已经减少。现在孕妈妈阴道分泌的白带增多，它是阴道和宫颈的分泌物，含有乳酸杆菌，阴道脱落上皮细胞和白细胞等。孕妈妈体内雌激素水平和生殖器官的充血情况直接影响阴道分泌物的多少。怀孕时体内雌激素水平较高，盆腔及阴道充血，阴道分泌物增多是非常自然的现像，正常的分泌物应是白色、稀薄、无异味。这时应注意保持外阴部的清洁，内裤应选用纯棉织品，坚持每天清洗，避免使用刺激性强的皂液。如果分泌量多而且颜色、性状有异常，应请医生检查。

4 孕妈妈日常健康计划

怀孕后，孕妈妈的肚子渐渐增大膨隆，重心前移，身体各部位受力方向也发生变化，其坐、立、行等均与怀孕前不同，活动受到限制。为了保证孕妈妈能健康、顺利地完成妊娠，避免出现意外，孕妈妈应该保持什么样的活动姿势呢？在此，我们听听专家是怎样说的：

孕期重要的是要避免背部弯曲。由于妊娠期性激素可使全身的肌肉拉长，并使之软化，故孕妈妈做家务时不要过分弯曲腰背，扫地等家务活能干多少就干多少，在整理花园、扫地、铺床时都要采取挺直腰板、以蹲低或跪着做的姿势，代替弯腰。不要举重物，因为这样无法保持背部的挺直；穿低跟鞋，因高跟鞋会加重你的重量向前倾。

从躺着的体位起来时，一定先要转向侧卧位，然后再转向跪姿，用上肢及大腿的力量把身体撑起，以保持背部挺直。

站立时要背部舒展、挺直，要使胎宝宝的重量集中到大腿、臀部、腹部的肌肉并受到这些部位的支撑，这样能防止背痛，增加腹部肌肉的力量。在可照到全身的镜子前面，检查自己站立的姿势是否正确。

当由立位改为坐位时，孕妈妈要先用手在大腿或扶手上支撑一下，再慢慢地坐下。坐椅子时，要深深地坐在椅子上，后背笔直地靠在椅背上。可以先慢慢坐在靠边部位，然后再向后移动，直至坐稳为止。坐有靠背的椅子时，髋关节和膝关节要呈直角，大腿宜与地平线保持平行。当由坐位站起时，要用手先扶在大腿上，再慢慢站起。

孕妈妈拾取东西时，注意不要压迫肚子，不要采取不弯膝盖只倾斜上身的姿势。要先弯曲膝盖，然后弯腰，蹲好后再拾。

5 孕妈妈的日常饮食

孕妈妈不宜常吃精制食物，精制的食物指的是经过精细加工的米面制作的食物。米面加工得越精细，出粉率越低，谷粒中的无机盐及B族维生素损失得越多。长期食用精白米或出粉率低的面粉（如富强粉）制作的食物，会造成B族维生素的缺乏，尤其是维生素B_1的缺乏。

维生素B_1是人体重要的水溶性维生素，参与人体物质和能量代谢的关键步骤。人体缺乏维生素B_1会患上脚气病。孕期如果缺乏维生素B_1，母体虽没有症状表现，但会造成婴儿先天性脚气病。症状主要有吸吮无力、嗜睡、心脏扩大、心衰、强直性痉挛，婴儿常在症状出现1～2天后突然死亡。

维生素B_1对神经生理活动有调节作用，与心脏活动、食欲维持、胃肠道正常蠕动及消化液分泌有关。孕妈妈补充充足的维生素B_1可以有助于减轻妊娠恶心，因此，多吃些粗粮，无论对母体还是对胎宝宝的发育均有益处。

中国营养学会推荐孕妈妈每日维生素B_1摄取量为18毫克，所以孕妈妈每日应多食用含维生素B_1丰富的食物，如食用大米、面粉时选择标准米面即可，多吃豆类、酵母、坚果、动物肝、肾、心及瘦猪肉和蛋类等。鱼及软体动物体内含有能分解破坏维生素B_1的物质，使食品中的维生素B_1失去活性，故不要生吃鱼类和软体动物。

6 孕妈妈备忘录

日常交通注意事项

孕妈妈上班该选择哪种交通方式呢？其中应该注意些什么问题？让我们听听专家的建议吧：

由丈夫接送或乘出租车

如果孕妈妈由丈夫开车接送或乘出租车上下班，听起来再好不过了，省力、省时间，尤其是在怀孕的前3个月，可以避免剧烈的动作。可是，如果总是坐在车里，较少活动，容易下肢水肿、发胖，将来分娩时也可能会发生一定的困难，适当活动还是有必要的。

孕妈妈自己开车

如果孕妈妈自己开车，那么，无论何时都要注意避免紧急刹车摇晃到肚子，更应留心安全带的位置，不要紧紧地勒在腹部，让小宝宝“忍辱负重”。要适当挪移安全带，避开“危险地带”。

长途旅行时

虽然有汽车，但此时的长时间旅行仍然会很疲劳，就曾经有不少孕妈妈因为出差、回老家探亲而痛失爱子。如果必须进行万不得已的旅行，要避开孕早期和孕晚期，选择相对“安全”的孕中期，并在丈夫或亲友的陪伴下，绕开颠簸的路途。

做公交车时

有些公交车专门设立了“孕妈妈专座”，这样虽然乘公交车比较方便、省体力，但仍有些特殊情况需要注意。

1.每天上班前都要从家出发赶往车站，然后在车站等车，这就要留出足够的时间，如果时间不充足，孕妈妈也会像其他“上班族”那样一溜儿小跑地奔向车站，甚至不顾一切地追赶即将发动的汽车，这都会造成危险。

2.在上班高峰期，公交车会非常拥挤，孕妈妈最好能避开高峰期，如果做不到，也不要与他人争抢车门、座位，在推搡中最容易出现问题。特别是在孕早期，孕妈妈的体形变化不明显，同行的乘客们无法察觉你的不同，而孕妈妈也不可能大声疾呼：“我怀孕啦，别挤啦。”

3.孕妈妈上下车不仅不要和他人争抢，更要注意脚下的台阶。一旦见红、破水，要尽快到熟悉的医院就诊。

骑自行车时

女性在怀孕以后，骑自行车上下班相对来说是个比较好的方式。这不但是孕妈妈的一种适量的体育活动，而且还能避免因乘公共汽车遭受碰、撞、挤而发生意外。不过孕妈妈骑自行车应注意以下几件事：

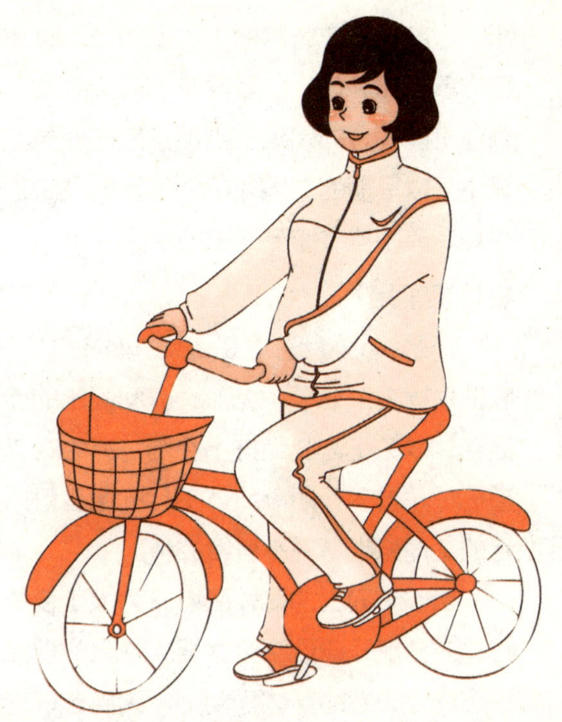

1.适当调节车座的坡度，使车座后边略高一些，坐垫也要柔软一点，最好在车座上套一个海绵座，以缓冲车座对会阴部的反压力。

2.孕妈妈要骑女式车，因为骑男式车遇到紧急情况时，容易造成骑跨伤。骑车速度不要太快，防止因下肢劳累，盆腔过度充血而引起不良后果。孕妈妈因体态的关系，上下车子不太方便，所以车后座不要驮带重物。

3.一般情况下，孕妈妈不适于骑车长途行驶，因过于疲劳及气候环境的变化，对孕妈妈和腹中的胎宝宝都是不良的刺激。骑车遇到上下陡坡或道路不太平坦时，不要勉强骑过，因剧烈震动和过度用力易引起会阴损伤，也容易影响胎宝宝。

孕妈妈在妊娠后期，由于体形、体重有很大变化，为防止羊水早破出现意外，最好选择安全的交通工具上下班，以保母子安全。怀孕期间，一旦出现小腹阵痛，阴道出血等情况，应立即就近就医和采取保护性措施，切不可麻痹大意。

了解习惯性流产

一般胎宝宝死亡发生在怀孕20周之内或胎宝宝体重不足500克者称之为“流产”。自然流产率可高达左右10%，而其中绝大部分是因受精卵不健全所引起。另外一些因素则为母体的因素，如全身疾患（传染病、分泌不平衡、心脏血管或肾脏病）、蛋白质、维生素不足、血型不合、滥用药物；子宫因素（如肿瘤、位置异常、先天异常、子宫腔黏连、子宫颈机能不全）及黄体机能不足的因素。当然安胎的对象只限于母体的因素所引起的流产，而其中又以早期的“黄体机能不足”及中期的“子宫颈机能”为最重要。两者也是造成习惯性流产的主要原因。

机体机不足

怀孕头3个月可说是最脆弱的时期。卵巢分泌的黄体酮一方面要使子宫腔的蜕膜组织增厚、充血，以利胚胎的着床发育；另一方面又要抑制子宫的活动，以免子宫收缩排出胚胎。有时在受精卵着床不久即流产，病人也不知道已怀孕过了，所以黄体不足的患者可以说弱不禁风，因此补充自己分泌不足的黄体酮也是刻不容缓的事。

目前市面上的黄体酮可分为人工合成及天然制剂两种。人工合成黄体酮经体内分解代谢偶会有女婴男性化的现象发生，早已为众所皆知，产科医生只会选择天然的黄体酮制剂。因为这段时间为器官发生期，如怀孕21天起心脏、脑部开始发生；怀孕30天四肢、腿部开始发生。这时超声波追踪检查很重要。超声波扫描，可以测量妊娠囊最大直径来对照周数，而胎心如果符合孕周，胎芽在第7、8周即可看到闪烁跳动。只有正常的成长胚胎才能决定继续安胎。萎缩卵、空囊腔或无胎心、无胎动都要人工流产终止妊娠。

子宫颈机能不全

当怀孕到4～5个月的时候，胎宝宝的重量将松弛的子宫颈口压迫分开。而胎宝宝掉出来的现象就是子宫颈机能不全所引起。由于分娩或人工流产的伤害或先天性原因而导致子宫颈括约肌松弛无力，以致胎宝宝重量达到一定值时就无阵痛性扩张了。治疗的方式是使用特殊的缝口线将子宫颈环扎起来。不过仍有半数病人不足月生下胎宝宝，都是未继续好好安胎的结果。

Part 3

吃手翻跟头，我都会了

孕中期

Boy?

Girl?

or

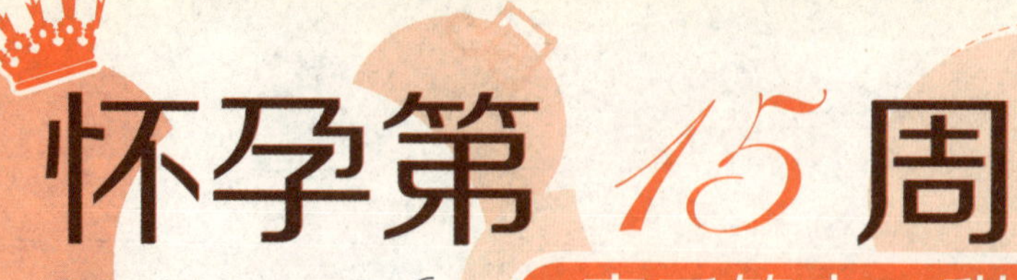

怀孕第15周

The Fifteenth Week

唐氏筛查，甜蜜的“恐慌”

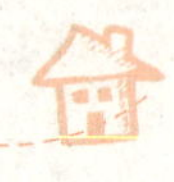

1 胎宝宝的生长

胎宝宝现在的生长速度很快，远远地超过了前几周，他（她）的身长已经达到10～12厘米，体重也达到50克。现在胎宝宝薄薄的皮肤上覆盖了一层细细的绒毛，全身看上去就像披着一层薄绒毯，这层绒毛通常出生时就会消失。现在胎宝宝的眉毛开始长出来，头发也在头顶迅速生长，头发的纹理密度和颜色在出生后都会有所改变。

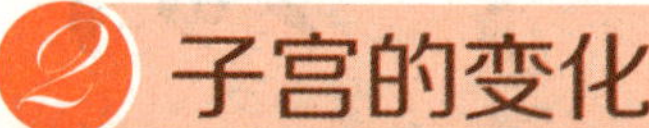

2 子宫的变化

这时只要看一下肚子，就知道你已经怀孕了，孕妈妈的子宫如初生婴儿的头般大小，子宫底部上升到肚脐下四横指的位置。现在，孕妈妈可能还感觉不到胎动，再过几周，就会有感觉了。

3 孕妈妈的改变

如果没有感觉到胎动，也不必担心。孕妈妈通常在16～20周感觉到胎动，但也会因人而异，每次怀孕感觉的时间也不同。胎宝宝的大小、活泼程度和活动量的不同，都会影响孕妈妈的感觉。

4 孕妈妈日常健康计划

产前诊断

在孕15～18周期间，可能要根据医生建议做一次产前诊断，通过对胎宝宝进行特异性检查，以判断胎宝宝是否患有先天性或遗传性疾病。有以下情况的孕妈妈需要做产前诊断：近亲结婚者；35岁以上的高龄孕妈妈；分娩过染色体病患儿的孕妈妈；多次自然流产或死产的孕妈妈。

检查一下母婴血型

另外，这时还应检查一下是否母婴血型不合。血型不合有两种类型，一是ABO血型不合，一般是指妈妈血型为O型，爸爸血型为A、B或AB型。ABO溶血病可见于第一胎。另一种是Rh血型不合，当妈妈血型为Rh阴性，爸爸的血型为Rh阳性时，可使妈妈对胎宝宝的血液产生抗体，第一胎胎宝宝发病的可能性较小，分娩的次数越多，发病率越高。这类血型不合病情重，常发生流产、死产、严重的新生儿溶血性黄疸等。

5 孕妈妈的日常饮食

玉米的食疗作用：玉米具有很好的食疗作用，并且颜色不同，食疗效果也不同，所以孕妈妈可以多吃一些玉米。

黄玉米

又称为黄色植物食品。它富含镁元素。镁能够帮助血管舒张，加强肠壁蠕动，增加胆汁，促使人体内废物的排泄，有利于身体新陈代谢。它还富含谷氨酸等多种人体所需的氨基酸，能够促进大脑细胞的新陈代谢，有利于排除脑组织中的氨，孕妈妈宜常吃。

红玉米

以富含B族维生素为主要特色。孕妈妈常吃可以预防及治疗口角炎、舌炎、口腔溃疡等核黄素缺乏症。

6 孕妈妈备忘录

什么是“唐氏综合征”

唐氏综合征或称21三体，国内又称为先天愚型，这是最常见的严重出生缺陷病之一。

临床表现为：患者面容特殊，两外眼角上翘，鼻梁扁平，舌头常往外伸出，肌无力及通贯手。患者绝大多数为严重智能障碍并伴有多种脏器的异常，如先天性心脏病、白血病、消化道畸形等。

本病发生几乎波及世界各地，很少有人种差异。唐氏综合征男性患者多为不育，女性患者遗传给下一代的机会可高至1/2。此外，5%患者属易位型，这类遗传性颇高，与母亲年纪无关，亦可以无任何家族史，故患者必须接受染色体检查方可确诊。

唐氏综合征患儿具有严重的智力障碍，生活不能自理，并伴有复杂的心血管疾病，需要家人的长期照顾，会给家庭造成极大的精神及经济负担。

如何筛查

抽取孕妈妈血清，检测母体血清中甲型胎宝宝球蛋白（AFP）和绒毛促进腺激素（HGG）的浓度，结合孕妈妈预产期、年龄和采血时的孕周，计算出“唐氏儿”的危险系数，这样可以查出80%的“唐氏儿”。

筛查的最佳时期

怀孕第15～20周。

做唐氏综合征筛查还可检查何种疾病

检查血清AFP、HGG和PAPPA还可筛查出神经管缺损，18三体综合征及13三体综合征的高危孕妈妈。

如何得知筛查的结果

孕妈妈于抽血后2周回门诊做例行产前检查时，由门诊医生告知结果，若血清筛查呈阳性者需再做羊水检查，明确诊断。

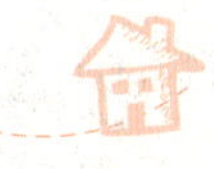

怀孕第16周

The Sixteenth Week

不停地打嗝

1 胎宝宝的生长

你可能还不知道，你子宫里的“小居民”现在开始打嗝了，这是胎宝宝呼吸的先兆。现在你还听不到任何声音，因为胎宝宝的气管充斥的不是空气，而是流动的液体。

而胎宝宝的体重还只有150克，身长超过12厘米。现在，胎宝宝腿的长度超过了胳膊，手指甲完整地形成了，指关节也开始运动。

现在胎宝宝的生殖器官已经形成，用B超可以分辨出胎宝宝的性别了，一般情况下，国内的性别检查，只用于判断某些通过性别遗传的疾病检测。

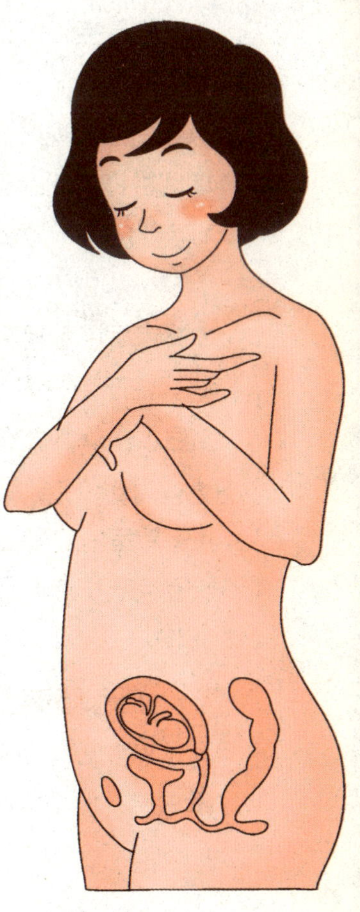

2 子宫的变化

现在，孕妈妈的子宫已经约250克了，围绕在胎宝宝周围的羊水也继续增加，约有250毫升。孕妈妈很容易就能在肚脐下约7.5厘米的位置摸到自己的子宫。现在的体重可能已经增加了2～4.5千克。

3 孕妈妈的改变

拥有一个自己的宝宝，这个梦想原来似乎那么遥远，但现在会感到近在咫尺，因为就要真切地感到胎动了。在16～20周之间，孕妈妈可以感到明显的胎动。如果已经有过怀孕史，会感到胎动的时间比以前提前了。胎动时像喝了饮料后胃肠蠕动一样的感觉，注意记录下第一次胎动的时间，下次去医院做检查时告诉医生。

4 孕妈妈日常健康计划

孕妈妈保持皮肤娇嫩的妙招

怀孕后，孕妈妈体内激素水平的变化会影响皮肤状况。有些人皮肤变得更光滑细腻了，也有的人变得敏感粗糙了，会出现妊娠痒疹、丘疹性皮炎，甚至面部出现妊娠斑，腹部出现妊娠纹。这些没关系。专家表示，只要妊娠期间进行合理的皮肤养护，便能使孕妈妈保持皮肤细腻光滑。

1.孕期皮肤十分敏感，每次洗脸时应使用温和无刺激的洁面用品（洗面乳或香皂）。由于皮肤干燥，洗脸的次数应相对减少，每日两次即可。

2.洗完后用手轻轻拍打几下，等水分半干，用温和的润肤霜均匀搽于面部，并轻轻按摩，这样有利于保持皮肤水分，促进皮肤的血液循环。

3.适当多饮水，多吃新鲜蔬菜和水果，必要时也可服用一些维生素B_2、维生素C以防皮肤干裂。

4.保持室内的湿度，最好有空气加湿器，或在室内放一盆水。

5.避免吃辛辣食品和方便面，不喝浓茶和咖啡，否则会使皮肤更加干燥而无光泽。

孕妈妈忌睡席梦思床

席梦思床目前已经是家庭常用的卧具，一般人睡席梦思床，有柔软、舒适之感，但孕妈妈则不宜睡席梦思床。这是因为：

易致脊柱的位置失常

孕妈妈的脊柱较正常腰部前曲更大，睡席梦思床及其他沙发床后，会对腰椎产生严重影响。仰卧时，其脊柱呈弧形，使已经前曲的腰椎小关节摩擦增加；侧卧时，脊柱也向侧面弯曲。长此下去，使脊柱的位置失常，压迫神经，增加腰肌的负担，既不能消除疲劳，又不利于生理功能的发挥，并可引起腰痛。

不利于翻身

正常人的睡姿在入睡后是经常变动的，一夜辗转反侧可达20～26次。学者认为，辗转翻身有助于大脑皮质抑制的扩散，提高睡眠效果。然而，席梦思床太软，孕妈妈深陷其中，不容易翻身。同时，孕妈妈仰卧时，增大的子宫压迫着腹主动脉及下腔静脉，导致子宫供血减少，对胎宝宝不利，甚至出现下肢、外阴及直肠静脉曲张，有些人因此而患痔疮。右侧卧位时，上述压迫症状消失，但胎宝宝可压迫孕妈妈的右输尿管，易患肾盂肾炎。左侧卧位时上述弊处虽可避免，但可造成心脏受压，胃内容物排入肠道受阻，同样不利于孕妈妈健康。

因此，孕妈妈不宜睡席梦思床。孕妈妈以睡棕绷床或硬床上铺9厘米厚的棉垫为宜，并注意枕头松软，高低适宜。

5 孕妈妈的日常饮食

补铁

这个阶段胎宝宝的发育非常迅速，孕妈妈应该注意避免缺铁性贫血的发生。孕妈妈在这时对铁的需求量增加了近4倍，胎宝宝会毫不客气地摄取孕妈妈体内的铁。如果孕前就有贫血现象，孕妈妈现在极易出现缺铁性贫血，其后果是导致孕妈妈的血细胞携氧能力降低，从而引发胎宝宝的宫内缺氧，造成胎死宫内或早产。贫血还会影响胎宝宝脑细胞的发育，影响他的学习能力。

补充 DHA

DHA是一种多元不饱和脂肪酸，为胎宝宝脑神经细胞发育所必需。脑营养学家研究发现，DHA、胆碱、磷脂等是构成大脑皮层神经膜的重要物质，是贮存与处理信息的重要结构。DHA是人脑营养必不可少的高度不饱和脂肪酸，能维护大脑细胞膜的完整性，并有促进脑发育、提高记忆力的作用。专家认为，宝宝的聪慧程度，除胎教、早期教育开发等原因外，还与胎宝宝大脑发育期母亲摄入DHA物质较多有关。

DHA并不神秘，富含天然亚油酸、亚麻酸的核桃仁等坚果摄入后经肝脏处理能合成DHA，此外海鱼、鱼油、甲鱼等也含有DHA物质，可供选食。当然，必要时还可以补充些DHA制剂。科学家强烈建议怀孕期间应该多吃深海鱼，因为深海鱼是目前摄取DHA的最主要来源，不过来自深海的鱼，可能会带有海洋污染的重金属，引起安全方面的考虑。

6 孕妈妈备忘录

孕中期锻炼要领：

足尖运动

坐在椅子上。把一条腿放于另一条腿上。以上侧腿的脚踝为支点，上下活动足尖。当足尖向下时，使其与膝盖处于同一直线上。

作用：柔软足部关节，强健脚部肌肉，使轻松地支撑起增加的体重。

盘腿运动

盘腿而坐，挺直腰背，将两手轻轻置于膝上。每呼吸一次，手就按压一次膝盖。

作用：松弛腰关节，伸屈骨盆肌肉，使婴儿在分娩时能顺利通过产道。

胸部运动

盘腿而坐，挺直腰背，两手腕交叉后用左手抓右臂，右手抓左臂。两手同时向外推臂。挺胸，放松肩部。此运动也可改为在胸前合掌内推。

作用：增进血液循环，强健胸部肌肉，防止乳房下垂，增强臂力。

骨盆运动

双手双膝着地，边呼气边缩紧肛门。低头，后背上拱成圆形。吸气，呼气时舒缓肛门，仰头，将面部朝前，保持重心前移的姿势，每呼吸一次做一次运动。

作用：松弛骨盆和腰部关节，柔软产道肌肉，强健下腹部肌肉。

上身运动

1.肩部运动。两臂平举至肩部，肘部内屈并轻触肩头。继续上抬肘部，使其与耳朵相接，将整个肘部由后向前旋转。

作用：柔软肩、颈部关节，消除肩、颈部的疲劳。

2.横屈运动（左右交替5～6次）。双手在头后交叉，放松呼吸，将上身向一侧弯曲，至肋下肌肉不能伸长时，再回复到原来的姿势。

作用：增强背骨的可动性，伸展肋部肌肉，增强上身的柔韧性。

腰部运动

1.振动骨盆运动（早起、晚睡前数次）。呈仰卧位，后背紧靠床面，双膝曲立。双手手掌向下置于身体两侧。腰部贴进床面时收缩肛门，将腹部呈弓形向上突起，使挺起的背与床面之间能伸入平放的手掌。默数10下左右，恢复原来的姿势。

作用：松弛骨盆和腰部关节，柔软产道出口肌肉，并强健下腹部肌肉。

2.曲膝运动（早晚各5次）。仰卧，两膝并拢保持曲立。将并拢的双膝缓缓倒向一方。双肩不许离开床面。

作用：强健肋部肌肉，柔软腰部关节。

3.单腿曲膝（左右各5次）。仰卧，左腿伸直，右腿曲膝，右脚心平贴于床面。右腿的膝盖缓缓向左侧倾倒。恢复原位后，再向相反方向倾倒。左右腿交替进行。

作用：强健肋部肌肉，柔软腰部关节。

放松休息的姿势

采用俯卧姿势，当右侧在下时，可将右手置于体后，左手置于面部附近。右膝微屈，左膝上屈，同时在左膝下垫一软枕。

作用：放松全身肌肉。

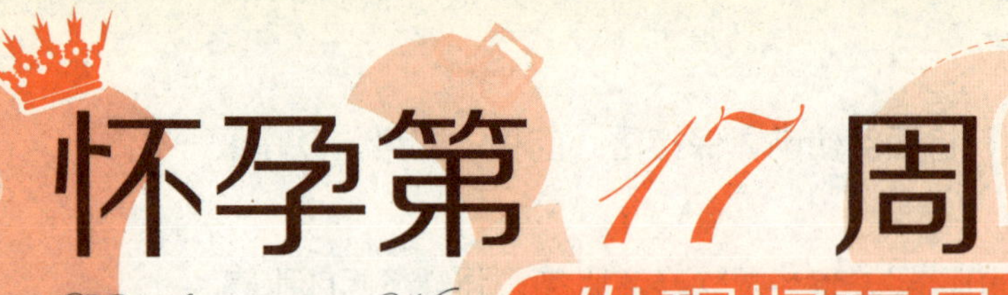

怀孕第17周

The Seventeenth Week

发现好玩具——脐带

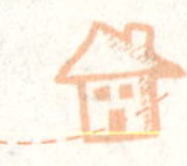

1 胎宝宝的生长

胎宝宝现在看上去像一个梨，大约有13厘米长，重约170克，和你手掌张开的大小差不多。在今后3周内，他将经历一个飞速增长的过程，重量和身长都将增加两倍以上。

子宫里的胎宝宝与出生后的婴儿一样可爱，现在胎宝宝变得非常顽皮，他拥有了第一个玩具——脐带，他特别喜欢用手拉或抓住脐带，有时他抓得特别紧，紧到只能有少量的氧气输送。

不过别着急，胎宝宝不会做得太过分，他知道保护自己不受损伤。现在循环系统和尿道完全进入正常的工作状态，胎宝宝的肺也开始工作，他已经能够不断地吸入和呼出羊水。

2 子宫的变化

现在孕妈妈可以在肚脐下方3.8～5厘米处摸到子宫。本周，小腹突出更加明显，必须穿上有弹性的衣服或宽松的孕妈妈装，才会觉得舒适。

3 孕妈妈的改变

孕妈妈身体的其他部位也在持续变化，体重也增加了2.25～4.5千克。胎动现在已经非常活跃，有时孕妈妈会感到腹部一侧有轻微的触痛，那是因为子宫在迅速地增大，子宫两边的韧带和骨盆也在生长变化以适应胎宝宝的成长。

这些感觉是正常的，但是如果持续几天一直疼痛的话，请找医生咨询。

有些孕妈妈现在会出现鼻塞、鼻黏膜充血和出血，这种情况与孕期内分泌变化有关，这时孕妈妈切忌自己滥用滴鼻液和抗过敏药物，这种现象会逐渐减轻。如果发生严重的鼻出血，应考虑是否发生妊娠高血压综合征，最好请教医生。

4 孕妈妈日常健康计划

阳光也是宝贵的营养

大自然慷慨地赋予人类宝贵的阳光。太阳不仅给我们带来了光和热，而且阳光中的紫外线还能使人体产生维生素D，进而促使体内的重要元素钙的正常吸收。

由于腹内胎宝宝的生长发育，以及母体自身的代谢变化，孕妈妈需要比正常人更多的钙等营养物质。以前有一种很严重的孕妈妈并发症，叫做骨质软化症，是由于体内缺乏维生素D及钙等引起的骨质代谢障碍。此病对孕妈妈健康危害很大，而且可使胎宝宝营养缺乏，容易发生先天性佝偻病。

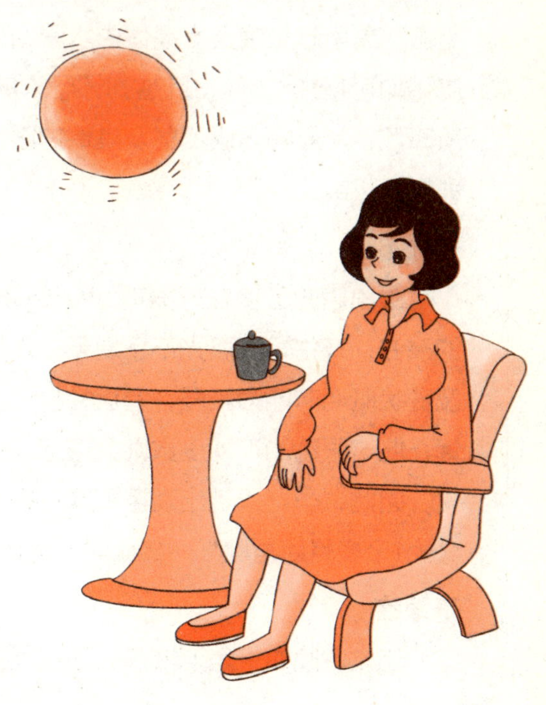

因此，为了摄取孕妈妈所必需的维生素D，以促进钙的正常吸收，除了加强饮食中营养，还应该积极摄取最廉价而又最宝贵的营养——阳光中的紫外线！紫外线是看不见的，一层玻璃几乎能挡住阳光中的全部紫外线。所以，孕妈妈要适当地到户外去，常晒晒太阳，在我国北方尤为需要。这绝不亚于口服维生素D。

此外，阳光中的紫外线具有很强的杀菌消毒作用，能杀灭皮肤和空气中的细菌。阳光在室内照射30分钟以上，能达到空气消毒的效果，孕妈妈居室也要有定时“引来阳光”照射的习惯。晒太阳可以提高孕妈妈抵抗力，预防感染性疾病，有益于胎宝宝发育。

至于什么时候晒太阳，应根据季节、时间以及每个人的具体情况灵活掌握。假如是烈日炎炎的盛夏季节，就用不着专门去晒太阳，树荫里的散射阳光就足以满足孕妈妈的需要了。一般来说，春秋季以每天9～16时，冬季以10～13时阳光中的紫外线最为充足，孕妈妈可选择在这段时间晒太阳。

似是而非的病症

为了让胎宝宝有个舒适的成长环境，孕妈妈的身体机能，如内分泌、血液、心血管、免疫机能乃至新陈代谢等，都会在不知不觉中发生种种改变，这些改变会对孕妈妈的眼、耳、鼻等感觉器官造成程度不同的影响，甚至带来一些似是而非的“病症”。

眼角膜水肿

正常人眼角膜含有70%水分，但孕妈妈因黄体酮分泌量增加及电解质不平衡，易引起角膜及水晶体内水分增加，形成角膜轻度水肿，其眼角膜的厚度平均可增加约3%，且越到怀孕末期越明显。由于角膜水肿，敏感度将有所降低，常影响角膜反射及其保护眼球的功能。这种现象一般在产后6～8周即恢复正常。

屈光不正

眼角膜的弧度在妊娠期间会变得较陡，使得检查时有0.25～1.25屈光度的改变，产生轻度屈光不正现象，在怀孕末期更加明显。其结果可导致远视及睫状肌调节能力减弱，看近物模糊，就是其中的一种情形。若原本近视的话，此时眼睛的近视度数则会增加。这种异常现象也多在产后5～6周恢复正常。因此，孕妈妈若出现远视或近视度加深情况，不必忙于配换眼镜，可在分娩1个多月后再验配，如此验出的度数才相对准确。

干眼症

正常眼睛有一层泪液膜，覆盖在角膜及结膜之前，起保护眼球及润滑作用。在妊娠后期，约80%的孕妈妈泪液分泌量会减少，这是因为怀孕期间受激素分泌的影响，泪液膜的均匀分布遭到破坏。泪液膜量的减少及质的不稳定，很容易造成干眼症现象。因此孕妈妈们应注意孕期的卫生保健，合理营养，多摄入对眼睛有益的维生素A、维生素C等营养素。

听力变化

怀孕后，孕妈妈机体的细胞内外液中雌激素浓度差异较大，引起渗透压改变，导致内耳水钠潴留，进而可影响听力。有研究显示，从怀孕早期开始，孕妈妈的低频区听力（125~500赫兹）即有所下降，并在孕期的中、晚期继续加重，至产后3~6个月又恢复正常。

血管舒张性鼻炎

怀孕后，体内雌激素水平增高，引起鼻黏膜的超敏反应，可导致小血管扩张、组织水肿、腺体分泌旺盛，出现鼻塞、打喷嚏、流涕等症状，这种“妊娠期鼻炎”可在约20%的孕妈妈身上发生，怀孕后3个月更为明显。一旦分娩，致病因素消除后，鼻炎会随之痊愈，不留后遗症。目前，对“妊娠期鼻炎”尚无十分有效的预防措施，但可通过适当的治疗减轻症状。

口腔改变

孕妈妈还可出现牙齿松动，易生龋齿，齿龈充血、水肿、增厚，刷牙时牙龈易出血等症状，有的孕妈妈还有唾液增多和流涎等，这些改变都会随着妊娠的终结而恢复。但孕期应特别注意口腔的清洁卫生，因为口腔感染会殃及胎宝宝和自身的健康，造成种种危害，不利于优生优育。

5 孕妈妈的日常饮食

水果

多吃水果对大脑的发育有很大的好处。胎宝宝在生长发育过程中，细胞不断生长和分裂，需要大量的热量和蛋白质，但合成细胞的每一个步骤，都需要大量天然有机化合物来促成，这种具有催化作用的特殊物质就是维生素。虽然维生素大量存在于肉，粮食、蔬菜中，但大部分在去皮、精磨、烹

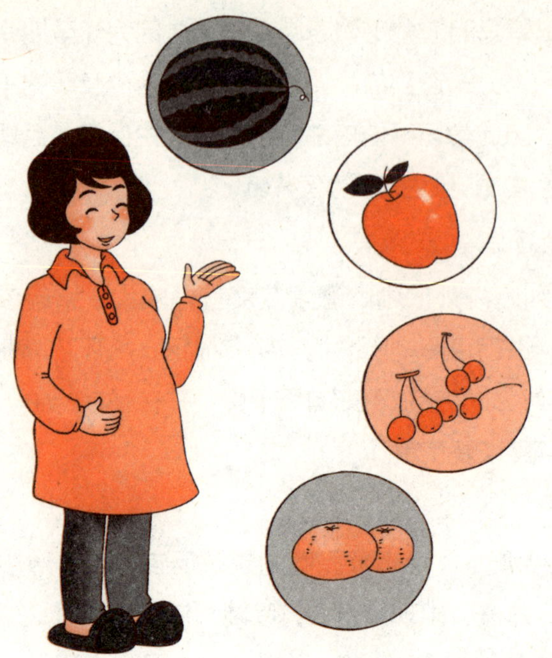

调的过程中被毁掉，这在水溶性维生素中尤为突出。但水果则可以洗净后生吃，避免了维生素因加热而大部分损失的现象，所以常食用水果的人，体内是不会缺乏维生素的。

鹌鹑

鹌鹑的药用价值很显著，枸杞子与鹌鹑同时炖熟服用，具有健脑、养神、益智的功效。

海产品

海产品可为人体提供易被吸收利用的钙、碘、磷、铁等无机盐和微量元素，对于大脑的生长、发育及防治神经衰弱症，有着极高的效用。紫菜可以烧制各种配料的汤，海带则可以烧、炒、煮，以及与各种肉食、蔬菜同时烹调，味道鲜美。

芝麻

芝麻，特别是黑芝麻，可通肠胃，舒血脉，润肌肉。具有补气、强筋、健脑的效果。黑芝麻含有丰富的钙、磷、铁，同时含有优质蛋白质和重要的氨基酸，这些氨基酸均是构成脑神经细胞的主要成分，必须随时进行补充。芝麻的食用方式较多，炒熟后研末，加入盐和焙过的花椒粉后可夹馍，调面条，还可拌凉菜或蒸成花卷，制成芝麻酱。经常食用，具有补血、养发、润肠、生津、通乳等功效。

红枣

红枣维生素C的含量非常丰富。除了煮粥食外，还可制成枣馅、枣糕、枣饼、枣馍，或包在粽子里食用。

黑木耳

黑木耳含钙量高于紫菜，含铁量高于海带。所含胶质可以把残留在消化系统的灰尘和杂质吸附集中起来排出体外，从而起到清胃涤肠的作用，还具有帮助消化纤维一类物质的特殊功能。黑木耳还具有滋补、益气、养血、健胃、止血、润燥、清肺、强智等疗效，用于滋补大脑和强身，还可以和其他菜肴配合烹调。黑木耳炖红枣，具有止血、养血之功效，是孕、产妇的补养品，黑木耳与黄花菜共炒，可收到补上加补之效。

花生

花生富含极易被人体吸收利用的优质蛋白。花生米产生的热量高于肉类，是牛奶、鸡蛋无法与之媲美的。其他如核黄素、钙、磷等，也都比奶、蛋、肉高。花生中还富含各种维生素、糖、卵磷脂，人体必需的精氨酸、胆碱等。生食、炸、煮、腌、酱均可，营养成分基本不变。孕妈妈应经常食用花生（其红衣可治疗贫血）。

6 孕妈妈备忘录

皮肤瘙痒

有些孕妈妈在妊娠中后期，出现皮肤局部甚至全身瘙痒现象。人们把孕妈妈身上发生的症状当成是特殊的“妊娠反应”，殊不知孕妈妈皮肤瘙痒可能会引起胎宝宝死亡、孕妈妈早产、产后出血等，医学上将这种病症称之为“妊娠期肝内胆汁郁积综合征”。

这种病的主要症状是，孕妈妈怀孕五六个月或七八个月后身上开始发痒，发痒的部位多在腹部，少数遍及全身。有的仅为轻度瘙痒，有的则奇痒难忍。但做皮肤检查却无任何异常。除痒感外，在少数孕妈妈身上，可检出肉眼难以发现的轻微黄疸。据分析，导致黄疸和皮肤瘙痒的原因是，因胎宝宝压迫胆管，引起胆汁引流不畅，胆盐不能很好地排泄，于是在肝脏郁积、在血中积累，形成黄疸；血中的疸盐刺激神经末梢，在临床上表现为瘙痒症状。

妊娠期肝内胆汁郁积综合征易造成胎宝宝宫内缺氧，特别是在临产时缺氧现象较明显，并易导致孕产妇发生早产及产后出血过多。因此，孕妈妈应当引起重视，定期去妇产科做检查，特别是在临产期更不可大意，若发现有异常，应加强监护，确保孕妈妈和胎宝宝的平安。

孕妈妈常见疼痛面面观

肋骨痛

由于子宫长大将肋骨上推导致。可将双臂向头上伸展以缓解肋骨痛。

手腕疼

这是由于怀孕期间分泌的激素引起的筋膜、肌腱、韧带及结缔组织变软、松弛或水肿，同时累及压迫神经所造成的。手部有浮肿或过度伸屈腕时可激发症状，感到单侧或双侧手部阵发性疼痛、麻木，有针刺或烧灼的感觉。这时应减少使用电脑的时间，如果不行可以买一个腕托安在电脑键盘上（这样可以减轻对腕神经的压迫）。

当感觉手指上有针扎般的疼痛时，轻轻按摩手指5分钟。腕管综合征多在夜间发病，因此睡觉时最好在手和手腕下垫一个枕头。

腰背痛

怀孕的任何阶段都会出现腰背疼痛，在怀孕的最后几周尤为突出。这是因为随着胎宝宝的长大，腰背部肌肉张力改变了机体的平衡而导致的。捡东西时注意弯曲膝盖，不要提重物。坐时可以用垫子垫在背部的凹处。站时要注意姿势并站直，尽量穿低跟的鞋子。有条件的，可以在疼痛的区域进行热疗或冷疗。

按摩也能适当缓解疼痛。有时肾脏感染也会引起腰背痛，严重的话应找医生检查。

胃痛和消化不良

逐渐变大的腹部给肠胃增添了很大的压力，而性激素使隔离食道和胃的肌肉变得松弛，从而导致胃酸更容易向上翻涌并使胸部产生灼热感，在晚上或躺下时感觉更加明显。

每日少食多餐，少吃酸辣、过冷以及油炸食物；饭后半小时内不要躺下（吃饭时尽量坐直，这样胃酸就不会向上走）；睡觉时侧卧。

骨盆疼痛

由于韧带松弛和牵拉所致。出现这种情况应躺下休息，或者洗个热水澡，尝试一些柔和的锻炼。

坐骨神经痛

胎宝宝的重量会给背部增加压力，并且挤压坐骨神经，使在腰部以下到腿的位置产生强烈的刺痛。睡觉时采用左侧卧姿势，并在两腿膝盖间夹放一个枕头，以增加流向子宫的血液。白天不要以同一种姿势站着或坐着超过半小时，尽量不要举重物过头顶。游泳可以帮助减轻对坐骨神经的压力。

静脉曲张

怀孕期间分泌的性激素导致肌肉松弛，而体内增加的血液却为血管增添了额外的压力，使血管扩张，静脉内的瓣膜异常而导致回流障碍，血管扩张扭曲，甚至高出皮肤而呈静脉曲张，这时如果不注意再过多站立，可导致下肢水肿。静脉曲张与遗传因素有很大关系，但是能通过减少站立时间（即不要用一种姿势站立很长时间）来预防静脉曲张。坐下时最好不要翘二郎腿，一有机会就把脚翘高，放在椅子或者桌子上，以此减轻对血管的压力。孕期专用长筒袜对预防静脉曲张也有一定帮助。

比较严重的疼痛

头痛

有些孕妈妈妊娠早期会出现轻度头痛、头晕或类似感冒的症状，此多为妊娠反应。怀孕后，母体内性激素分泌相对增加，加上植物神经功能紊乱，使脑血管收缩和舒张失衡，进而出现头痛。这时要注意适当休息，保障睡眠。不要轻易应用镇痛药。

若妊娠三个月后尤其是七八个月时，出现头痛，并呈进行性加重，同时伴眼花、耳鸣、心悸、严重水肿或高血压等症状，应警惕妊娠高血压综合征的发生。患高血压、糖尿病或慢性肾炎的孕妈妈，一旦出现头痛应尽早看医生，检测血压、血常规和眼底。若诊断明确，应注意休息，合理膳食，稳定情绪，必要时选用利尿、镇静或降压剂治疗。对于血压过高或有先兆子痫发生时，最好住院待产。

胸痛

患有心脏病（如风湿性心脏病、先天性心脏病、心肌炎、心肌病或冠心病）的孕妈妈，妊娠出现胸痛，呈针刺痛、压榨样或撕裂样胸前痛，应想到心绞痛发生。妊娠后，母体总循环血流量增加，心脏负荷加重，当心功能代谢失常时，心脏搏动出血量减少，冠状动脉缺血，可引起心绞痛。应及早诊断，注意休息，限制水和盐的摄入，酌选利尿剂治疗，必要时住院待产。

患胆囊炎或胆结石的孕妈妈，妊娠期也可出现胸痛，此为胆一心综合征，对此应采取相应治疗，以缓解胸痛。

腹痛

孕妈妈腹痛多为病理性改变，常见以下几种：

◎**流产**。孕早期腹痛，同时并发阴道流血，尤其有外伤史者，应想到流产，应及早到医院检查，根据具体情况，决定是否保胎治疗或自然流产。

◎**急性阑尾炎**。若孕妈妈先有胃部疼痛，同时伴恶心、呕吐，以后疼痛转至右下腹，腹痛拒按，应想到急性阑尾炎。一经诊断，可酌情进行手术或保守治疗。

◎**卵巢肿瘤蒂扭转**。孕妈妈患有卵巢肿瘤，怀孕后子宫随着胎宝宝发育而发生移位，此时容易造成卵巢瘤移位而蒂扭转，导致肿瘤发生出血、坏死、感染乃至破裂，坏死组织刺激腹膜而引起剧烈腹痛。一旦确诊，应手术治疗。

腰痛

孕妈妈腰痛是妊娠晚期的常见症状。怀孕后随着子宫不断增大，身体重心向前移动，骨盆和脊柱的弯曲度加大，为保持直立不得不采取伸直姿势保持平衡，结果使腰部肌肉过于疲乏而产生腰痛，这是正常的现象。孕妈妈应注意适当休息，必要时应用腹带，托起增大的子宫，减少腰肌张力。若孕妈妈腰痛同时伴骨盆变形，小腿肌肉抽筋，应想到低钙症，及时补钙治疗。

尿道痛

怀孕后由于体内性激素水平过高，输尿管平滑肌蠕动减缓，加上增大的子宫压迫输尿管、膀胱，由此引起尿潴留，导致尿路感染，出现尿痛、尿频、尿急等症状需看医生。孕妈妈除了加强会阴部卫生、多饮水外，睡眠时应尽量采取左侧卧位，减少子宫对输尿管的压迫。

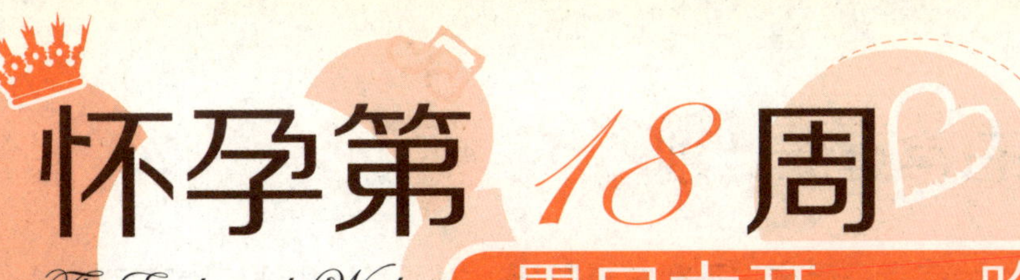

怀孕第18周

The Eighteenth Week

胃口大开——吃原来可以这么肆无忌惮

1 胎宝宝的生长

现在胎宝宝的身长接近14厘米，体重大约200克，骨骼几乎全部是类似橡胶似的软骨，以后会变得越来越硬，一种可以保护骨骼的物质“髓磷脂”开始慢慢地裹在脊髓上。借助听诊器，孕妈妈现在可以听到胎宝宝的心音，那是一种令人沉醉的感受。

2 子宫的变化

孕妈妈现在可以在肚脐下方两根手指（约2.5厘米）的位置摸到子宫，大小约和一颗香瓜差不多。孕妈妈的体重约增加了4.5～6千克，增加的幅度因人而异。

3 孕妈妈的改变

你的子宫在不断地长大，身体的重心也在发生变化，你可能感到行动有些不方便了。这时注意别穿高跟鞋，应选用低跟鞋了。如果有必要的话，医生会建议你通过超声波检查一下胎宝宝的发育情况。

孕早期的不适反应早已经过去，而现在你一定会对自己的胃口感到吃惊，家里人都把你视为重点保护对象，各种美味源源不断地送到你的嘴边，吃原来可以这么肆无忌惮，不用考虑身材、减肥……

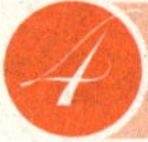

孕妈妈日常健康计划

怀孕后，胎宝宝在母体内不断生长发育。为了满足和适应胎宝宝的需要，孕妈妈全身生理功能和解剖结构都会发生一些变化。特别是子宫逐渐增大，子宫的血流量也大大增加。到了临产前，整个腹部几乎都被子宫所占据，这必然对心脏、肺、泌尿器官产生不同程度的推移或挤压。

如果孕妈妈患妊娠高血压综合征，仰卧位睡觉可能会影响肾脏的血液供应，如流量明显减少，排尿量也随之减少。孕妈妈身体内的钠盐及新陈代谢过程产生的有毒物质不能及时排出，将加重妊娠中毒症的病情，出现血压升高，蛋白尿、下肢及外阴部浮肿，甚至发生抽搐、昏迷，医学上叫做“子痫”，如果处理不当，将威胁母子的生命安全。

孕妈妈仰卧，增大的子宫还可能压迫下腔静脉，使回流到心脏的血液量急剧减少，大脑的血液和氧供应也会随之减少，对全身各器官的供血量也明显减少。这时孕妈妈会出现胸闷、头晕、恶心、呕吐、血压下降等现象，医学上称为“仰卧位低血压综合征”。

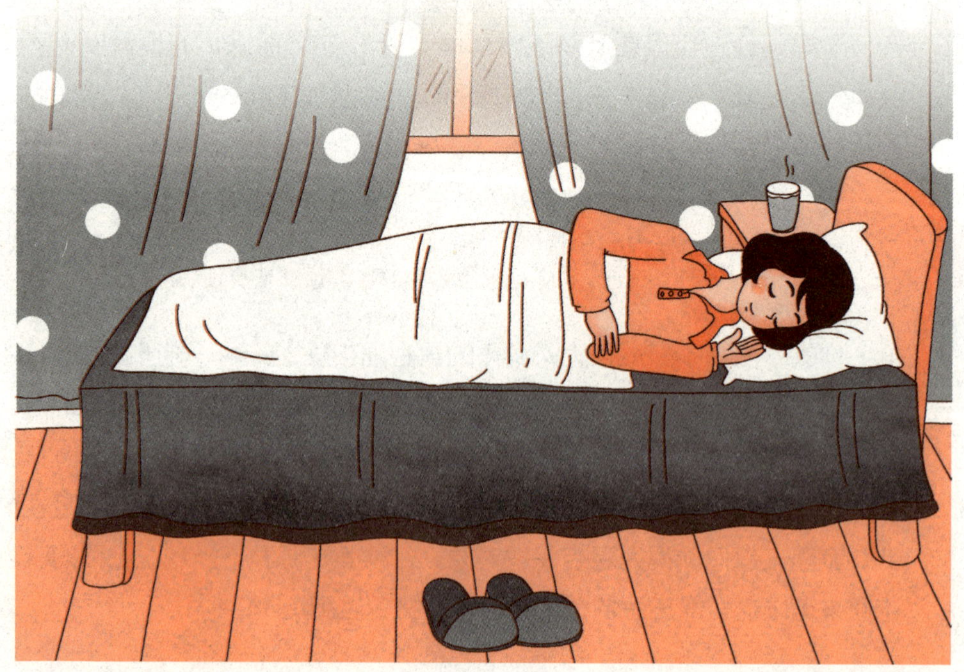

同时，孕妈妈仰卧睡觉还有其他危害，如可能会造成下肢及外阴部静脉曲张、水肿、溃破出血；诱发胎盘早期剥离，突然出现腹疼、阴道及子宫内出血，甚至发生产妇休克，威胁生命或造成胎宝宝死亡。

孕妈妈仰卧还会因为子宫压迫输尿管，影响尿路的通畅，增加孕妈妈患肾盂肾炎的机会，有损孕妈妈的身体健康。

怀孕期间，经常右侧卧也不利胎宝宝发育。由于子宫不断增大，使腹内其他器官受到挤压。有时，下腹腔内乙状结肠受挤压，使孕妈妈的子宫不同程度地向右旋转，从而使维护子宫正常位置的韧带和系膜处于紧张状态。系膜中营养子宫的血管受到牵拉会影响胎宝宝的氧气供应，造成胎宝宝慢性缺氧，严重的还会引起胎宝宝窒息或死亡。

怀孕期间合理的睡眠姿势是左卧位，这样可以避免上述病变的发生。为确保胎宝宝及自身的健康，从怀孕6个月以后，孕妈妈一定要养成左侧卧的习惯。

5 孕妈妈的日常饮食

科学地安排饮食

科学地安排饮食非常重要，吃得多并不意味着摄取营养全面，有可能胎宝宝和孕妈妈需要的某些营养素依然缺乏。常见一些孕妈妈孕期体重猛增，而生出的胎宝宝却十分瘦小，这是因为营养不均衡造成的。

孕妈妈体重过重会增加许多危险的并发症，如慢性高血压、先兆子痫、妊娠糖尿病、肾盂肾炎、血栓症、过期妊娠及胎宝宝过大和难产等，甚至产下先天性异常儿；当然剖腹产的比率也会相对增高，而手术及麻醉的困难度，麻醉后的并发症及手术后的伤口愈合都是问题。尤其是高血压患者在生产前后所引起的心脏衰竭，更会威胁到产妇的生命。

鸭肉的食疗作用

鸭肉性平和而不热，脂肪高而不腻。它富含蛋白质、脂肪、铁、钾、糖等多种营养素，有清热凉血、祛病健身之功效。不同品种的鸭肉，食疗作用不同。

青头鸭肉

通利小便，补肾固本。常吃可利尿消肿。对于各种水肿，尤其是妊娠水肿有很好的治疗作用。有慢性肾炎病史的孕妈妈常吃，可有效地保护肾脏。

乌骨鸭肉

食用乌嘴、黑腿、乌骨的鸭肉，可以预防及治疗结核病。它可以抑制毛细血管出血，减少潮热咳嗽等症状。

纯白鸭肉

可清热凉血，妊娠高血压患者宜常食。

老母鸭肉

生津提神，补虚滋阴，大补元气。对于舌干、唇燥、口腔溃疡等症有很好的食疗作用。

研究表明：鸭肉中的脂肪不同于黄油或猪油，其化学成分近似橄榄油，有降低胆固醇的作用，对防治妊娠高血压综合征有益。法国西南部加斯涅地区的居民习惯吃鸭肉，这里的人很少患心血管疾病。

6 孕妈妈备忘录

妊娠不适

如果你担心晕眩或抽筋带来的麻烦，下面告诉你如何处理紧急情况。

眩晕

这有可能是低血糖或低血压造成的。这时应该原位不动，喝一杯水或吃一点甜食，然后躺下休息一会儿。如果情况依然没有缓解的话，就应该到医院去就诊。

如果妊娠接近20周，脸和手出现肿胀现象，或者体重莫名其妙地过量增加，那么有可能患了妊娠高血压。如果没有及时治疗，这种情况可能导致抽搐、剧烈头痛和视力问题。

腹部绞痛

这有可能是胎宝宝压迫肌肉、韧带和血管造成的。如果在妊娠25～37周出现绞痛，则可能是产前子宫收缩。在怀孕前3个月发生的任何绞痛都要引起注意，尤其是伴随着刺痛、流血或发热等症状。

如果自己是产前子宫收缩，这时候就应练习放松，并且尽可能多卧床休息。这种宫缩是最易感觉得到的，当分娩临近时，这种宫缩可帮助宫颈软化和缩短。但是如果躺下休息后，疼痛依然持续超过两小时，就一定要去医院检查了。

轻微出血

在妊娠前3个月发生出血现象是非常常见的现象，很可能没有任何可担心的。如果出血过多，而且发生在妊娠的后3个月，那么也许是由于胎盘前置（指胎盘植在子宫下段，部分或全部挡住了宫颈）或者宫颈的提早扩张造成的。

连续几小时感觉不到胎动

不要担心，这很可能是宝宝正在休息。胎的运动，一般从妊娠4个月开始，在妊娠后期慢慢减缓：因为胎宝宝越长越大，可以让他活动的空间越来越小。可以喝一点果汁，左侧卧，并且放松，试着计算胎动。

如果跟平时相比，胎动的次数明显减少（大多数孕妈妈在最后3个月平均每小时会有10次胎动）。

如果在超过两小时以上的时间里，都感觉不到一点胎动，那么就需要多加注意了，也许还需要到医院去做相关的检查。

正确的姿势和动作

对孕期女性而言，姿势不正确极易引起整个身体的疲劳与不适。因此，孕期女性必须保持正确的姿势，充分注意日常的动作。

首先，站立时，应将两腿平行叉开，放松肩部，收腹，使头部有一种被向上牵引的感觉。

其次，行走时，要脚跟先着地，绷紧臀部，好像把肚子抬起来似地保持全身平衡地行走。而且要步步踩实，以防摔倒。

最后，坐在椅子上时，后背要笔直地靠在椅背上，股关节和膝关节要成直角，大腿呈水平状态。

站姿

头部不要向前突出。整个身体有被向上牵引的感觉。放松肩部，两足平行。外出时要穿舒适的平底鞋。

坐姿

坐于椅子中央，用双手支撑腰部向椅背方向移动。挺直脊背，使其舒适地靠在椅背上。双脚平行叉开。

上下楼梯

1.按照先脚尖、后脚跟的顺序将一只脚置于台阶上，同时挺直腰部。

2.将身体重心前移，用后脚向前推整个身体。

重复1、2的动作。

其他要点：

◎挺直脊背。

◎上身避免向前弯曲（猫腰）。

◎动作应分为两个阶段。

◎不要压迫腹部。

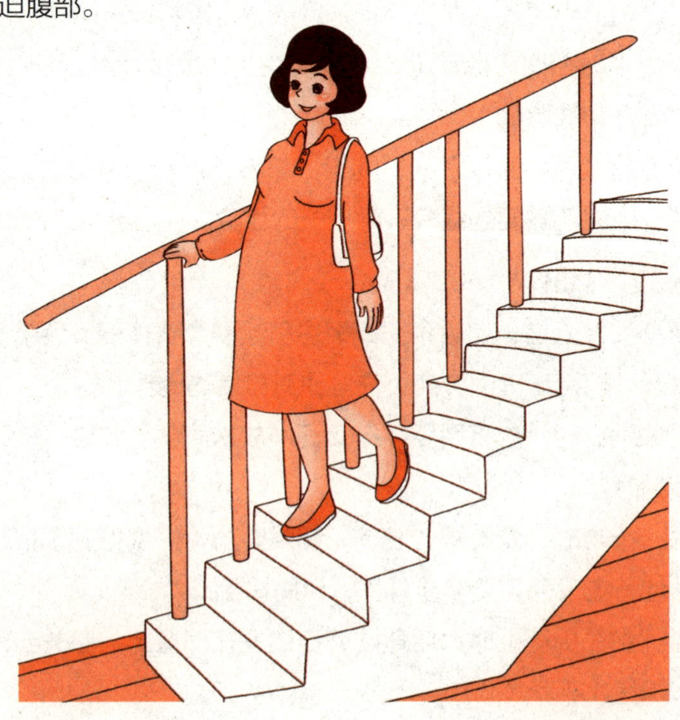

怀孕第19周

The Nineteenth Week

开始自我监测胎动

1 胎宝宝的生长

现在胎宝宝大约有15厘米长，他的胸脯不时地鼓起来、陷下去，这是胎宝宝呼吸的表现，但是在胎宝宝的口腔里流动的是羊水而不是空气。

顺利地进入孕中期，告别了孕早期的种种不适，也没有了流产的危险，现在又能感到胎宝宝的运动，孕妈妈一定很有成就感。孕中期孕妈妈需要再做一次B超，一般在18～22周，这是为了查看胎宝宝的生长发育情况，确定是否有先天缺陷，并检查一下胎盘和脐带。在做B超检查时，可以在仪器的屏幕上看见胎宝宝正在踢腿、屈体、伸腰、滚动、吸吮自己的拇指。

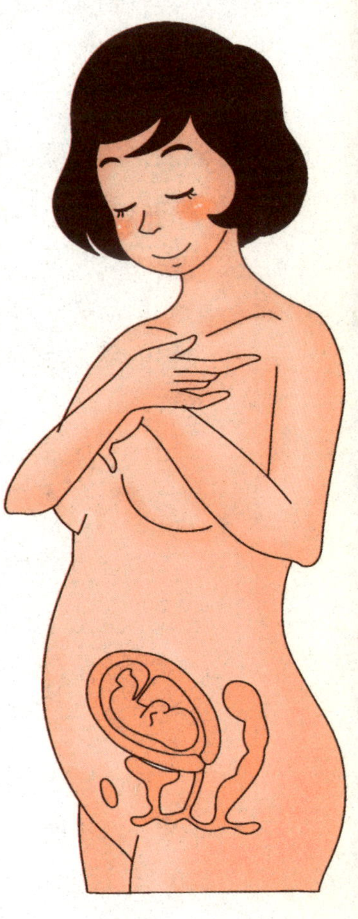

2 子宫的变化

现在在肚脐下方约1.8厘米的地方，孕妈妈很容易就能摸到自己的子宫。此时孕妈妈的体重增加了3.6～6.3千克，但胎宝宝只占了200克左右。胎盘重约170克，羊水占320克，子宫重约320克，乳房各增加了180克。

3 孕妈妈的改变

妊娠使孕妈妈的身体承受着额外的负担，孕妈妈会变得特别容易疲倦，大白天就想睡觉，夜晚也要比平常睡得更长些，并感到头晕乏力，这种疲倦感在孕早期和晚期尤为明显。专家的建议是，想睡就睡。不要做太多事，尽可能多休息、早睡觉。

4 孕妈妈日常健康计划

到了妊娠中期，孕妈妈子宫迅速增大、体重增加、腹部开始隆起。孕妈妈会感到身体有些笨重，坐下或站起来会很不方便。乳房增大了不少，由褐色斑点形成的乳晕出现，乳房开始生成乳汁。由于日趋增大的子宫压迫下腔静脉，血液回流受阻，易产生便秘、痔疮等疾患。这时要多吃含纤维素高的食品，如香蕉、菠菜等。同时要养成定时排便的习惯，保持大便的通畅。此外还应多吃含钙质丰富的食物，以满足胎宝宝骨骼发育的需要。如体内血清钙浓度过低时，可口服钙剂和维生素A、维生素D来纠正。

现在孕妈妈应绝对禁止吸烟喝酒，丈夫也应避免让孕妈妈被动吸烟，过量的烟被孕妈妈吸入体内会使胎盘供血不足，影响胎宝宝身体和智力的发育。

以下列举六种减轻疲倦，恢复精力的方法：

想象

想象自己喜欢常去的地方，如公园、自家的小院、海边、小溪边、山脚下、一望无际的平原等。把思绪集中在美好的景色上，可以使人精神饱满，心旷神怡。

聊天

因为聊天是一种排解烦恼，交流体会的好方法。不仅可以释放和减轻心中的种种忧虑，而且可获得新的信息。所以说，聊天是一种有益心理健康的好方法。同时，在轻松愉快的聊天中，你也许就忘记身体的不适。

按摩

先闭目养神片刻，然后用手指尖按摩前额、双侧太阳穴及后脖颈，可健脑养颜。当然有准爸爸帮忙的话会更好。

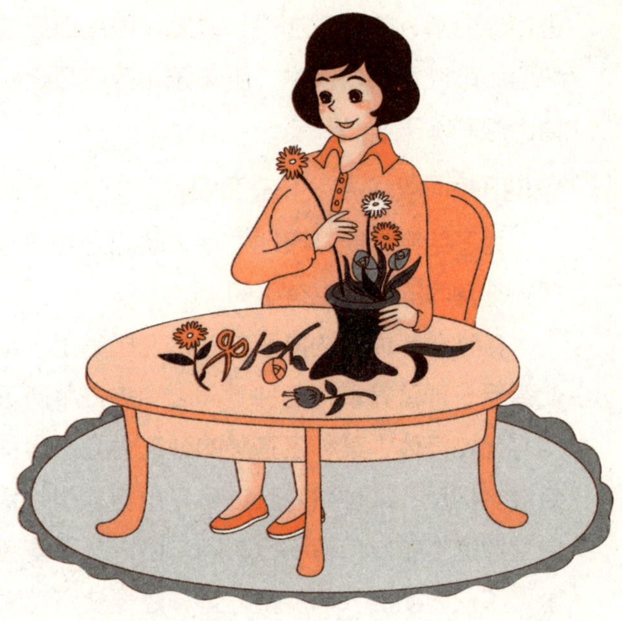

听胎教音乐

选择一些优美抒情的音乐或胎教音乐来听，可以调节情绪。

发展兴趣

动手制作一些小玩具、小动物、小娃娃或学习插花艺术，以自寻乐趣。如果有能力的话可以为即将出生的宝宝做一些小衣物。

散步

去安静、安全、鸟语花香的公园或其他场所散散步也很不错。

5 孕妈妈的日常饮食

猪腰的吃法

传统医学理论有“以脏养脏”之说，即常吃动物的什么脏器就可以滋补人的同种脏器。这一学说已经被现代医学证实。例如：猪心富含蛋白质、钙、磷、铁及多种维生素。吃猪心可以加强人体心肌的营养，增加心肌的收缩力。妊娠期间肾血流量由孕前的800毫升／分增至1200毫升／分，肾脏负担增加，因此，孕妈妈应该适当吃些猪腰以滋补肾脏。

在清洗猪的肾脏时，可以看到白色纤维膜内有一个浅褐色腺体，那就是肾上腺。它富含皮质激素和髓质激素。如果孕妈妈误食了肾上腺，其中的皮质激素可使孕妈妈体内血钠增高，排水减少而诱发妊娠水肿。髓质激素可促进糖原分解，使心跳加快，诱发妊娠高血压或高血糖等疾患。同时还会出现恶心、呕吐、手足麻木、肌肉无力等中毒症状。因此，吃腰花时，一定要将肾上腺割除干净。

孕期不同阶段营养补充原则

为了胎宝宝能健康地发育，孕妈妈要摄入不同的营养素。孕期不同的阶段补充营养的原则也有不同。

各种营养成分的摄取在总体上应满足一定的营养原则：一种营养素不能代替另一种营养素，各种营养之间失去平衡可能会影响机体对它们的吸收利用。比如身体中某种氨基酸的缺乏，会妨碍其他氨基酸的利用以及蛋白质的合成。相反，某种氨基酸过多，也容易引起氨基酸失衡或产生抑制作用，对胎宝宝的生长发育有不良影响。所以，平衡膳食就是合理摄取营养的重要方法。不仅要使摄入的能量适宜，还要使营养素之间的比例恰当，同时要补充各种维生素及微量元素。

不同孕期侧重不同的营养摄入。孕初期，胎宝宝较小，生长缓慢，需摄取的营养素不多。孕妈妈只需在膳食中增加一些含矿物质和维生素较多的食物即可。孕中期，胎宝宝发育明显加快，营养需要量也越来越多。孕妈妈应多喝水，多吃粗粮、青菜、水果等含粗纤维多的食物。到了孕晚期，胎宝宝要发育肌肉、骨骼和大脑，孕妈妈需要补充一些含钙、蛋白质和维生素较丰富的食物，如鱼、肉、蛋、肝等食物。

6 孕妈妈备忘录

现在孕妈妈应该坚持有规律地数胎动了，时间最好固定。胎动一般平均每小时3～5次，每天坚持数胎动，是一种直接的胎教。当孕妈妈对胎宝宝高度注意时，可以想象胎宝宝的各种体态，胎宝宝也会回应孕妈妈的感受，这样会增进母子之间的感情交流。

孕妈妈可不可以乘飞机

影响孕妈妈乘飞机的因素是低气压、低氧、客舱内空间狭小等条件。尽管有研究证明在女性怀孕的任何时期乘机都是安全的，但为慎重起见，通常规定怀孕8个月以内的健康孕妈妈乘机没有限制，只是在购票时需要出示预产期证明。

怀孕超过8个月的孕妈妈一般情况下不要乘机，如有特殊情况，应在乘机前72小时内提交由医生签字、医疗单位盖章的“诊断证明书”一式二份，内容包括旅客姓名、年龄、怀孕日期、预产期、旅行航程和日期，适宜于乘机及在机上需要的特殊照顾等，同时填写《特殊旅客乘机申请书》一式二份，经航空公司同意后才可以购票乘机。

教你看懂孕检 B 超

孕检B超测量数据的说明：

CRL

从胎宝宝头部到臀部的长度，又称为“头臀长”。妊娠8～11周，每个胎宝宝发育状况还没有太大差异，因此医院往往通过测量CRL来预测预产日期。

BPD

头部左右两侧之间最长部位的长度，又称为“头部双顶径”。当初期无法通过CRL来确定预产日时，往往通过BPD来预测；中期以后，在推定胎宝宝体重时，往往也需要测量该数据。

FL

胎宝宝的大腿骨的长度，又称为“股骨长”。大腿骨是指大腿根部到膝部的长度。一般在妊娠20周左右，通过测量FL来检查胎宝宝的发育状况。

APTD

腹部前后间的厚度，又称为“腹部前后径”。在检查胎宝宝腹部的发育状况以及推定胎宝宝体重时，需要测量该数据。

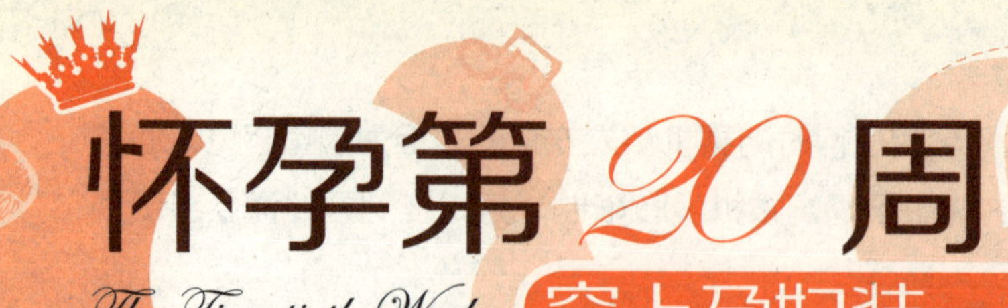

怀孕第20周

The Twentieth Week

穿上孕妇装，参加培训班

1 胎宝宝的生长

胎宝宝的身长在14～16.5厘米，体重大约250克。胎宝宝现在开始能吞咽羊水，而且肾脏已能够制造尿液，头发也在迅速地生长。胎宝宝的感觉器官开始按区域迅速发育，神经元分成各个不同的感官，味觉、嗅觉、听觉、视觉和触觉都从现在开始，在大脑里的专门区域里发育，神经元数量的增长开始减慢，但是神经元之间的相互联通开始增多。

2 子宫的变化

进入孕中期了，从现在开始宫底每周大约升高1厘米。此时，子宫约在肚脐的位置。在此之前，孕妈妈及胎宝宝的成长或许不是十分规律，但从20周以后，胎宝宝成长及发育的速度会变的更有规律。现在孕妈妈肯定能感到胎宝宝在不停地运动，做一些翻滚的动作。

有时他的运动太剧烈，会让孕妈妈晚上睡不着觉。在以后的10周里胎宝宝的运动将非常频繁，直到孕后期把子宫撑满为止。

3 孕妈妈的改变

腹部越来越大，已接近典型孕妈妈的体型。体重急剧增加。膨大的腹部破坏了整体的平衡，使人易感疲劳，同时伴有腰痛。睡眠中有时出现腿部痉挛。在腿肚以及膝盖内侧，容易出现静脉瘤。

4 孕妈妈日常健康计划

孕中期性生活

妊娠3个月以后，胎盘逐渐形成，妊娠进入稳定期；早孕反应过去了，孕妈妈的心情开始变得舒畅。由于激素的作用，孕妈妈的性欲有所提高。加上胎盘和羊水的屏障作用，可缓冲外界的刺激，使胎宝宝得到有效的保护。因此，妊娠中期可适度地进行性生活，这也有益于夫妻恩爱和胎宝宝的健康发育。有研究表明：夫妻在孕期恩爱与共，生下来的宝宝反应敏捷，语言发育早而且身体健康。

妊娠中期的性生活以每周1～2次为宜。值得注意的是，妊娠期的性生活应该建立在情绪胎教的基础上。所以，舒心的性生活充分地将爱心和性欲融为一体。白天，丈夫给妻子或者妻子给丈夫亲吻与抚摸，爱的暖流就会传到对方的心田。这样对于夜间的夫妻生活大有益处。反过来，夜间体贴的性生活又促进夫妻白天的恩爱，使孕妈妈的心情愉快，情绪饱满。

此外，丈夫的精液中含有一种精液胞浆素。它具有与青霉素相媲美的抗菌功能，能够杀灭葡萄球菌等致病菌，可以清洁及保护孕妻的阴道。

应该注意的是，性生活前丈夫必须保持清洁。妻子怀孕后，由于激素的影响，阴道内的糖原增多，妊娠期阴道内的化学变化非常有利于细菌的生长和繁殖。

因此，妊娠早期一段时间的禁止性交之后，在恢复性生活时，丈夫务必保持干净的状态，以避免妻子的阴道遭受病原微生物的侵袭，从而诱发宫内感染。因为，宫内感染是危及胎宝宝生命的重要诱因。

孕期要保证充分的休息

孕妈妈比正常人身体负担重，容易疲劳。疲劳对孕妈妈本身健康和胎宝宝都不利。所以，即便在正常轻微的劳动时，也要适当休息。如：

1.即使正在工作中并不感到疲劳，也要稍稍休息，哪怕是休息5分钟、10分钟也好。条件允许的话，要到室外或阳台上去呼吸新鲜空气，小幅度地活动一下身体。

2.做事务性工作的孕妈妈，如话务员、打字员、长时间保持同一姿态，更容易感到疲劳，要不时地改变姿势，伸伸四肢，以解除疲劳。

3.长时间在椅子上坐着工作的孕妈妈，要在脚下垫一个小台子，抬高脚的位置，防止浮肿。

4.孕妈妈因为怀孕的关系总想上厕所，不要因正在工作就忍着不去厕所，这对身体不好，应该是感到有尿意就去厕所。

5.随着胎宝宝的成长，母体的血液循环加重。因此，突然站起、向高处伸手放东西或拿东西时，会发生眼花或脑缺血现象，非常容易摔倒，所以孕妈妈要注意一切行动都应采取慢动作。

6.冬季办公室或卧室暖气过热，不开窗容易导致空气不新鲜，会使孕妈妈感到不舒服，所以要时常打开窗户换通风换空气。在晚睡前、早起后都应开窗、开门，交换室内的空气。

5 孕妈妈的日常饮食

吃西红柿好处多

西红柿富含维生素C、胡萝卜素、蛋白质、微量元素等。除了价廉物美、酸甜可口之外，还有美容健身之功效。吃西红柿可以使皮肤色素沉着减退或者消失，还可用于治疗蝴蝶斑等皮肤疾患。洗澡后在加有500毫升西红柿汁的温水中浸泡15分钟，每周2次，可消除狐臭。

孕妈妈食用西红柿的注意事项

1.食用西红柿时，要选择个大、圆润、丰满、外观漂亮的。不要吃长有赘生物的西红柿。

2.不吃未成熟的西红柿。因为青色的西红柿含有大量的有毒番茄碱，孕妈妈食用后，会出现恶心、呕吐、全身乏力等中毒症状，对胎宝宝的发育有害。

3.不要空腹吃。西红柿含有大量的胶质、果质、柿胶粉、可溶性收敛剂等成分。这些物质容易与胃酸起化学反应，结成不易溶解的块状物，阻塞胃出口引起腹痛。

6 孕妈妈备忘录

孕期旅游

旅游前，除一般要携带的旅行物品外，孕妈妈应该准备什么样的百宝箱呢？关于这一点，大致可以分为几个方面来谈。

第一，要准备孕妈妈的资料及证明等文件。如果是在国内旅游，孕妈妈产前检查手册，保健卡是一定要带的东西。平时做产前检查的医院、医生的联络方式也要写下来，以备需要时可以联系。如果是到国外旅游，事先请医生写一封信或病历摘要，记载有关怀孕情形和产前检查的状况，必要时作为国外就诊时的参考。同时因为有些航空公司要求孕妈妈提供医院诊断以证明无飞行的顾虑，或证明怀孕周数作为是否允许搭机的依据，所以也要随身携带这些证明。

第二，要准备孕妈妈本身的卫生用品。包括弹性袜、托腹带、护垫以及可以清洁公用马桶盖的消毒喷剂等。

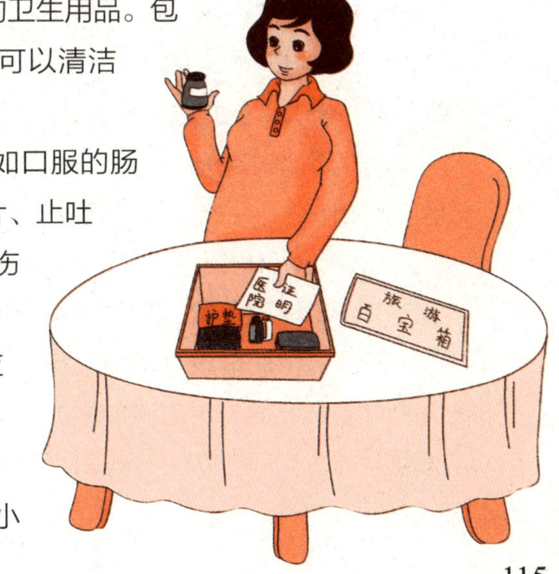

第三，要准备一些药品。如口服的肠胃药、止泻药和外用的酒精棉片、止吐药、优碘、外伤药膏、蚊虫咬伤药膏等。如若必须前往可能会被疟疾感染的地区，奎宁也应该预备好。

第四，准备孕妈妈用的维生素，每日服用。也要带一些小罐的奶粉，可以在没有鲜奶喝的时候备用。

第五，若万不得已必须单独旅行，应在随身皮包内夹附怀孕状况及紧急联络人等资料，以便于紧急时让救护人员掌握状况。

虽然周全的准备可以降低孕妈妈出游时的风险，减少不必要的伤害，但是谁都无法保证意外绝对不会发生。如果孕妈妈出游发生意外，除立即就医或送医外，家属应该如何紧急处理呢？

如果是与怀孕有关的意外，例如流产、早产、妊娠并发症等问题，应先稳定病情后，与当地医疗机构联系，再决定留在当地或转回来治疗。如果是与怀孕无关的意外，如发生感染疾病或受伤等状况，家属的处理方式应该也没有太大差异。此外视孕妈妈出游发生意外的地点，家属可以请卫生机构或外交机关协助处理。

怀孕期间体重增加量达到多少为好

首先需要确认怀孕之前你的体型。体质指数，简称BMI，是目前国际最常用来度量标准体型的指数，它利用身高和体重之间的比例去衡量一个人是否过瘦或过胖。

BMI指数=体重（千克）/身高的平方（平方米）

输入你的身高、体重后进行计算可以算出孕前你的BMI值。

偏瘦型：BMI值在18以下

标准型：BMI值在18～24

过重型：BMI值在24～27

肥胖型：BMI值在27以上

妊娠期体重增长范围

孕前BMI值在18～24：体重增加范围11.5～16千克

孕前BMI<18：体重增加范围12.5～18千克

孕前BMI>24：体重增加范围7～11.5千克

总体来说，孕期体重平均增长应该在12.5千克左右。第7个月是体重增加最快的时期。妊娠前半期体重增加占增加总量的1/3；后半期增加总量的2/3。即孕1～12周，增加2～3千克；孕13～28周增加4～5千克；孕29～40周增加5～5.5千克。

怀孕第21周

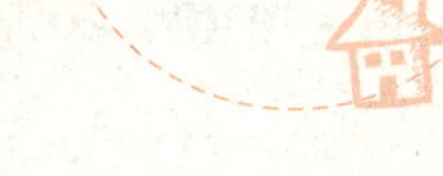

The Twenty-first Week

滑溜溜的“小泥鳅”

1 胎宝宝的生长

胎宝宝已经21周了，这时他的体重正在不断增加。这个小家伙现在看上去变得滑溜溜的，他的身上覆盖了一层白色的、滑腻的物质，这就是胎脂。它可以保护胎宝宝的皮肤，以免在羊水的长期浸泡下受到损害。不少宝宝在出生时身上都还残留着这些白色的胎脂。

2 子宫的变化

现在，孕妈妈可以在肚脐下方约1厘米处摸到子宫。产检时，医生由耻骨联合开始量子宫大小，长度约21厘米。此时，孕妈妈的体重增加4～6千克。本周，孕妈妈已经完全失去了腰部的曲线。

3 孕妈妈的改变

这时孕妈妈会觉得呼吸变得急促起来，特别是上楼梯的时候，走不了几级台阶就气喘吁吁的。这是因为日益增大的子宫压迫到肺部，而且随着子宫的增大，这种状况也会更加明显。

4 孕妈妈日常健康计划

精神焦虑对胎宝宝的影响：

孕妈妈的情绪对宝宝的影响

女性在怀孕期间，如果长时间处在精神紧张或压力下，很可能使宝宝在今后的生活中出现行为方面的问题。

研究人员发现，女性在怀孕的第12～22周期间如果出现焦虑症状，他们的宝宝也可能出现焦虑并出现注意力不足多动障碍（ADHD）。但是，孕妈妈在怀孕后期出现焦虑症状就不会影响到宝宝的行为。

ADHD是我们常说的儿童多动症，它是一种常见的儿童行为障碍综合征。其症状以注意力涣散、活动过多、冲动任性、自控能力差为特征，并有不同程度的学习困难，但患儿智力一般都正常或接近正常。多动症儿童的症状表现，很容易与正常儿童的举动相混淆，分界线不是很明显，他们之间很难找出根本的区别。有的小儿出生后就表现得兴奋不安、哭闹不宁、注意力转移活跃；有的到一定年龄段发展得更加严重；有的到一定年龄段有所好转，到成人期某些症状消失。

多动症如果预后不好，到青少年和成人后仍会有人格障碍、反社会行为、冲动任性、人际关系不良等表现。

这些焦虑程度高的女性在面对每天的压力和日常生活的紧张时，经常会有麻烦，例如，一些女性因为工作中的人际关系或因为同婆婆住在一起，也会因为和爱人的关系等造成麻烦。

这种焦虑只有在持续一段时间后才会对胎宝宝造成损害，如果这种焦虑只持续了一分钟，孕妈妈们大可不必担心会影响到宝宝。并不是每一个小的压力或焦虑感都会立刻影响到胎宝宝，这种精神紧张在持续一段时间并积累到一定程度才会对宝宝造成损害。

让孕妈妈放松情绪的方法

为了将孕期女性经历紧张和焦虑的时间减到最小，在遇到紧张情况时尽可能试着放松自己。此外，准爸爸也应该一起努力帮助她们保持放松状态。

在一些被访问的女性中，没有一个女性曾经被确诊为精神紊乱或接受过焦虑症方面的治疗，因此可以排除相关因素的影响。研究人员还排除了父母受教育水平等其他潜在因素的影响。在排除影响因素后研究人员发现这一论点依然成立。

人们在感受压力时会释放压力性激素，而这些化学物质会对胎宝宝大脑的发育和宝宝以后的行为产生影响。至于这些化学物质为什么会影响胎宝宝大脑发育，目前还不十分清楚。

5 孕妈妈的日常饮食

此时胎宝宝和母体的生长发育都需要更多的营养，要注意增加铁质的摄入量，胎宝宝要靠吸收铁质来制造血液中的红细胞，这一阶段妈妈出现贫血的机会也多了起来。应该多吃富含铁质的食物，如：瘦肉、鸡蛋、动物肝、鱼、含铁较多的蔬菜及强化铁质的谷类食品，如有必要，也可在医生的指导下补充铁剂。

蟹肉烧豆腐

此菜富含钙、磷、铁，还含有蛋白质、脂肪、维生素B_1、维生素B_2、维生素C等，是补充钙质的良好来源，孕妈妈经常食用可预防肌肉抽搐。

原料： 蟹100克，豆腐150克，淀粉5克，葱、姜、料酒各2.5克，盐5克，酱油10克。

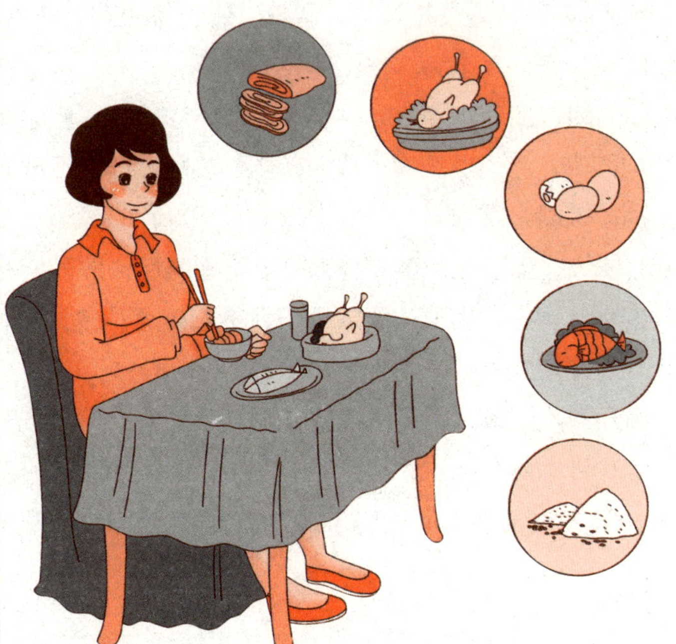

制作： 1.将蟹洗净，蒸熟，取出蟹肉；豆腐切成小块；葱去皮，洗净，切葱花；姜洗净，切丝。

2.锅置火上，放油烧热，下入葱花、姜丝煸炒一会，再将豆腐块倒入锅内，用大火快炒。

3.再将蟹肉倒入，并加入料酒、酱油、盐

等急炒，将淀粉调成茨汁，倒入锅内，烧开即成。

虾片粥

虾含钙丰富，并具有补肾益气、强身健体的作用，孕妈妈经常食用可补充钙的需求。

原料：大米100克，大对虾200克，花生油、酱油、葱花各15克，料酒、淀粉各10克，盐、白糖各5克，胡椒面2克。

制作：1.将大米拣去杂物，淘洗干净，放入盆内，加盐拌匀；将大虾去壳并挑出沙肠洗净，切成薄片，盛入碗内，放入淀粉、花生油、料酒、酱油、白糖和少许盐，拌匀上浆。

2.锅置火上，放水烧开，倒入大米，再烧开后小火熬煮40～50分钟，至米粒开花，汤汁黏稠时，放入浆好的虾肉片，用大火烧沸即可。食用时用碗盛出，撒上葱花、胡椒面即可。

雪菜肉丝汤面

雪菜含维生素C、钙、蛋白质、粗纤维等。此汤能补充钙质，具有滋补作用，预防抽搐。

原料：面条200克，猪肉丝100克，花生油30克，雪菜、酱油各50克，味精2克，盐3克，料酒8克，葱花10克，姜末4克，鲜汤300～400克。

制作：1.雪菜洗净，放入盆内，加清水浸泡3～4小时，浸出浓咸味，使之变淡，捞出挤干水分，切成碎末；猪肉丝洗净，放入碗内，加料酒拌匀；把大部分酱油、盐、味精分别放入两个碗内。

2.锅置火上，放油烧至七成热，下葱花、姜末炝锅，炒出香味后，放入肉丝煸炒2～3分钟，至肉丝变色，再放入雪菜末翻炒几下，烹入料酒，加入余下的酱油、盐、味精，汁开后拌匀盛出。

3.锅置火上，放入水，烧开下入面条，用筷子挑散，再开后稍煮，见面条发涨、呈玉白色、浮起，点少许冷水1～2次，再煮3～4分钟，面条即熟，分别挑入两个盛调料的碗内，舀入制好的鲜汤，再把炒好的雪菜肉丝均匀地覆盖在面条上即成。

6 孕妈妈备忘录

关于胎教的争论

每个妈妈都希望自己的宝宝聪明再聪明一点，因此把宝宝的智力开发提前到了胎宝宝时代，然而胎教真的会得到想象中的效果吗？

“胎教是没有严格的生理学研究基础的，不利于胎宝宝正常的生长发育。”——儿童保健专家丁宗一教授，在联合国儿童基金会召开的《儿童有权拥有最佳人生开端》专题报告会上如是说。可以说是对所谓胎教提出了批评性的意见。

甲方：声音对胎宝宝只是刺激，谈不上教育

拍打“胎教”？

有人建议，当胎宝宝踢肚子时，母亲可轻轻拍打被踢部位，然后再等第二次踢肚。胎宝宝再踢，母亲就再拍打。每天早晚两次，每次3～5分钟。据说，生下来的宝宝在听、说和使用语言方面都能获得最高分，有助于宝宝的智力发展。

反对意见：从刚生下来宝宝的生活状态就可以了解到，小宝宝除了要吃东西填饱肚子睁开眼外，大部分时间都是在睡眠中度过，就连大小便他也可以闭着眼完成。对新生的宝宝你会早晚两次每次3～5分钟地去拍打他吗？而且，当他还在腹中的时候，胎动并不是闲来无事在和你做游戏，他可能是伸个懒腰，或换个睡姿。你对他的拍打很容易引起他的烦躁不安，这并不能起到胎教的作用。

音乐“胎教”？

在一些“胎教”课上，你肯定这样地记录着：怀孕5个月时进行音乐胎教。每次5～12分钟，6个月后，每次20分钟，每天1～2次。连音箱摆放的位置都有讲究，放在1米左右处，扬声器对着腹部，分贝在65～75。不仅胎宝宝听，孕妈妈也得精神集中，一起投入。

反对意见：用声音来刺激胎宝宝，无非是想对其生长发育产生积极影响。而实际得到的结果是胎宝宝的听力阈值下降了。音乐通过母体的传递，被胎宝宝的听觉神经感受到时已不再是原有意义上的和谐的旋律与节奏，而只是一个单纯的物理声波，是有害的噪声，它有可能对胎宝宝造成易干扰和易激惹性。也就是说，本来给胎宝宝一定音量的声音才能引起他的反应，而现在，一个比原来音量还要低的声音就能引起他的反应，表面上看起来，胎宝宝变得伶俐了，但实际上，是胎宝宝得不到安静的环境，神经变得紧张了。

专家提醒：现在常推广的“胎教”方法，都是从听觉、视觉、触觉方面对胎宝宝进行刺激。而听觉、视觉和触觉这些都是生理学参数，并且，现在所发表的各种论文，其中所采用的实验都是生理学实验。没有临床医疗实践的科学结论。所以孕妈妈们不能盲目地相信和遵循这些“胎教”方法。

乙方：不同音乐对胎宝宝会产生不同影响

从1985年开始涉猎胎教研究的刘泽伦教授指出国内外一系列研究证实，胎宝宝在母体子宫内发育到24周后，其神经系统的一些感觉功能发育已趋于完善，这时的胎宝宝就已经有了听觉。

早在1968年，美国印第安那大学两位产科教授和三位声学教授就做过研究，发现传到宫内的声音可以引发胎宝宝大脑皮层的脑电，表明胎宝宝已产生听觉。1974年，美国罗切斯特大学的研究人员做过实验，在胎宝宝出生前，用特制的装有记录脑电和心电的电极的橡胶碗，扣压在胎宝宝头部的地方，实验室播放声音时，记录到胎宝宝当时产生的由声音诱发的脑电图电位，说明胎宝宝大脑皮层对声音已有反应；同时心电图也显示胎宝宝心率改变，证明声音对胎宝宝确实产生影响。

刘教授说，他早在十几年前，与中国科学院声学专家合作也做过类似的实验，证明了声音不仅能传到子宫，还能被24周以上大的胎宝宝听到。

刘泽伦教授和北京大学第一医院田绍荣教授合做过这样的实验，为怀孕24周以上的孕妈妈放不同音乐，监测到胎宝宝的心率、胎动等有不同反应。刘泽伦教授说，这一系列研究所证实的结果，早已经成为国际上公认的，并且由此形成了对宫内胎宝宝听觉检查的一种安全的国际常规方法。

刘泽伦教授谈到，他们曾与北京大学心理生理实验室做过实验，对象为50位女大学生，实验内容为分别测试她们在吵闹的音乐中和舒缓音乐中血液微循环的变化。结果显示，在吵闹的音乐中她们中96%的人血管收缩，而在舒缓音乐中她们中92%的人则表现为微血管扩张。

刘教授说，这种生理上的效应，说明不同音乐对人会产生不同影响。而孕妈妈听音乐时的微循环变化会影响胎盘和脐带向胎宝宝输送的血量，从而产生良性的或不良的影响，这就是为什么孕妈妈要听一些舒缓的音乐的道理。

丙方：正确胎教应遵循科学和自然

北京市妇产医院产科主任翟桂荣认为，正确胎教不应该只是狭义的对胎宝宝的音乐刺激，也应该包括孕妈妈怀孕期间良好的心态和愉悦的心情。孕妈妈怀孕期间要保持心情愉快，听喜欢听的音乐，在阳光灿烂、空气新鲜的地方散步等都应算做是科学自然的胎教。

另外，心情愉快对孕妈妈的内分泌系统有积极影响，也会间接作用于胎宝宝。而将为人父母的双亲对胎宝宝的亲切交谈也是一种良好的胎教。

翟主任说，在临床上她看到过很多产妇，并没有刻意地去让肚子里的宝宝听音乐、英语等磁带或广播，只是保持规律科学的孕期生活，保持良好的心情，宝宝生出来后非常健康、聪明，可见胎教还是越自然就越好，不必非得追求花多少钱、买多少音像制品。

对于胎教到底是否有益于儿童的健康发展，各方专家都表明了不同的观点。也许随着科学研究的不断深入，这个问题会更加明晰。儿童的聪明健康是关系到千万个家庭的幸福与安宁的大事，广大为人父母者应当谨慎行事，正确判断，让宝宝健康成长。

孕期如何进行家庭监护

在整个怀孕期间，除了要定期去医院进行产前检查，以确保孕妈妈与胎宝宝的正常外，还需要经常性地在家中进行自我监护，以便早期发现胎宝宝生长发育的异常情况。

家庭自我监护包括观察胎动、听胎心音、测量宫高、腹围和体重等。当孕妈妈变得大腹便便时，很难自己进行监测。这时就需要家人的帮助。未来的爸爸如能认真地做这些事情，那么孕妈妈的内心就会充满慰藉。

胎动

大约在怀孕18～20周时，孕妈妈开始能够感觉到胎宝宝在子宫内的活动。通常，每小时胎动约3～5次。随着怀孕时间的推移胎动会越来越活跃。直到怀孕末期，胎头入盆固定，胎动会逐渐减少。

孕28周后，可在每天早、中、晚各计数胎动1小时，3次相加再乘以4，胎动在30次以上为正常。如果12小时内胎动次数少于20次，就有异常的可能，少于10次就是胎宝宝在宫内有缺氧的危险信号。胎宝宝死亡往往发生于胎动停止后的24小时。所以，一旦发现胎动减少，孕妈妈应立即就医。

体重测量

孕妈妈的体重包括自身体重、胎宝宝、胎盘和羊水的重量。一般情况下，妊娠1～12周，体重增加2～3千克；妊娠13～28周，体重增加4～5千克；妊娠29～40周，体重增加5～5.5千克；妊娠期孕妈妈平均体重增加11～13千克。妊娠中、后期，每周体重增加450克。超过这个速度时，应即时就医。

胎心音

孕16周后，用听诊器可在孕妈妈腹部的适当位置直接听到胎心音。孕晚期，在孕妈妈腹部直接用耳朵便可清楚地听到胎心音。一般胎心每分钟跳动120～160次。每日可数一次或数次。每次数1～2分钟。若胎心音超过160次／分或低于100次／分，应及时看医生。

宫高的测量

孕16周开始，从下腹耻骨联合处至子宫底间的长度为宫高。一般孕10周时，在耻骨上方刚刚可以触到宫底；到13周时，宫底居耻骨和肚脐中央；20～22周时达到脐部；28周时位于肚脐与胸骨下端剑突之间；32～34周达到剑突下1～2横指。如果连续2周宫高没有变化，孕妈妈需立即去医院。

腹围测量

孕28周开始，每周一次用皮尺（以厘米为单位）围绕脐部水平一圈进行测量。怀孕20～24周时，腹围增长最快；怀孕34周后，腹围增长速度减慢。若腹围增长过快时则应警惕羊水过多、双胎等。当然，腹围的大小，要受孕妈妈怀孕前腹围的大小和体形的影响，应综合分析。

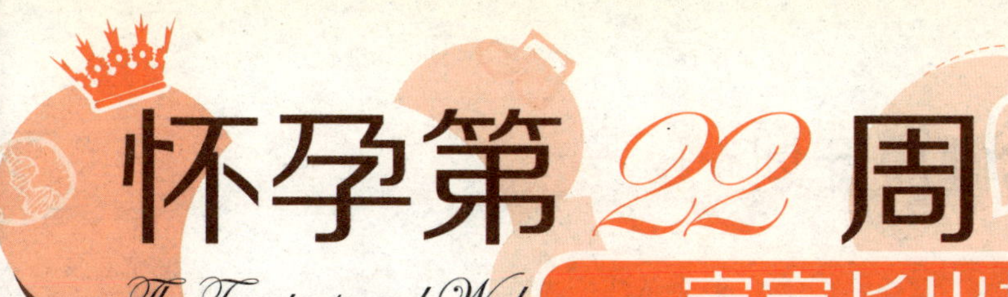

怀孕第22周

The Twenty-second Week

宝宝长出指甲了

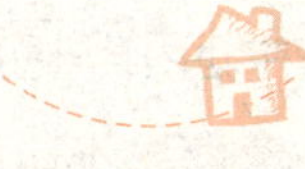

1 胎宝宝的生长

这时胎宝宝的体重大约已有350克，身长已有19厘米了。胎宝宝的眉毛和眼睑已经清晰可辨，10个小手指上也已长出了娇嫩的指甲。胎宝宝现在已经具有了一定的听力，他可以听到孕妈妈说话的声音和外界的一些音响。

2 子宫的变化

子宫在平脐的位置，从耻骨算起约22厘米。随着子宫的增大，孕妈妈身体的重心发生了变化，突出的腹部使重心前移，为了保持平衡，孕妈妈不得不挺起肚子走路。

3 孕妈妈的改变

怀孕后孕妈妈就不能要求自己行动敏捷轻便了，孕妈妈可能已经觉得自己的行动有点迟缓和笨重，这很正常。这时可不能再穿高跟鞋了，它不仅会使背部肌肉紧张程度加重而导致疼痛，而且还会使重心不稳，这很危险。另外，由于孕激素的作用，孕妈妈的手指、脚趾和全身关节韧带变得松弛，这也会使孕妈妈觉得有些不舒服。

4 孕妈妈日常健康计划

孕期干家务的注意事项

孕期也要做一些力所能及的家务活，不能做得尽善尽美，只要感觉不疲劳，也是一种运动。在孕早期身体活动还很方便，到了孕中期和孕晚期，身体的变化很大，行动也变得笨拙起来，要从头到尾做好一件事是不可能的，因此做家务时要注意适可而止。

不要踩凳打扫高处卫生，也不要搬沉重的物品，这些动作会给腹部带来压力，十分危险。

不要做长时间弯腰或下蹲的家务活，如擦地、在庭院除草一类的活，因为长时间蹲着，会引起骨盆充血最终导致流产，尤其在怀孕后期应绝对禁止。冬天不要长时间地使用冷水，也不要长期呆在寒冷的地方，身体受凉后也会导致流产。

晾衣服时，因为是向上伸腰的动作，肚子要用很大的力气，长时间这样做也有可能会引起流产。如果洗的衣服太多，连续一件接一件地去晾，站立的时间长了会造成下半身浮肿，所以应该干一会儿歇一会儿。

做饭的时候，为避免腿部疲劳、浮肿，尽量坐在椅子上操作。在怀孕晚期尤其注意不要让任何东西压迫已经突出的腹部。

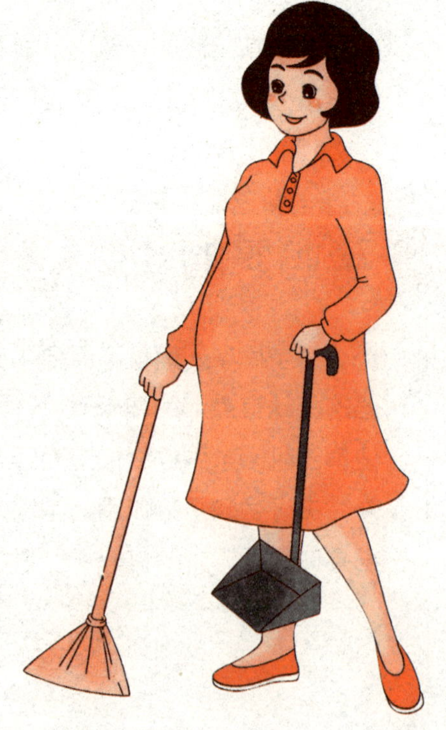

孕妈妈外出购物的注意事项

孕妈妈外出购物时，选择人不太拥挤的时间及路线，必要的时候，可分成几次购买。要在怀孕期，动作的敏捷性降低了，反应也比平时迟钝了，应该处处留心。

家里最好不要铺地毯

清洁地毯的活请留给丈夫，而且家里最好不要铺地毯，因为地毯中储藏着人们从室外带入的铅、镉等容易使胚胎发育畸形的有毒物质，它们对蔬菜或水果上残留的农药及家用防腐剂的吸附力特别大，即使停用多年的有毒物品，在地毯中仍能找到。地毯中隐藏的细碎颗粒比地板要高100倍，螨虫最喜欢温暖舒适的地毯，它排泄出的小颗粒衍生物极容易被孕妈妈吸入体内而发生过敏性哮喘。

5 孕妈妈的日常饮食

多吃一些南瓜

南瓜花营养极为丰富。黄色的花朵富含胡萝卜素。它营养最丰富的部分是花粉。据测定：南瓜花粉中富含蛋白质、脂肪、氨基酸、糖类、B族维生素、酶类、抗生素等，还含有钙、磷、铁等人体所需要的微量元素。南瓜果实富含淀粉、维生素A等多种营养素，有“蔬菜之王”的美称。

孕妈妈食用南瓜花、果不仅能够促进胎宝宝的脑细胞发育，增强其活力，而且有利于增强母体造血机能，加速细胞的修复及克服脑疲劳。还能够防治妊娠高血压、妊娠水肿、贫血、便秘等，更能促进血凝及预防产后出血。

1.取南瓜500克、粳米60克，煮成南瓜粥，有促进肝、肾细胞再生的作用，更有益于早孕反应后恢复食欲及体力。

2.将南瓜洗净，顶上开口，挖去瓜瓤后装入蜂蜜或冰糖，盖上盖蒸1小时后食用，每日2次，连服3～7天，有清热润肺之功效，可治因伤风感冒而引起的咳嗽。

3.宜食用含磷比较丰富的食物。

科学合理地食用甜食

甜食属于精制碳水化合物，吃多了会产生很多问题，如损害牙齿、影响正常血糖水平等。经常吃甜食的人还可能产生恶性循环：血糖低、精力不集中，希望吃一些甜食；进食一块巧克力或一杯甜饮料后马上精力恢复但很快又会感到乏力，又需要进一些甜食。这种情况如发生在妊娠阶段，胎宝宝也会发生这种忽上忽下的情况。

吃一些非精制的碳水化合物，缓慢地释放热量，可以维持体内较恒定的能量水平。例如，带皮的土豆、全麦面包和无盐坚果类等。如果你喜欢甜食，可多吃些水果，但要注意适当的热量，避免体重过度增加。尤其是一些干果，加工时倾向于有甜味。应尽量选择一些非糖制品和蜜制品的干果食用。干果可放在水中浸泡数小时再吃。

准备甜食时，要尽可能用蜂蜜、麦芽糖代替白糖。虽然上述各种也属于精制的碳水化合物，但毕竟比白糖多含一些其他的营养物质。如果甜食是以水果、干果、挤出的新鲜橙汁或浓缩苹果汁为主，就比较理想。

6 孕妈妈备忘录

孕妈妈孕中期心理保健

此阶段，孕妈妈体内已经形成了适应胎宝宝生长的新的平衡，孕妈妈的情绪也变得相对稳定。所以，孕中期心理安定，其保健的重点应在于通过生活、工作和休息的适当调整，保证良好的心理状态。

避免心理上过于放松

身体状况的安定，可能会导致精神上的松懈，孕妈妈会大舒一口气。但是，孕中期并不一定就平安无事。如由于怀孕造成各个系统的负担，可能加重原有的心脏、肾脏、肝脏等病情；孕中期也可能会出现各种病理状况，如妊娠高血压综合征和贫血等，放松对身体状况的注意，很可能会导致不良后果。所以，应定期到医院进行检查。

减轻对分娩的恐惧

虽然中期距分娩时间尚有一段距离，但毕竟使孕妈妈感受到一种压力，有些孕妈妈会从这时开始感到惶恐不安。这是因为她听信了分娩如何痛苦的传言，或受到影视过分渲染分娩场面的原因。其实，分娩无痛苦是不可能的，但过分恐惧并不是好办法，孕妈妈应学习一些分娩的知识，对分娩是怀孕必然结局有所了解。另外，如果孕妈妈和家人一起为未出世的宝宝准备一些必需品，也许能使孕妈妈心情好转。这样做往往可以使孕妈妈把对分娩的恐惧变为急切的盼望。

避免过分依赖丈夫

但有些孕妈妈因体形显露而不愿活动，每天不干任何事情，凡事都由丈夫包办，以为这样才会对胎宝宝有利。可这样做却易引起心理上的郁闷、压抑、孤独，这对胎宝宝是不利的。医学界认为，孕期适当的活动可以增强孕妈妈的肌肉力量，对分娩有一定帮助。所以，孕妈妈可以从事家务劳动，如果没有异常情况，孕中期仍能正常上班，这样对于改善心理状态也大有益处。

选购合适的孕期用品

对孕妈妈来说，怀孕的惊喜过后，接踵而来的是从未遇到过的体形上微妙而快速的变化，其中最显著的，就是由于体内性激素急剧变化，胸部和腹部迅速增大。不过，如能精心选择你的内衣，你的“孕味”将因此而美丽。

正确测量体形很重要

孕妈妈要选择适合自己身体的内衣，在购买前一定要量好身体的尺寸，测量的位置共分5处：上胸围、下胸围、腰围、臀围和身长。

上胸围尺寸：乳房隆起的最高点。

下胸围尺寸：紧贴乳房隆起处的下缘。

腰围尺寸：上半身最细的那部分。

臀围尺寸：臀部最丰满的地方。

身长：人的身高。

选择合适的文胸

由怀孕开始，体内性激素分泌产生变化，乳腺数目及发达程度逐渐增加，使胸部日益胀大。怀孕初期，由于乳房急速胀大，孕妈妈会感觉到乳房酸痛和乳晕特别敏感。怀孕5个月以后，文胸尺码大约要比怀孕前增加一个尺码以上；而7个月时，约增加两个尺码，同时，乳头的距离不断增大。临近生产前，胸部增大程度反而减慢。当生产后2~3日，乳汁开始分泌，乳腺进一步扩张以适应分泌乳汁的生理需求，使乳房更加胀大。产后约1个月，乳房会渐渐回复至怀孕7个月时的大小，由于乳腺间的脂肪逐渐减少，使胸部容易出现下垂的现象。

◎**选择舒适的孕妈妈专用文胸**。怀孕时，乳房是从下半部往外扩张的，增大情形与一般文胸比例不同，因此，应该选择专为孕妈妈设计的文胸，这类文胸多采用全棉材料，肤触柔软，罩杯、肩带等都经过特殊的设计，不会压迫乳腺、乳头，造成发炎现象。

◎**随时更换不同尺寸的文胸**。从怀孕到生产，乳房约增加原先罩杯的两倍，孕妈妈应根据自身乳房的变化随时更换不同尺寸的文胸，不能为了省事而一个尺码用到底。尺码太小，过紧的文胸会影响乳腺的增生和发育，还会与皮肤摩擦而使纤维织物进入乳管，造成产后输乳管不通而胀奶。相反，如果一开始就选一个超过自己乳房实际尺码的宽松文胸，也是不明智的。这是因为怀孕期间乳房的重量增加，下围加大，如果不给予恰当的支持与包裹，日益增大的乳房就会下垂，乳房内的纤维组织被破坏后也很难再恢复。

◎**产前产后均适用的哺乳文胸**。有一种特别为哺乳设计的哺乳文胸，特点是具有活动式扣袢肩带，哺乳时不用将整个文胸脱下，只需轻轻按下扣袢，罩杯前端即可翻下，可以立即给宝宝哺乳。哺乳文胸不仅适用于哺乳期，在孕后期同样方便好用，因而不妨选购这种有特殊设计又经济实用的文胸。

◎**乳垫，防止尴尬的好帮手**。怀孕后期，乳头变得敏感脆弱，且可能有乳汁分泌，宜选用乳垫来保护，可防止在公共场合上衣局部潮湿的尴尬。在产褥期、哺乳期，乳垫也能帮助吸收分泌出的多余乳汁，保持乳房舒爽。

选择合适的内裤

由于胎宝宝的成长及包围子宫的保护性脂肪层加厚，增加了腹腔的体积，所以孕妈妈的腹部会随着预产期的临近而快速胀大。增大的腹部加重了脊骨和下肢的负担，容易使孕妈妈产生腰背痛和脚踝浮肿。到产后不久，子宫会回复至怀孕7个月时的大小，但位于下腹部原本用作保护子宫的流动性脂肪仍然存在。

◎**尽早选择孕妈妈专用内裤**。怀孕初期，虽然孕妈妈的腹部外观没有明显的变化，但自己可以明显感到腰围变粗了。这期间就应尽快将自己的内裤更换成孕妈妈专用内裤。大部分的孕妈妈专用内裤都有活动腰带的设计，方便孕妈妈根据腹围的变化随时调整内裤的腰围大小，十分方便。而裤长往往是加长的，高腰的设计可将整个腹部包裹，具有保护肚脐和保暖的作用。

◎**纯棉材质，健康保证**。孕妈妈阴道分泌物增多，所以宜选择透气性好、吸水性强及触感柔和的纯棉质内裤，因为纯棉材质对皮肤无刺激，不会引发皮疹。

◎**孕后期选择托腹内裤**。怀孕进入8～10个月时，腹壁扩张，并出现所谓妊娠纹，尤其进入第10个月时，变大的子宫会往前倾而使腹部更突出。此时，选择一些有前腹加护的内裤会较为舒适。托护部位的材质应富有弹性，不易松脱，即使到了孕后期也不觉得紧。

为了自身和宝宝的健康，孕妈妈不宜穿着的内衣有：

1.原料中加磁，有磁疗功能的内衣。

2.添加中草药，为药物治疗产品的内衣。

3.具备理疗功能的远红外线内衣。

4.化纤内衣及羊毛内衣，因为化学纤维和极细的羊毛极易堵塞乳腺管，影响日后顺利哺乳。

内衣是最贴身的用品，孕妈妈如果花点时间关注自己的身体，悉心呵护，不但能够保证自己和宝宝的健康，而且在孕期以及产后也能保持曼妙的曲线，增添成熟的迷人风采。

选用孕妈妈专用袜

孕后期，由于腹部的重量日益增加，压迫下半身，再加上有些孕妈妈钙质摄入不足，容易引起小腿肿胀，静脉曲张。

宽松的棉袜是短袜的首选，因为其吸水性强，不易滑。袜口不能太紧，否则会使已肿胀的脚静脉回流受阻，肿得更厉害。如果是穿背心裙的春秋季节，有一种弹性袜，它特殊的大腿扩张弹性压力织法及小腿至脚面处的加强回流织法，能够有效防止静脉曲张，并具有轻微的医疗功效。一般有连裤袜、半筒袜及长筒袜可供选择。

怀孕第23周

The Twenty-third Week

皱巴巴的小老头

1 胎宝宝的生长

23周的胎宝宝看起来已经很像一个微型宝宝了，他的身长大约28厘米，体重大约450克。由于皮下脂肪尚未产生，这时胎宝宝的皮肤是红红的，而且皱巴巴的，样子像个小老头。皮肤的褶皱是给皮下脂肪的生长留有余地。他的嘴唇、眉毛和眼睫毛已各就各位，清晰可见，视网膜也已形成，具备了微弱的视觉。胎宝宝的胰腺及激素的分泌也正在稳定的发育过程中。此时在胎宝宝的牙龈下面，恒牙的牙胚也开始发育了。为此孕妈妈要多补充些钙质，为宝宝将来能长出一口好牙打下基础。

2 子宫的变化

孕妈妈的子宫已经扩展到脐上约3.8厘米的位置，耻骨联合上方约23厘米。腹部的变化虽缓慢进行，但此时孕妈妈的外观已经是圆滚滚的了，体重也应该增加了5～7千克。

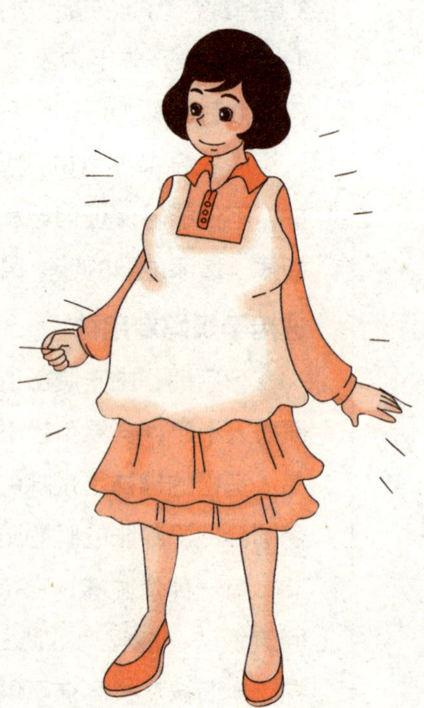

3 孕妈妈的改变

这时的胎动次数有所增加，并更加明显，在医院做产前检查时可以听到十分有力的胎宝宝心跳的声音，这会使孕妈妈有一种非常奇妙的体验。

这个阶段孕妈妈的体重在稳定增加，大约每周增重250克。

4 孕妈妈日常健康计划

孕妈妈在怀孕期间所经历的大部分身体反应都是正常的，虽然这些反应都很不舒服。它们只不过是怀孕所产生的结果。但是尽管如此，还是很容易让人担心是不是一切都正常？那么，孕妈妈怎么能够知道什么时候才是不正常呢？

虽然真正出现并发症的情况是十分罕见的，但你应该知道发生什么情况是出现问题了。以下就是一些有可能出现问题的具体表现：

1.阴道出血或有其他污迹。

2.提前破膜（也就是通常所谓的“破水”）。其具体的表现有可能是液体的滴流，也有可能是不停止的滴漏或大量的涌出。在临产前的破膜都被视为胎膜早破。

3.持续的腹痛或提前子宫收缩。

4.胎动异常或停止时间超过24小时。

5.持续时间长达2～3小时的剧烈头痛。

6.视力障碍，如视力模糊或复视。

7.晕厥或眩晕（在怀孕的早期感觉到头重脚轻有可能只是一种正常的妊娠反应）。

8.体重的增长每周超过0.5千克，而且不是因为吃得过多而导致的。

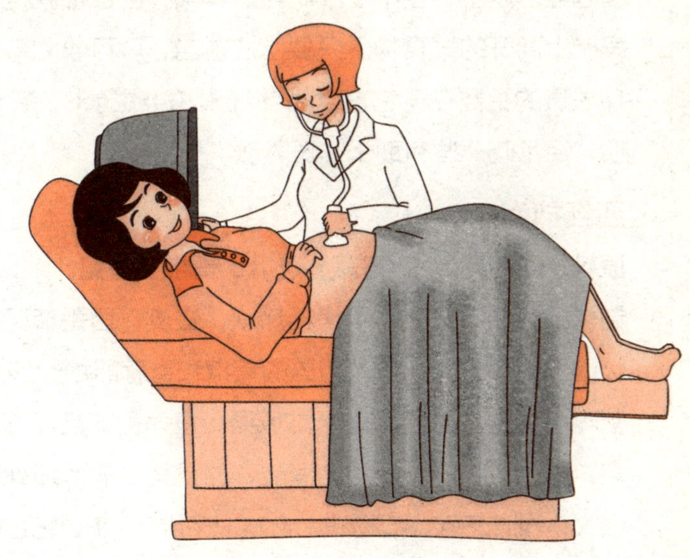

9.上腹部有剧烈的疼痛。

10.面部、双眼或双手有肿胀、浮肿。妊娠期间手脚肿胀是一种正常现象，但是还是应该严密监测。

11.连续几天呕吐，而且每天呕吐超过2～3次，尤其是发生在孕中期后，因为这个阶段妊娠呕吐应该已经好转了。

12.感染的迹象（发烧、打寒战，小便的时候有烧灼感或腹泻）。

如果你有上述任何一种症状，请立刻去看医生，也不在有太大的心理负担，如果真的出现了什么问题，医生会立刻进行处理的。

5 孕妈妈的日常饮食

现在你是不是对节制饮食有些厌倦了呢，看到平时爱吃的冰淇淋，可乐饮料或者麻辣豆腐时你是不是非常眼馋？没关系，偶尔可以稍稍地放松一下对自己的要求，但还是一定要有节制，尽量用健康食品来替代这些可能给你和胎宝宝带来损害的食物。也可以通过饮食来改善一下因怀孕而出现的困扰。

例如，孕妈妈脸上经常出斑，这真是一件令人烦恼的事。别发愁，心绪越坏斑越重，也不要乱吃药。其实，西红柿就是一种能够让妊娠斑从孕妈妈脸上离开的好食物。只要吃法得当，就可收到奇效，道理何在？原来，番茄祛斑的招数在于它富含番茄红素和维生素C，它们可都是天然的抗氧化物质，经常吃一些有助于祛斑养颜。

西红柿南米

原料：西红柿2个，青蒜、芝麻、青椒各适量。

制作：西红柿洗净，用烤箱烤软，去皮，留番茄酱；芝麻炒香；炒锅内加植物油，葱花爆香，下入切碎的青椒和青蒜略炒，加入番茄酱同煸片刻即成。

营养小秘密：西红柿南米是傣语，意为番茄酱。这种做法结合了中西餐的优点，不仅口味好，开胃助消化，而且其中的番茄红素又可随脂肪被人体充分吸收，同时芝麻、植物油中含有很多维生素E，它也是重要的抗氧化营养素。

西红柿蒸水蛋

原料：西红柿、鸡蛋各1个。

制作：西红柿去皮切小丁，急火快炒5秒钟；鸡蛋打散、调味、加水，小火蒸至七成熟时加西红柿丁，继续蒸熟即成。

营养小秘密：西红柿蒸水蛋非常滑嫩，酸而不腻，如果作为正餐主菜，还可以即兴加上些肉末，味道会更好，营养也更加均衡。

西红柿生菜沙拉

原料：西红柿、生菜、沙拉酱（若能自家用植物油、蛋黄调制，食疗效果会更好）各适量。

制作：西红柿烫过，去皮，切块；生菜洗净，切成稍小的片，与西红柿混合，调以沙拉酱即成。

营养小秘密：这道菜不仅生吃方便，而且最大限度地保留了原料中的番茄红素和维生素C，可以更大地发挥祛斑效力。

6 孕妈妈备忘录

胎宝宝过小怎么办

胎宝宝出生体重小于2500克称为低体重出生儿。胎宝宝在母体内的增长速度在孕期的不同阶段略有不同，在孕中、晚期，增长速度明显加快，以达到出生体重的正常范围。但是，也有些孕妈妈能够明显感觉到自己的胎宝宝成长缓慢，以至最终导致低体重出生儿的产生。早产及宫内营养不良是低体重出生儿发生的原因之一。此外，孕期母亲吸烟和酗酒也容易产生低体重出生儿。

低体重出生儿的健康状况较差。与一般正常儿相比，由于其神经发育、肾脏和肺的发育成熟都是在孕晚期完成的，所以，低体重出生儿对传染病易感染，肾脏发育不良，从而导致低体重出生儿第一年的住院率为正常体重儿的2倍，围产期死亡率为正常体重儿的30倍。

为了防止低体重出生儿的发生，应停止吸烟及酗酒，并加强孕期营养，以改善胎宝宝宫内生存环境。

除了一日三餐，为了保证孕妈妈的营养，孕中期以后，可在上、下午两餐之间，加一次点心，同时要经常选用富含优质蛋白质的动物性食品，如蛋、奶、鱼肉等。经常选用动物内脏，以保证钙、铁、锌的供应。多吃新鲜蔬菜水果，尤其富含维生素的食物，有些地区还应注意碘的供应，多吃海带及海产品。

一般来说，孕中、后期孕妈妈每周体重增加低于0.4千克时，就需要特别注意膳食的调配和营养的摄入了。

孕妈妈最容易犯的错误

大量产科统计、调查资料表明，孕期及分娩时发生的种种异常（流产、早产、难产等），很大一部分是由于孕妈妈忽视自我保健造成的。从某种意义上说，是她们自己犯的“错误”，造成种种后果。常见的有以下几种：

可疑妊娠不及时去检查

不少孕妈妈在开始出现某些早孕反应时不以为然，既不及时告诉家里亲人，更不主动去医院检查，一拖就是一两个月。这样，确定妊娠时，大多已是妊娠3个多月了，已经过了引起畸胎和容易造成流产的危险时期，忽视了早孕保健，对母子健康极为不利，甚至会导致严重后果。

确定妊娠后，不按期进行产前检查

目前，尚有相当一部分（农村更多）孕妈妈出于羞怯或嫌麻烦等原因，不进行或不按期进行产前检查，这就不能及时发现妊娠并发症及胎位、胎宝宝异常，是造成难产的重要原因之一。

多次、反复做人工流产

有些人因种种原因，怀孕后进行人工流产，流产后不久又怀孕，再次去流产，如此反复多次。这种做法对身体伤害极大，不仅容易引起子宫内膜炎、内膜异位症，还可能因人工流产操作失误引起子宫穿孔。同时反复人流很容易导致不孕症，应该避免。

孕期滥用药物

孕期，尤其是早孕阶段，不经医嘱自己滥用药，特别是某些抗生素、激素、止痛药和镇静安眠药等，这是引起畸胎的重要因素。

有病不用药，怕影响胎宝宝

孕期不可滥用药，但并非是不用药，大多数药对胎宝宝还是安全的，所以孕期患病还是要在医生指导下正确用药，切不可“忌药讳医”。

不注意防治风疹等病毒感染

风疹、肝炎、巨细胞病毒可严重损害胚胎组织、引起畸胎、流产。因此，孕妈妈不可忽视上述病毒感染，应积极预防，一经发现应立即就医。

接触有害物质，多次做B超

孕期尤其是早孕阶段，是胎宝宝重要器官分化和形成的关键时期，应该注意避免和防止有毒有害物质接触，如化学农药、重金属铅、镉和甲基汞等，以及放射性物质。因此，孕妈妈应对上述物质加强防范。而且尽量不要做X线检查或过多的B超检查，以免伤害胎宝宝。

嗜烟、酒

孕妈妈大量吸烟或酗酒，可致畸胎。因此，孕期应戒烟、酒。

对丈夫过度依赖或苛求丈夫

少数孕妈妈对妊娠认识不清，怀孕后什么也不做，家务完全推给丈夫，并苛求丈夫对自己百依百顺。这种过度依赖使孕妈妈活动量大减，心理上也处于消极、被动状态，对健康有害无益，容易导致身心脆弱甚至成为难产的重要原因。

自我封闭，不出家门

有些孕妈妈自认为怀孕后出现蝴蝶斑或大腹便便，变丑了，变笨了，不愿意让别人看见自己这样的形象；还有一些孕妈妈误解为到外面去活动多了会影响体内胎宝宝，因此，闭门不出，进行自我封闭。这种做法不仅有害孕妈妈本人的身心健康，也会妨害胎宝宝，不利于优生。

不当的节食

有些孕妈妈担心自己分娩后变胖，孕期不敢多吃或不吃肉、蛋等营养食物，有的甚至比平时吃得还少。这就不能满足胎宝宝迅速生长发育的需要。

营养过度

也有一些孕妈妈片面地认为吃得越好，营养越丰富，对胎宝宝越有利。

所以孕期对饮食采取多多益善和见好就吃的态度，结果造成体重增加过快，容易引起巨大胎宝宝，不仅给分娩造成困难，也是产后发胖的原因之一。

不节制性生活

妊娠早期及晚期不节制性生活，常是引起流产、早产、宫内感染的诱因之一。

参加剧烈运动或干重活

少数孕妈妈在孕期仍参加剧烈的体育竞赛活动，或做挑、抬、提、扛等重活儿，这是很危险的，容易引起流产或早产。

懒散

有些孕妈妈片面理解孕期休息越长越好，很少活动，生活散漫而无规律，这不仅对胎宝宝发育不利，还会给正常分娩带来麻烦，使产程延长。

不讲究精神卫生

不少孕妈妈不注意孕期精神保健，好发脾气，生闷气，或精神苦闷、焦虑、忧愁。殊不知恶劣的情绪不仅直接影响孕妈妈的饮食和睡眠，有碍健康，还会对胎宝宝造成有害的影响，不利于优生。

忘记或记错了预产期

有些孕妈妈不注意记预产期，使产前准备工作受到影响，成为到外地或在旅途中意外分娩的主要原因。对母子健康十分不利。

妊娠晚期旅行

个别孕妈妈接近预产期，仍去外地旅行，这是相当危险的。各地多有在列车及轮船上分娩的报道。在这种毫无准备下分娩，极易发生危险，一定要避免。

自己做主要求做剖宫产

当前，许多孕妈妈害怕分娩时“遭罪”，或误信剖宫产的宝宝聪明，本可以正常分娩的，却迫切要求做剖宫产。这种做法弊多利少。因为与正常的自然分娩相比，剖宫产不仅孕妈妈要承担更大、更多的风险，而且对新生儿也不利，出生后的患病率增高。因此，孕妈妈不要自己要求做剖宫产，对于那些不能自然分娩的孕妈妈，医生会选择剖宫产的。

怀孕第24周

The Twenty-fourth Week 一不留神变成“糖妈咪”

1 胎宝宝的生长

24周时的胎宝宝大约已有600克，他的听力已经形成，他可以听到孕妈妈发出的有些变形的说话声音、心跳的声音和肠胃蠕动时发出的咕噜咕噜的声音。一些大的噪音胎宝宝也能听到，比如吸尘器发出的声音、开得很大的音响声、邻家装修时的电钻声，这些声音都会使胎宝宝躁动不安。除了听力有所发展外，此时胎宝宝的呼吸系统也正在发育。他还在不断吞咽羊水，但是通常并不会排出大便，那得等到出生以后了。

胎宝宝的味觉是从24周左右开始发育的，这时味蕾长得差不多了。从超声波图中可以看到胎宝宝的嘴偶尔一张一合，咂摸着羊水的滋味，有时胎宝宝还会张开嘴去舔胎盘。

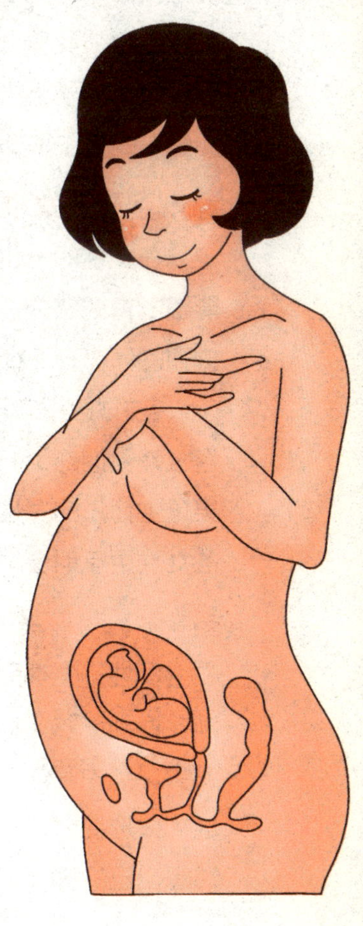

2 子宫的变化

子宫现在在肚脐上3.8 ~ 5.1厘米的位置，从耻骨联合量起，约有24厘米。

3 孕妈妈的改变

进入24周，孕妈妈身体越来越沉重，而且会发现自己脸上和腹部的妊娠斑更加明显并且增大。有时候孕妈妈还会感觉眼睛发干、畏光，这些都是正常的现象，不必担心。

4 孕妈妈日常健康计划

一次完整的孕育过程能增加 10 年的免疫力

有关的研究文献表明，女性在其一生中如果有一次完整的孕育过程，就能增加10年的免疫力，这种免疫力主要是针对妇科肿瘤的。这一研究结论在临床上已被反复证实。许多妇产科大夫发现，未生育的女性易发生激素依赖性疾病，如子宫肌瘤、子宫内膜异位症，同时未生育女性的卵巢良性肿瘤及卵巢癌的发生率亦高于生育过的女性。

生过宝宝的女性更年期可能被推迟

在女性的一生中，尽管有10万个原始卵泡，但仅仅只有400～500个卵子能够发育成熟并被排出，也就是说，一个女性的排卵年限大约是30年，随着排卵的停止，绝经期的到来，女性将步入老年时期。

在妊娠期和哺乳期，由于激素的作用，孕产妇体内的卵巢暂停了排卵，直至哺乳期的第4～6个月才恢复，由于卵巢推迟了一二十个卵子的排泌，结果是生育过的女性可能被推迟了更年期的到来。因此，有的女性认为生育过的女性更年期会早于未生育的女性是不正确的。

身材的改变与生育没有必然的关系

女性一生都受到雌激素的影响。在雌激素的作用下，其性器官从幼稚逐渐发育到成熟，其形体也随之具备了女性特有的曲线美。进入老年后，大家很少见到中等体态的女性，大多数人偏胖或偏瘦，其实这也是激素改变后造成了体形变化，与女性是否生育过没有必然的联系。在当今社会，女性十分注重自己的健康，不少人生育宝宝后，经过休养和适当的锻炼，都恢复了妊娠前的体形。

此外，孕育儿女不仅可以使女性的生理更趋成熟，同时其心理也将更加健康，女性在孕育生命的过程中可以体会更深刻的人生哲理，从养育子女的辛苦中理解父母的恩情。所以，仅仅为了怕体形改变、衰老早至而拒绝生育，对女性的身心健康是不利的。

5 孕妈妈的日常饮食

黄鳝又称长鱼，是孕妈妈的滋补佳品。也是一种高蛋白、低脂肪的食品。它性温味甘无毒，入肝、脾、肾三经。

据《本草拾遗》记载：“鳝，补虚损，治妇人产后恶露淋漓，血气不调，除腹中冷气肠鸣”。它能够补中益气，治虚疗损，是身体羸弱、营养不良者的理想滋补品。

孕妈妈常吃黄鳝可以防治妊娠高血压。鳝鱼头能够治疗痢疾与积食不消。其皮可以治疗女性乳房硬肿疼痛。其血甘咸无毒，可以祛风、活血、壮阳，还可以治疗面神经麻痹所引起的口眼歪斜。日本营养学家熊本正一的研究表明：清炖黄鳝可以治疗糖尿病。

黄鳝在食法上花样颇多，炒、爆、烧、炸、拌、煎、焖、炖、蒸、煮皆成美味。不过，黄鳝一旦死亡，就和蟹与鳖一样，体内细菌大量繁殖并产生毒素，故以食用鲜活黄鳝为佳。

6 孕妈妈备忘录

羊水过多或过少

正常足月妊娠时，羊水量约1000毫升，如果羊水量达到或超过2000毫升者，称为羊水过多。

羊水过多的原因不明，常常与胎宝宝畸形、多胎妊娠、糖尿病和妊娠中毒症有关。羊水量在数天内急剧增加者称为急性羊水过多、占少数。羊水在较长时间内缓慢增加为慢性羊水过多，占多数。

一般羊水量超过3000毫升时才出现症状。急性羊水过多，由于羊水增长迅速，子宫骤然增大，可引起腹部胀痛、恶心、呕吐。严重时患者不能平卧，呼吸困难、口唇青紫、下肢及外阴部浮肿。慢性羊水过多常发生在妊娠后期，由于发病缓慢，子宫渐渐增大，孕妈妈多能适应，症状较轻。羊水过多常发生早产和胎膜早破。

羊水量少于300毫升者，称为羊水过少。最少者只有几十毫升甚至几毫升黏稠、混浊、暗绿色的液体。羊水过少较为少见，发生率约占分娩数的0.1%。羊水过少，一般与下列因素有关：

胎宝宝畸形

胎宝宝发育不良，泌尿系统畸形，例如先天性肾缺损、肾脏发育不全、泌尿道闭锁等，使胎宝宝尿量减少或无尿，羊水来源减少，以致羊水过少。

过期妊娠

胎盘组织变性，功能减退，尤其是并发妊娠高血压综合征，心血管疾病、慢性肾炎时，出现胎盘病变，影响胎宝宝发育，导致羊水过少。

妊娠早期羊水过少，胎膜与胎体黏连，会造成胎宝宝严重畸形，甚至肢体短缺。妊娠中、晚期羊水过少，子宫压力直接作用于胎宝宝，会引起斜颈、曲背和手足畸形等。在妊娠晚期临产时，由于羊水过少，会发生胎宝宝宫内窘迫、新生儿窒息的情况。而且，羊水越少，胎宝宝窘迫、新生儿窒息的发生率和围产儿的死亡率也越高。所以，当妊娠足月时发现羊水过少，应选用剖宫手术终止妊娠。

妊娠糖尿病

许多检查出有妊娠糖尿病的孕妈妈们，因为好不容易熬过许多怀孕初期的不适症状，正准备好好加强饮食以提供胎宝宝营养时，竟然不能随心所欲地吃，会感到既担心又沮丧。其实妊娠糖尿病孕妈妈的饮食与一般孕妈妈相似，只是需要控制每日及每餐的饮食摄取量、密切观察体重，必要时须依医生指示做自我血糖监测、尿酮测试。

形成妊娠糖尿病的原因

由于妊娠期间碳水化合物的代谢率增高，加上胎盘分泌的激素大多有对抗胰岛素的作用，使得机体对胰岛素的需要量大大增加，胰岛负担较重，因而，孕妈妈很容易得妊娠糖耐量异常或妊娠期糖尿病（GDM）。

原本并没有糖尿病的女性，于怀孕期间发生葡萄糖耐受性异常时，就称为妊娠糖尿病，虽然，妊娠期的糖耐量异常或GDM并不会给孕妈妈带来很明显的不适症状，但它们对胎宝宝及孕妈妈的危害却是巨大且不容忽视的。妊娠糖尿病可能引起胎宝宝先天性畸形、新生儿血糖过低及呼吸窘迫综合征、死胎、羊水过多、早产、孕妈妈泌尿道感染、头痛等，不但影响胎宝宝发育，也危害母亲健康，因此怀孕期间检查是否有糖尿病是很重要的。

妊娠糖尿病之孕妈妈有可能在下次怀孕时再发生，如果再次怀孕应及早告知医生并做检验。曾罹患此症之孕妈妈，中老年后出现糖尿病的概率比正常女性高，故产后应设法维持适当的理想体重及保持规律的饮食、运动习惯，并定期检验血糖值。

妊娠糖尿病的危害

对于孕妈妈来说，由于血糖增高，白细胞的趋化性、吞噬作用、杀菌作用均明显降低，因此容易发生孕期及产时的感染。其次，由于糖的利用不足，能量不够，孕妈妈在分娩时可能发生产程延长或因产后宫缩不良而导致产后出血。此外，由于羊水中含糖量过高，刺激羊膜分泌增加，致使羊水过多的发生率增加，易发生胎膜早破导致早产。

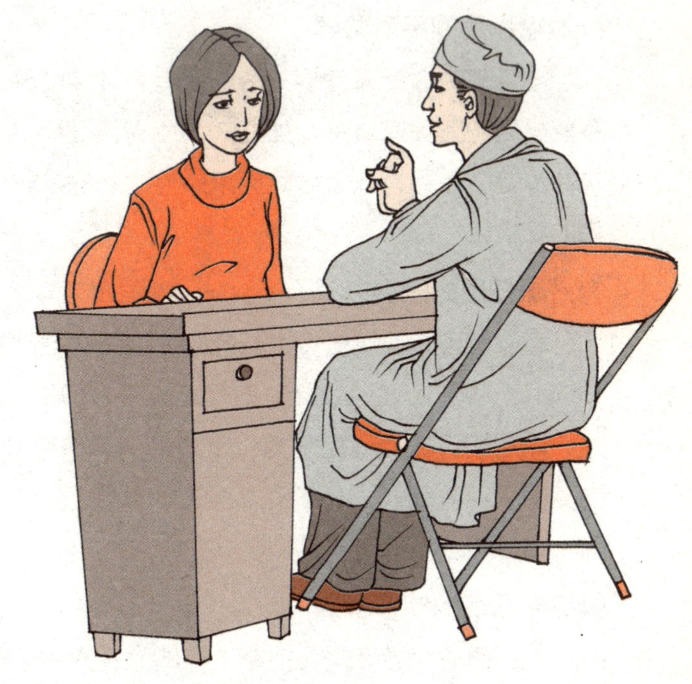

对于胎宝宝而言，由于妈妈血中葡萄糖增高，刺激胎宝宝的胰岛细胞增生，

产生大量胰岛素，活化氨基酸转移系统，促进蛋白、脂肪合成，使胎宝宝全身脂肪聚集，导致胎宝宝过大。其次，胎宝宝体内产生的大量胰岛素，在出生时由于母体血糖供应中断，可发生新生儿低血糖，从而增加出生时的危险。而且，妈妈体内的高血糖环境会使胎宝宝畸形的发生率增高，影响胎宝宝肺表面活性物质的形成，导致出生时发生新生儿呼吸窘迫综合征，也使得出生时的危险增加。此外，母体长期血糖增高，可伴发小血管的病变，影响胎盘血液供应，引起死胎、死产。

因而，对于妊娠期间的糖耐量异常或糖尿病，孕妈妈一定要引起重视，及时向医生征求意见，积极地配合治疗。

妊娠糖尿病怎么测

妊娠24～28周时，经过口服50克的葡萄糖筛检及100克口服葡萄糖耐受试验，测出空腹、餐后1小时、2小时及3小时之血糖浓度，若发现其中至少有两项数值高于标准值时（空腹，105毫克／分升；餐后1小时，190毫克／分升；餐后2小时，165毫克／分升；餐后3小时，145毫克／分升），则诊断为妊娠期糖尿病，若一项数值高于标准值时诊为糖不耐受。

妊娠糖尿病的高危险群

与罹患妊娠糖尿病相关的因素有：种族、糖尿病家族史、肥胖、过去有不明原因的死胎或新生儿死亡、前胎有巨婴症、羊水过多症及孕妈妈年龄超过30岁等。若具有以上危险因素条件之一的孕妈妈，更应重视妊娠期间糖尿病的筛检。

有妊娠糖尿病怎么办

轻微者可先通过饮食进行控制，之后再抽血检查，若空腹血糖值仍大于105毫克／分升，饭后2小时血糖值大于120毫克／分升，就应配合注射胰岛素，期望能将血糖值控制为：空腹60～90毫克／分升（指禁食8小时所测之血糖值），饭前60～10毫克／分升、饭后1小时＜140毫克／分升、饭后2小时＜120毫克／分升。

妊娠糖尿病的饮食原则

妊娠糖尿病患者饮食控制之目的为：提供母体与胎宝宝足够的热量及营

养素，使母体及胎宝宝能适当地增加体重，符合理想的血糖控制、预防妊娠毒血症及减少早产、流产与难产的发生。

妊娠糖尿病的孕妈妈营养需求与正常孕妈妈相同，只不过必须更注意热量的摄取、营养素的分配比例及餐次的分配。此外，应避免甜食及高油食物的摄取，并增加膳食纤维的摄入。

为维持血糖值平稳及避免酮血症之发生，餐次的分配非常重要。因为一次进食大量食物会造成血糖快速上升，且母体空腹太久时，容易产生酮体，所以建议少食多餐，将每天应摄取的食物分成5～6餐。特别要避免晚餐与隔天早餐的时间相距过长，所以睡前要补充点心。

糖类的摄取是为提供热量、维持代谢正常，并避免酮体产生。不应误以为不吃淀粉类可控制血糖或体重，而完全不吃饭；而是应尽量避免加有蔗糖、砂糖、果糖、葡萄糖、冰糖、蜂蜜、麦芽糖之类含糖饮料及甜食，以避免餐后快速的血糖增加。尽量选择纤维含量较高的非精制主食，可更有利于血糖的控制，如：以糙米或五谷饭取代白米饭、选用全谷类面包或杂粮馒头等。妊娠糖尿病孕妈妈早晨的血糖值较高，因此早餐淀粉类食物的含量必须要少。

如果在孕前已摄取足够营养，则妊娠初期不需增加蛋白质摄取量，妊娠中期、后期每天需增加蛋白质的量各为6克、12克，其中一半需来自高蛋白质食物，如：蛋、牛奶、深红色肉类、鱼类及豆浆、豆腐等黄豆制品。最好每天喝至少两杯牛奶，以获得足够钙质，但千万不可以把牛奶当水喝，以免血糖过高。

烹调用油以植物油为主，减少油炸、油煎、油酥之食物，以及动物的皮、肥肉等。

在可摄取的份量范围内，多摄取高纤维食物，如：增加蔬菜的摄取量、吃新鲜水果而勿喝果汁等，如此可延缓血糖的升高，帮助血糖的控制，也比较有饱足感。但千万不可无限量地吃水果。

怀孕第25周

The Twenty-fifth Week

大脑发育的高峰期

1 胎宝宝的生长

此时胎宝宝体重稳定增加，与上周相比又长了100多克，大约已有700克了，皮肤很薄而且有不少皱纹，几乎没有皮下脂肪，全身覆盖着一层细细的绒毛，但身体比例已较为匀称。胎宝宝在妈妈的子宫中已经占据了相当大的空间，开始充满整个子宫。胎宝宝舌头上的味蕾正在形成。

胎宝宝会第一次睁开眼睛，可惜胎宝宝在妈妈隐秘的城堡里看不到什么特别的景色——除了浑沌一片的灰色，所以胎宝宝通常会百无聊赖地闭上眼睛。但是胎宝宝的视觉已经能区分明亮和昏暗了，现在胎宝宝已经会对光亮做出反应，如果妈妈晒太阳的话，胎宝宝就会把眼睛闭得紧紧的，但是胎宝宝还是非常喜欢阳光把妈妈的肚皮照得暖暖的。

另外，胎宝宝这时候还要练习呼吸，使肺长得越来越结实。胎宝宝喜欢妈妈笑，她一笑，肚子就晃晃悠悠的，胎宝宝一边练习平衡能力，一边特别舒畅，分享妈妈的快乐。

2 子宫的变化

本周，孕妈妈的子宫又变大了不少，从侧面看，肚子大得更明显了。这时候，子宫高度约在肚脐上方，大小约等于一只足球。从耻骨联合量到子宫底的长度约25厘米。

3 孕妈妈的改变

现在你可能会感到有些疲惫，由于胎宝宝的增大，腹部越来越沉重，腰腿痛因而更加明显。

另外随着腹部的不断增大，这时你会发现腹部伽乳房会出现一些暗红色的妊娠纹，脸上的妊娠斑也明显起来。有的孕妈妈还会觉得眼睛发干、发涩、怕光，这些都是正常现象，不必过于担心。

4 孕妈妈日常健康计划

妊娠浮肿

不少女性在妊娠时，随妊娠月份增长而出现浮肿，以下肢最为明显，有时伴高血压、尿少，尿检查可见蛋白。

这种妊娠浮肿在妊娠中、晚期多见，主要由于妊娠子宫增大，压迫静脉，造成静脉回流受阻。除了浮肿，有些孕妈妈伴有高血压、蛋白尿，称妊娠高血压综合征。

妊娠浮肿需多卧床休息，适当抬高下肢，特别是左侧卧位，可改善胎盘血液供应，减轻浮肿；同时，适当限制食盐。但有妊娠高血压综合征者，需经必要的治疗。在分娩后尿量增多，浮肿会消退，血压逐渐恢复正常，蛋白尿也会消失。

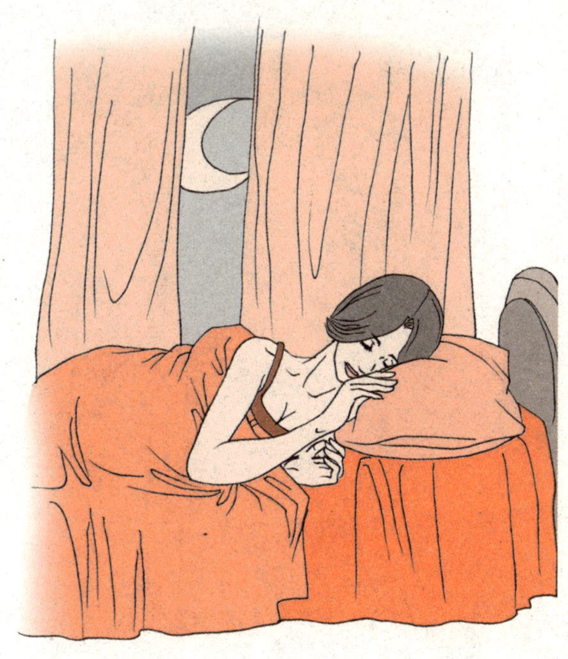

注意这时胎宝宝大脑细胞迅速增殖分化，体积增大，这标志着胎宝宝的大脑发育将进入一个高峰期。这

时妈妈可以多吃一些核桃、芝麻、花生之类的健脑食品，为胎宝宝大脑发育提供充足的营养。

孕期呵护乳房

怀孕以后，由于孕妈妈体内孕激素水平增高，乳腺组织内的腺泡和腺管不断增生，乳房的皮下脂肪渐渐沉积，使乳房的外形有了很大的变化。最初的一月内，孕妈妈会感觉到乳房有点微微胀痛，而且变得特别敏感。随着月份增加，乳头和乳晕也会变得越来越大，颜色一点点变深，到孕晚期的时候就会变成枣黑色。有些孕妈妈在怀孕20周后，还会从乳头分泌出少量的乳汁，这些都是在为今后的哺乳做好准备。

从外观来看，伴随着乳房的胀大，左、右乳头之间的距离开始逐渐变宽，双乳开始向腋下扩展并下垂。除了形状的变化以外，由于乳房周围的皮肤缺乏弹性和张力，双乳的外侧还有可能出现少量的妊娠纹。

一则是为了乳房的健康舒适，再则为了美观挺拔，孕妈妈从怀孕起就要开始呵护自己的乳房，诸如保持清洁、佩戴合适的文胸等。

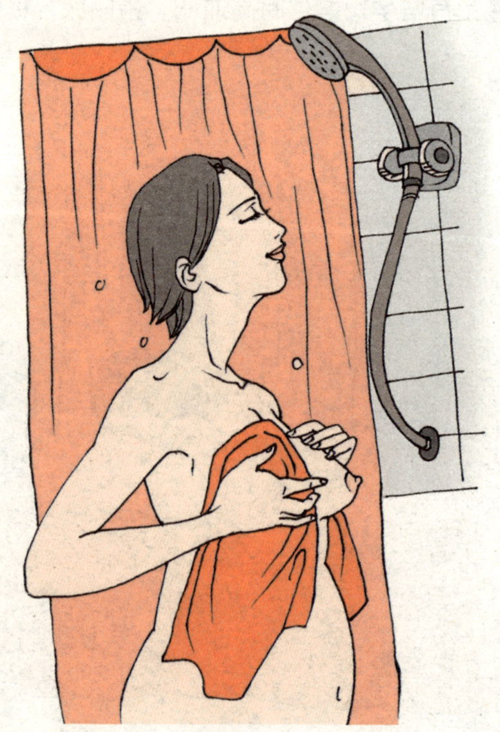

清洁护理

在怀孕5个月后，应经常用清水擦洗乳头；如果乳头结痂难以清除时，还可先涂上植物油，待结痂软化后再用清水清洗，擦洗干净后涂上润肤油，以防皲裂。

由于刺激乳头可能会引起宫缩，因此进行乳房按摩时应避开乳头。按摩过程中可以软化乳房，使乳腺管畅通，有利于乳汁分泌。

孕妈妈可以用手掌侧面轻按乳房，露出乳头，并围绕乳房均匀按摩，每日1次。

乳头凹陷的护理

乳头的凹陷处很容易藏污纳垢，所以一定要经常保持清洁。入浴后，用拇指和食指捏住乳头，轻轻往外拉数次。

5 孕妈妈的日常饮食

孕妈妈由于下腔静脉受压，血液回流受阻，在妊娠后期，足踝部常常出现体位性浮肿，经过休息后可消失。如果休息后浮肿仍不消失，或浮肿较重又无其他异常时，称为妊娠水肿。可用下列方法治疗：

冬瓜

冬瓜富含碳水化合物、淀粉、蛋白质、脂肪、胡萝卜素、钙、磷、铁以及多种维生素等。其肉质细嫩，水分丰富，性寒味甘。有利尿消肿、祛暑解闷、解毒化痰、生津止渴之功效。对妊娠水肿及各种原因引起的水肿、肝炎、肾炎、支气管炎食疗效果好。

取鲜冬瓜500克，活鲤鱼1条，加水煮成冬瓜鲜鱼汤，味道鲜美，可治妊娠水肿及小便短赤。

西瓜

西瓜，瓤多汁甜，营养丰富。它富含水分、果糖、维生素C、钾盐、苹果酸、氨基酸、胡萝卜素等营养成分，具有清热解毒、利尿消肿的作用。清黄宫绣《本草求真》论西瓜说："西瓜内瓤，令人遇直三伏天燥，不论男妇大小，朝夕恣食，诚以燥渴之极，得此味甘色赤，能引心胞之热，下入小肠膀胱而出，令人心胸顿冷，烦渴冰消……"

6 孕妈妈备忘录

孕妈妈安全度过孕期的工作攻略

怀孕期间你的工作会受到一定程度的影响，在怀孕后期会出现疲劳、心不在焉、做白日梦等情况，这时你也许期待自己能够精力充沛地工作。如果

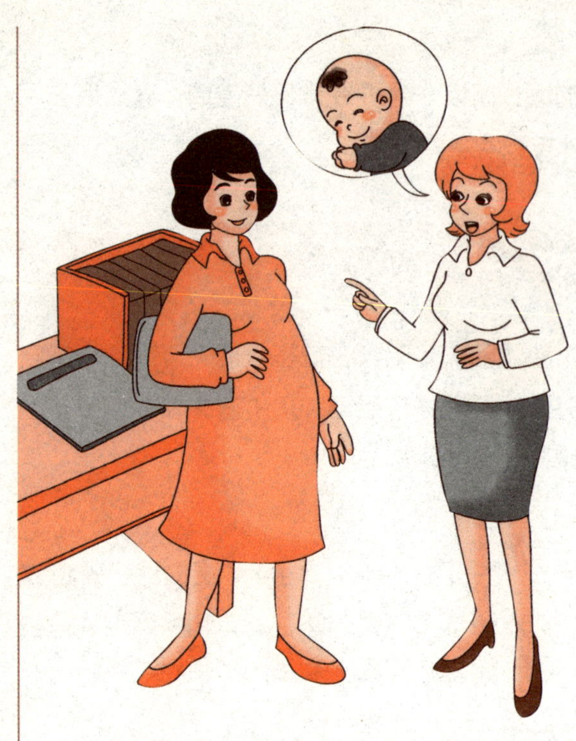

同事问及你的情况并给你提供帮助，你可以与那些已经有了宝宝的女同事交流一下自己的感受，大家可能会给你最好的鼓励和帮助。

怀孕时虽说你的体态变化很明显，但毕竟这是你自己的事，如果你想继续做一个职业女性，不要太多地去抱怨或与同事谈论你的怀孕。在你个人的工作区，你可以尽情感受怀孕的感觉，做白日梦、触摸你隆起的腹部等，但在公共场合，特别是会议期间应避免做这些事情。

另外，怀孕后期更应该注意自己的着装，穿上一身得体的孕妈妈装会把你的形象衬托得更利落。这时还应注意皮肤的变化，由于孕期体内激素水平的变化，怀孕后会出现妊娠斑，这时要注意多吃富含维生素C的食物，多准备一些苹果、草莓等水果，随时补充。同时还要保证充足的睡眠，以确保皮肤得到充分的休息。

你应该树立这样的观念：在怀孕期，心理与身体健康是怀孕的基础。因此，虽然怀孕是一件艰苦的事情，但更是创造幸福的一个美丽过程，希望每一个孕妈妈都心情愉快地度过这个时期。

妊娠纹

妊娠纹形成原因

人体的腹部从外到内有许多层，它们是皮肤，皮肤弹性纤维，皮下脂肪层，肌纤维群与肌腱组成的腹直肌、腹膜前脂肪层和腹膜。正常情况下，皮肤弹性纤维与腹直肌保持一定的弹力，并在一定限度内自由伸缩。

当女性怀孕超过3个月时，增大的子宫突出于盆腔，向腹腔发展，腹部开始膨隆，受增大的子宫影响，皮肤弹性纤维与腹部肌肉开始伸长。尤其是怀孕6个月后更加明显。当超过一定限度时，皮肤弹性纤维发生断裂，腹直肌腱也发生了不同程度的分离。于是，在腹部的皮肤上出现了粉红色或紫红色的不规则纵形裂纹。产后，虽然断裂的弹性纤维逐渐得以修复，但难以恢复到以前的状态，原先皮肤上的裂纹渐渐褪色，最后变成银白色，这就是妊娠纹。

好发人群

妊娠纹的发生与体质有关，不见得每个孕妈妈都会有妊娠纹，而妊娠纹的严重程度也会因人而异。

好发部位：腹部

预防方案

远离甜食与油炸品：在怀孕期间要避免摄取过多的甜食及油炸物，应摄取均衡的营养，改善皮肤的肤质。

控制体重的增长：每个月的体重增加不宜超过2千克，整个怀孕过程中应控制在11～14千克。

慎用保健品：目前有一些保健品，主要是供孕妈妈使用的，可以促进真皮的纤维生长，增加皮肤弹性，预防妊娠纹，但对于已经形成的伸展纹还没有可以用的方法。建议不要随便用药，可请医生帮忙。否则误食激素类药物，还会造成类似的萎缩纹。

淡纹方案

适度的按摩：像对付伸展纹与肥胖纹一样，使用精油及专业纤体产品进行局部按摩可以增加皮肤弹性，配合除纹霜同时使用，不仅让按摩更容易进行，并可保持肌肤滋润，避免过度强烈的拉扯。建议从怀孕3个月开始到生产后的3个月内坚持腹部按摩，可以有效预防妊娠纹的生成或淡化已经形成的细纹。

怀孕第26周

The Twenty-sixth Week

睁开眼睛看“世界”

1 胎宝宝的生长

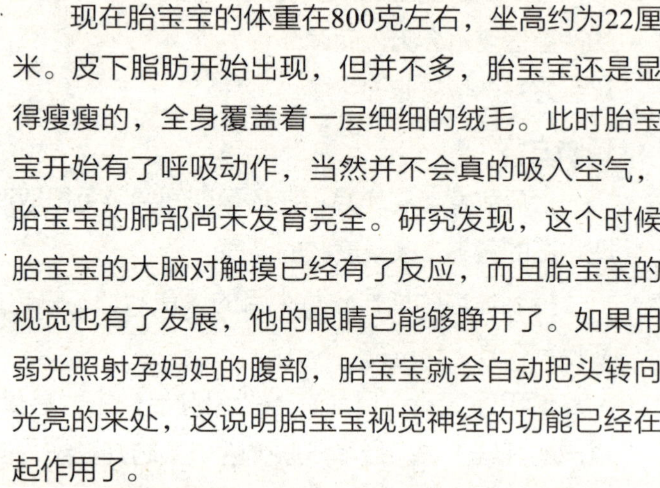

现在胎宝宝的体重在800克左右，坐高约为22厘米。皮下脂肪开始出现，但并不多，胎宝宝还是显得瘦瘦的，全身覆盖着一层细细的绒毛。此时胎宝宝开始有了呼吸动作，当然并不会真的吸入空气，胎宝宝的肺部尚未发育完全。研究发现，这个时候胎宝宝的大脑对触摸已经有了反应，而且胎宝宝的视觉也有了发展，他的眼睛已能够睁开了。如果用弱光照射孕妈妈的腹部，胎宝宝就会自动把头转向光亮的来处，这说明胎宝宝视觉神经的功能已经在起作用了。

2 子宫的变化

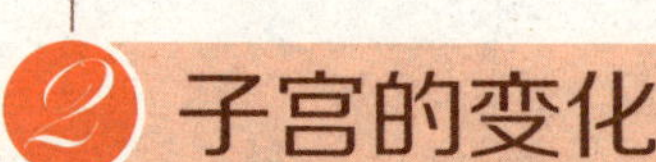

现在孕妈妈子宫的高度大约已经到了肚脐上6厘米的位置，从耻骨联合量起约为26厘米。

3 孕妈妈的改变

按照正常标准，体重应该已经增加了10千克。这时孕妈妈可能会觉得心神不安，睡眠不好，经常做一些记忆清晰的噩梦，这是对即将承担的母亲重任感到忧虑不安的反应。孕妈妈在这时应该为了胎宝宝的健康发育保持良好的心境，可以向丈夫或亲友诉说自己的内心感受，他们能够帮助你放松下来。

4 孕妈妈日常健康计划

快乐自己，就是呵护宝宝

孕妈妈情绪不佳，长期过度紧张，如发怒、恐惧、痛苦、忧虑，会对胎宝宝产生不良影响，出生的宝宝好动、情绪不稳定、易哭闹、消化功能紊乱等情况发生率较高。

这是因为人类脑下垂体的激素可以分为两种。一种是与情绪有关的激素，当情绪不好的时候，人体会分泌一些肾上腺素、压力激素或是紧张激素，这些激素对胎宝宝及整个子宫环境来说，都会产生比较不好的生理反应。

另外一种则是良性激素，也可以说是快乐激素。快乐激素能够让一个人的心情好起来，当在听一些悦耳的音乐时，孕妈妈就会分泌这种快乐激素，它从妈妈的脑部开始分泌之后到达全身，当然也会到达子宫的血管，通过脐带送到胎宝宝身上，在脐带血管的放松过程中，提供给胎宝宝更多、更好的养分和氧气。

所以想办法让自己每天都快乐吧！

让孕妈妈快乐起来的方法

1.改善生活环境。用美丽的饰品来装点你的家，添些小摆设、做些工艺品或是更换一下窗帘的颜色。

推荐：十字绣、制作小衣服、软陶等。

2.在芳香中放松自己。芳香疗法可以使身体和精神放松。在优雅地享受芳香的同时，轻松地获得健康。

特别提醒：不是所有的香薰精油都可以使用，一定要询问专业人士后才可使用。印第安薄荷油、芸香油、黄樟油、沙比桧油、香丹参油、马郁兰油、丁香油、牛膝草油、香旱芹油、龙艾油等可能会引起流产，不适宜孕妈妈使用。

这时孕妈妈还应该做一次血液检查，一些孕妈妈会在此时发生孕期糖尿病或贫血症状加重，应该根据医生的建议进行防治。在饮食上除了应该注意多吃一些含铁丰富的食物外，还应注意多吃一些含维生素C较多的食品，以帮助身体吸收更多的铁质。

5 孕妈妈的日常饮食

青辣椒是孕妈妈补充维生素C的理想食品。

维生素C又名抗坏血酸素，是人体不可缺少的重要维生素。它参与人体内氧化还原过程，分布于全身各组织，以肾上腺皮质、脑垂体等组织内含量最高，其次是肝、肾组织，脂肪组织内含量最少。它能够增强对感染的抵抗力，促进骨骼正常发育及伤口愈合，特别能刺激造血机能，对红细胞的成熟起一定的作用。如果缺乏维生素C时，会患坏血病，出现皮肤、牙龈等部位出血及鼻衄、便血等症状。

青辣椒还含有一种叫辣椒素的物质，能够刺激唾液及胃液分泌，使胃肠

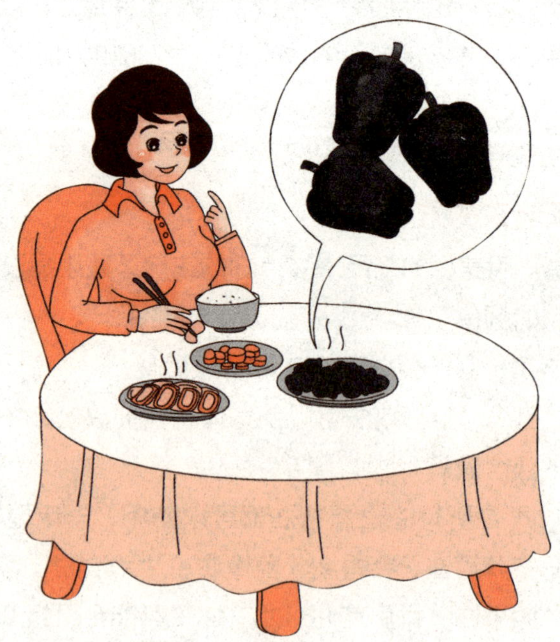

蠕动加快，增进食欲及有助消化。但要注意有的品种的青辣椒比较辣，孕妈妈不能过多食用，以免造成胃肠不适。

6 孕妈妈备忘录

孕妈妈需要远离电脑吗

在电脑广泛应用并开始大量进入家庭的今天，有关电脑是否影响健康的争论十分引人注目，尤其是电脑操作员大多为年轻女性，她们的担心和忧虑，集中于一点，就是电脑产生的电离辐射是否对她们孕育下一代产生影响，她们在孕前及孕后是否要调离现在工作的岗位。

她们的担心是可以理解的。因为射线可能致癌，也可能产生遗传效应，特别是对于早期的胚胎有比较敏感的生物效应，这就是我们告诫孕妈妈一般不要进行X线检查的原因。然而，这和电脑所产生的辐射有天壤之别。人类并不惧怕微量的射线，而且已经习以为常，因为在我们的周围，各种射线无处不有，天上的宇宙射线，地表的天然放射性元素所发射的各种辐射线等。这种天然存在的放射性辐射量称之为自然本底水平，有些地区由于地质方面的原因，其本底水平可能比平均的本底高出2～5倍，这些地区则称之为高本底地区。

电脑辐射有多大

那么，电脑所产生的辐射到底有多少？是否对人类构成危害？众所周知，电脑以及电视机中的显像管，都由高电压的电子轰击荧光屏而产生X射线。在早期的电视机中，这些X射线的泄漏量比较多。后来，由于采用厚壳的显像管，高压整流和调制采用了不会产生X线的硅堆和晶体管，同时还增加了限制高压线路，所以整机的X线已经没有明显的泄漏，根据有关卫生部门对各种型号的电脑进行测量，在距荧光屏表面5厘米处的辐射水平，低于国际防护机构推荐值的1%，大约仅为天然本底的1/5！这个辐射量是很小的，对人类不会构成辐射危害，也不会对女性的生育及下一代产生影响。根据有关科研单位对高本底地区的人群进行系统的调查结果，也没有发现有关生育及其后代方面的变化，因此，从事电脑操作的女士尽可以放心！

减少电脑辐射的妙招

当然，从射线的卫生防护原则来说，在条件许可的情况下，应尽可能减少除天然本底以外的额外的人为照射。因此，作为一种职业，下面的建议对于电脑操作者也许有益。

1.可以在电脑的荧光屏上附加一个安全防护网或防护屏，以进一步吸收可能泄漏的X线。据介绍，这可以增加画面的清晰度，保持眼睛的舒适，并且能消除100%的静电和绝大部分的辐射。

2.房间要有良好的通风，以保持空气的新鲜。这一点，对于和复印机共用的机房更为重要，因为这种工作条件会产生一些臭氧等有害气体和粉尘，操作人员长年累月在此环境中工作，也可能会影响健康。

3.对于像电脑操作这样常年枯坐的工作人员，应加强户外活动，注意锻炼身体，提高身体素质，这乃是保持自身健康的根本。

4.已经怀孕的电脑操作者，要消除不必要的忧虑和担心，保持乐观的情绪，按时产检，有问题可及时对症治疗。

美丽孕妈妈巧妙应对尴尬

进入孕期后，平时体形健美的你，身体的各方面起了一些变化，就连穿衣打扮也难免会给自己带来一些尴尬。那么如何轻松解除这些尴尬呢，让我们一起来想想对策吧！

保持自身形象的方法

怀孕时隆起的肚子不仅仅会使孕妈妈行动不便，还会限制她们的视野。

从某种意义上讲，孕期是考验一个女人生活品位和质量的关键时期。对于身处职场的孕妈妈来说，怀孕后的外在形象非常重要，这将直接影响到别人对你职业形象的评估，以及你生育后职业能力的预测，所以，孕妈妈在这一点上切不可忽视，可以按照下面几点建议去做：

1.在家穿家居服，出门再换上一套干净的衣服。这样既不会把在户外沾了一身的灰尘、细菌带回家，又可以避免把牙膏印带出门。

2.在外用餐时在肚子上遮上餐巾或口布，这样汤汤水水就不会直接滴在衣服上了。

3.随身带把小镜子，经常检查一下“大肚子”，看看上面有没有刚蹭上的东西。尤其是在见客户、上司等重要人物之前。

4.有条件就在办公室里备一套衣服，以防万一。

不要让宝宝的性别成为自己的负担

对于孕妈妈来说，腹中宝宝的性别的确是最大的“谜”，也是个幸福的“谜”。对于孕妈妈周围的人来说，大家其实是乐于分享这份幸福的，猜胎宝宝的性别便是一种直接的体现。

其实孕妈妈自己对这个“谜”也很关注，只不过，每个孕妈妈的处境、身份不一样，有人会因此而高兴，有人则对这个问题很担忧。而情绪对孕妈妈而言又很重要，所以，在面对别人“猜谜”的时候，最重要的调整好自己的心态，别影响了自己的好心情

1.猜胎宝宝是男是女的人绝无恶意，孕妈妈如果把这一行为当成对自己的关心，心情就会好多了。

2.自己首先要摆出一副生男生女都一样的态度，如果家人确实在意这个问题，那就更要摆明自己的态度。一般情况下，宝宝一出生，家人也不会太在意了，疼还疼不过来呢！

3.最好不要把家人盼着抱男孩的心态弄得尽人皆知，这样会省去不少闲话。

4.如果不想听到更多的猜想，就不要主动去说这个问题。当别人提起的时候，你认为并不适时适地，那就主动回避或者一笑置之，别在心里跟自己过不去。

挑选适合自己的孕妇装

通常情况下，孕5个月时腹部开始明显隆起，再穿普通款式的裤子就会对腹部造成压力，孕妈妈会感觉很不舒服。而背带裤没有裤腰不会勒肚子，所以是许多孕妈妈的首选服装，也是孕妈妈装的主打款式。但背带裤也有一个不利因素，那就是穿脱不太方便，尤其是对于尿频的孕妈妈来说。

孕妈妈爱美无可厚非，但要美得健康、美得舒服。在挑选孕妈妈装时，应该根据自己的需要精挑细选。

1.有一种专为孕妈妈设计的裤子，腰部前高后低，既保护了腹部，还避免了

掉裤子的危险。同时可以根据腹部隆起的程度调节裤腰，这样一条裤子可以从孕早期穿到分娩。

2.裙子也是一个不错的选择，对腹部不会产生什么压力，又漂亮又实用。但冬天时就要注意选择质地好或专为孕妈妈设计的袜子，尤其是腿脚肿的孕妈妈，还是穿裤子比较好，以免袜子勒皮肤。进行户外活动时，也要避免因裙子造成活动不便。

3.背带裤最好选择易穿脱的，买的时候认真试试，不能只图好看，对于孕妈妈来说，实用也非常重要。

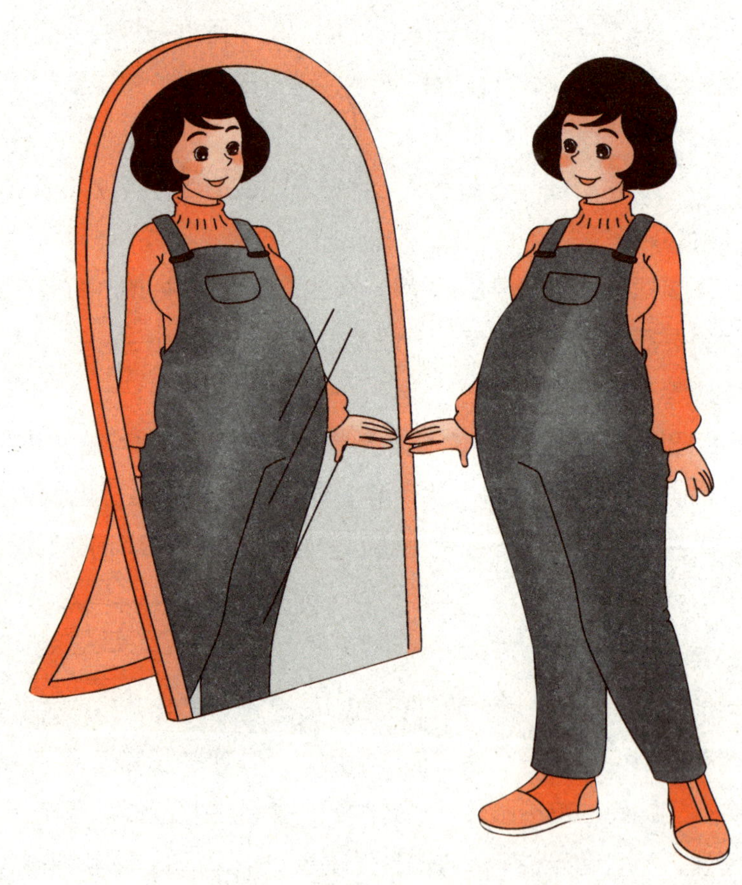

Part 4

一个真正的小人儿

孕晚期

Girl?

or

Boy?

怀孕第27周

The Twenty-seventh Week

长出柔软细密的头发

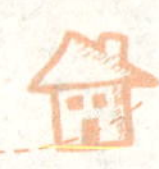

1 胎宝宝的生长

胎宝宝现在体重已有900克左右了，身长大约已达到38厘米，坐高大约为25厘米。很多胎宝宝此时已经长出了头发，眼睛也已可以睁开。如果是男孩，他的睾丸尚未降到阴囊里，如果是女孩则已经可以看到突起的小阴唇。这时胎宝宝的气管和肺部还未发育成熟，但是胎宝宝的呼吸动作仍在继续，当然是在水中呼吸而不是在空气中，不过这对他将来真正能在空气中呼吸的确是一个很好的锻炼。

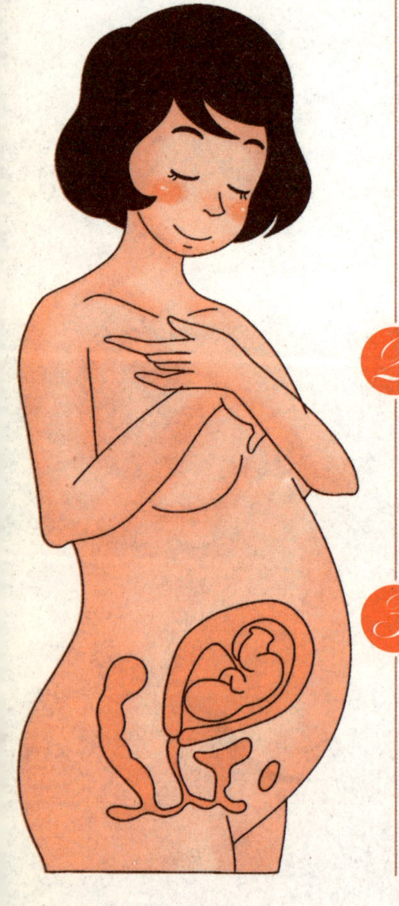

2 子宫的变化

子宫约在肚脐以上约7厘米的位置，如果从耻骨联合量到子宫底部，大约27厘米。

3 孕妈妈的改变

这个时候，有的孕妈妈乳房会有点胀痛，甚至现在就开始泌乳了。随着怀孕月份的增加，孕妈妈负荷加重，身体日益笨重，身体因重心偏移，平衡能力越来越差。

孕妈妈日常健康计划

消除对分娩的恐惧

这时孕妈妈可以开始多看一些有关分娩知识的书籍或录像，以便更多地了解分娩过程，有条件的话可以参加一些机构组织的分娩指导课，以帮助消除对分娩的恐惧。

警惕孕妈妈高热

胎宝宝在母体子宫内发育，尽管有子宫保护，但却并非是绝对的安全港，不时会遭到外来因素的侵袭，其中孕妈妈因感染而高热，可直接危害胎宝宝正常发育。因此高热是人类先天性畸形的罪魁祸首。

旧的观点认为流感使先天性畸形发生率升高，是流感病毒和使用药物不当所造成的。但体内被流感病毒感染而无发热等症状的孕妈妈生下的婴儿畸形发病率并不高。因此可以断定，畸形儿是由母亲感冒时高热造成的，而且高热在妊娠期间发生越早，对胎宝宝危害越大；高热越严重，持续时间越久，重复次数越多，畸形出现率越高。

妊娠早期是神经细胞大量繁殖时期，此时对外界干扰最敏感，一次高热可使胎宝宝8%～10%的脑细胞受到伤害，损伤后的空间由胶质细胞来充填，这些细胞无神经细胞功能，所以会使大脑发育迟缓。高热也同时损伤其他器官，形成各种各样的畸形儿。

所以医学认为，凡是能引起孕妈妈体温升高的一切因素都可能影响腹中胎宝宝，并可导致畸胎。因此一旦发现孕妈妈体温升高，应立即就诊，解除高热，治疗原发病，以免殃及胎宝宝。另外，平时还应注意预防一切发热性疾病，确保母子平安。

孕妈妈的日常饮食

增加谷物和豆类的摄入量

从现在开始到分娩，孕妈妈每天应该增加谷物和豆类的摄入量，因为胎宝宝需要更多的营养。富含膳食纤维的食品中B族维生素的含量很高，而且可以预防便秘，比如：全麦面包及其他全麦食品、豆类食品、粗粮等，都可以多吃一些。

食用易致过敏性食物要当心

孕妈妈食用导致出现过敏反应的食物不仅会导致流产、早产、胎宝宝畸形，还可致婴儿多种疾病。

有过敏体质的孕妈妈可能对某些食物过敏，这些过敏食物经消化吸收后，可从胎盘进入胎宝宝血液循环中，妨碍胎宝宝的生长发育，或直接损害某些器官，如肺、支气管等，从而导致胎宝宝畸形或罹患疾病。

1.以往吃某些食物发生过过敏现象，在怀孕期间应禁止食用。

2.不要吃过去从未吃过的食物，或霉变食物。

3.在食用某些食物后如发生全身发痒，出荨麻疹或心慌、气喘，或腹痛、腹泻等现象，应注意避免食用。

4.不吃易过敏的食物，如海产鱼、虾、蟹、贝壳类食物及辛辣刺激性食物。

5.食用异性蛋白类食物，如动物肝、肾，蛋类、奶类、鱼类应烧熟煮透。

6 孕妈妈备忘录

孕晚期心理保健

进入孕晚期以后，孕妈妈子宫已经极度胀大，各器官、系统的负担也接近高峰，因而，孕妈妈心理上的压力也是比较重的。

由于体形变化和运动不便，孕妈妈心理上产生了一些变化，有许多孕妈妈会产生一种兴奋与紧张的矛盾心理，从而导致情绪不稳定、精神压抑等心理问题，甚至会因心理作用而自感全身无力，即使一切情况正常，也不愿活动。

由于临近预产期，孕妈妈对分娩的恐惧、焦虑或不安会加重，对分娩“谈虎色变”。有些孕妈妈对临产时如何应付，如有临产先兆后会不会来不及到医院等过于担心，因而稍有“风吹草动”就赶到医院，甚至在尚未临产，无任何异常的情况下，缠住产科医生要求提前住院。

所以，孕晚期心理保健应注意以下问题：

了解分娩原理及有关科学知识

克服分娩恐惧，最好的办法是让孕妈妈自己了解分娩的全过程以及可能出现的情况，对孕妈妈进行分娩前的有关训练。许多地方的医院或有关机构均举办了“孕妈妈学校”，在怀孕的早、中、晚期对孕妈妈及其丈夫进行教育，专门讲解有关的医学知识，以及孕妈妈在分娩时的配合，这对有效地减轻心理压力，解除思想负担以及做好孕期保健，及时发现并诊治各类异常情况等均大有帮助。

做好分娩准备

分娩的准备包括孕晚期的健康检查、心理上的准备和物质上的准备。一切准备的目的都是希望母婴平安，所以，准备的过程也是对孕妈妈的安慰。如果孕妈妈了解到家人及医生为自己做了大量的工作，并且对意外情况也有所考虑，那么，她的心中就应该有底了。

孕晚期以后，特别是临近预产期时，孕妈妈的丈夫应留在家中，使妻子心中有所依托。

身体没有意外情况时，不宜提早入院

毫无疑问，临产时身在医院，是最保险的办法。可是，提早入院等待时间太长也不一定就好。首先，医院不可能像家中那样舒适、安静和方便；其次，孕妈妈入院后较长时间不临产，会有一种紧迫感，尤其看到后入院者已经分娩，对她也是一种刺激。另外，产科病房内的每一件事都可能影响住院者的情绪，这种影响有时候并不十分有利。

所以，孕妈妈应稳定情绪，保持情绪的平和，安心等待分娩时刻的到来。不是医生建议提前住院的孕妈妈，不要提前入院等待。

孕期形象管理

孕妈妈怀孕后，容易出现黄褐斑，本来窈窕妩媚的身态，一落千丈，成为一生中最难忘的时期。不少孕妈妈的美感往往暂时被遗忘了。有的孕妈妈摒弃了往日的打扮，索性不修边幅过着邋遢的日子。其实，一个人的魅力是多方面的，生儿育女是女人的神圣职责。按照中国人的审美观，怀孕本身就是美的体现，孕妈妈不可自我贬低放弃美化。医学研究证明，在妊娠期，孕

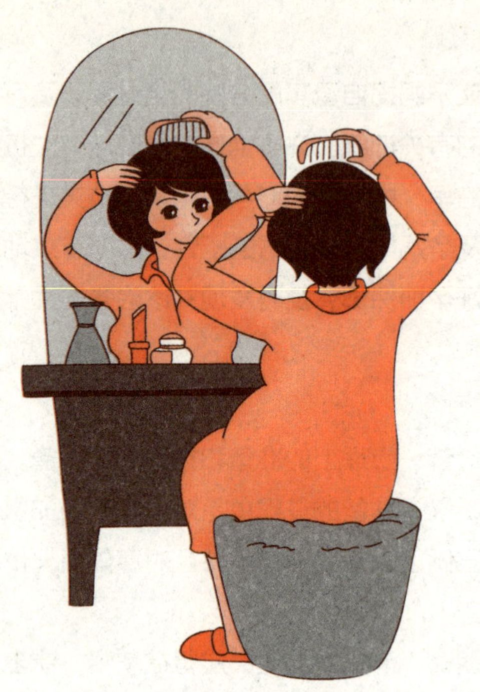

妈妈经常注意自己的美感，注意调节心情，保持心理平衡，有利身心健康；同时，还有潜移默化的胎教作用。所以孕妈妈给自己的生活增添美是非常必要的。

孕妈妈美容时，要以不损害自身及胎宝宝的健康为原则。用浓妆来遮盖色素斑，用紧身衣来约束臃肿都不足取。既要美又要健。二者要兼顾。

头发的护理

头发的梳理：勤梳头可促进头皮血液循环，保持头发整洁。发型选择恰当，可使人增加美感。为了梳洗方便，孕妈妈最好选择短式发型，给人以朝气蓬勃的感觉。孕妈妈不宜烫发、染发。

面部皮肤的护理

颜面皮肤的保护：为了掩盖面部的黄褐斑，孕妈妈可以化淡妆，略施粉黛，用些面霜和奶液，不宜浓妆艳抹。白天外出时，应避免强烈的阳光照射。睡前做脸部按摩，可以加快血液循环，保持面部皮肤的细嫩健美。

选择舒适的衣服

选择适体的衣着：孕妈妈的衣服应以宽大舒适为原则，式样简单，易穿易脱。妊娠中后期不穿紧身的衣裙，尽量不穿衣料质地厚实的衣服或厚毛衫，否则使身体越显肥胖笨重。夏季最好穿无袖无领的衣裙，露出脖子。裤子的腰部宜略肥大，也可穿背带裤。衣服颜色协调，使身体显得修长，避免穿颜色灰暗的衣服。上装的设计可用稍加宽肩部的办法，从而使腹部不显得特别突出，可在领口装饰花边，以转移对自己腹部的注意力，显得标致漂亮。衣服的用料要求有良好的透气性，颜色应使人精神振奋，以明快色彩为好。内衣裤须选用棉织品，不宜用化纤衣料。

怀孕第28周

The Twenty-eighth Week

做个好梦吧，小宝贝

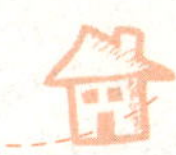

1 胎宝宝的生长

这个月的胎宝宝体重已有1100～1400克，坐高约为26厘米，几乎已经快占满整个子宫空间。他的眼睛既能睁开也能闭上，而且已形成了自己的睡眠周期。有趣的是，他甚至会把自己的大拇指或其他手指放到嘴里去吸吮。

尽管胎宝宝的肺叶尚未发育完全，但是如果这个时候早产，胎宝宝在借助一些医疗设备的前提下，已经可以进行呼吸。

一些专家认为，胎宝宝从28周左右开始就会做梦了，那么他会做一些什么梦呢？谁也不知道。但是胎宝宝大脑活动在这时是非常活跃的，大脑皮层表面开始出现一些特有的沟回，脑组织快速增殖。

2 子宫的变化

子宫现在已经到了肚脐的上方。有时候，孕妈妈会觉得子宫的生长稍稍减缓，有时候，特别是夜里，则会觉得子宫长的很快。子宫此时大约是在肚脐以上约8厘米的位置。如果从耻骨联合量到子宫底部，约28厘米。孕妈妈的体重也应该增加8～11千克了。

3 孕妈妈的改变

急剧膨大的子宫向上挤压内脏，会使孕妈妈感到胸口憋闷、呼吸困难。同时，生理性的子宫收缩使腹部胀满或变硬。本月是子宫收缩最多的时期，有的孕妈妈在傍晚时会出现足踝部浮肿现象。

此时是妊娠中毒症的多发时期，因此，初产、高龄妊娠、多胎妊娠的女性都要多加注意。妊娠中毒症的主要症状有高血压、浮肿、蛋白尿等。1周内体重增加500克以上时，便有患妊娠中毒症的可能。在此期间，如有腹痛或阴道出血现象，便可能是早产，请立即到医院诊治。

4 孕妈妈日常健康计划

现在需要每2周做一次健康检查。检查事项主要包括：体重、血压、尿检、子宫底、腹围、胎宝宝心音、内诊。

注意事项：高龄产妇患妊娠中毒症的可能性较大，所以需特别注意，尤其是患过肾病、糖尿病或身材较胖的产妇，得此症的危险性更大。在饮食方面应注意低盐、低热、高蛋白，防止身体过于肥胖。同时，应避免长时间的站立和行走。

高龄妊娠的注意事项：即使发生早产，也是可以通过慎重保育挽救婴儿的。但是，母体是胎宝宝生存的最佳环境，因此，应尽量避免早产的发生。

离分娩已经不是很遥远了，如果你还没有参加分娩课，那么也应该认真了解一下有关的知识了。

5 孕妈妈的日常饮食

补锌

产妇分娩方式与其妊娠期间血液中锌水平的高低有着密切关系。锌是人体不可缺少的微量元素之一，对人体许多生理功能的完成起着非常重要的作用，与生理代谢有关的100多种酶要靠锌来调节才能发挥生理作用。

女性怀孕以后，对锌的需求量增加。这是因为除胎宝宝生长发育和孕妈妈自身需要外，孕妈妈还要承担另一个艰巨的任务：娩出胎宝宝。孕妈妈分娩时，主要靠子宫肌ATP酶的活性，促进子宫收缩使胎宝宝顺利娩出。缺锌时，子宫收缩乏力，造成产妇无法自行娩出胎宝宝，只得借助产钳等助产术。严重收缩乏力时，则需剖宫产。

孕妈妈在整个妊娠期间应定期检查血液中的血锌浓度，并要在孕期多进食一些含锌丰富的食物如牛肉、芝麻、花生、豆类等，以利于分娩和保证母婴健康。

补铜

胎膜由羊膜和绒毛膜组成，羊膜中有胶原纤维和弹性物质，它们决定了羊膜的弹性、脆性和厚薄。近年来随着对微量元素的重视和检测方法的改进，发现胎膜早破产妇的血清铜值均低于正常破膜的产妇。这说明胎膜早破可能与血清铜缺乏有关。铜在胶原纤维和弹性蛋白的成熟过程中起关键作用，而胶原和弹性蛋白又为胎膜提供了特殊的弹性与可塑性。如果铜含量低就极易导致胎膜变薄，脆性增加，弹性和韧性降低，从而发生胎膜早破。

胎膜早破对胎宝宝非常不利。首先，可引起早产；其次胎膜早破可直接导致胎宝宝宫内缺氧。这是因为胎膜破裂羊水流尽后，子宫收缩直接作用于胎宝宝，易引起胎宝宝缺氧。如果胎膜破裂时间较长，胎膜绒毛发生炎症，也极易导致胎宝宝窘迫。胎膜早破还可增加新生儿感染的机会，破膜时间越长，胎宝宝越容易感染，出生后最常见的感染为肺炎，最后，胎膜早破可导致体重低，这可能与营养不良、代谢缺陷导致铜不足有关。

由此可见，铜对孕妈妈来说是至关重要的。人体内的铜通常以食物摄入为主。含铜量高的食物有肝、豆类、海产类、贝壳类水产品、蔬菜、水果等。若孕妈妈不偏食，多吃上述食物是不会发生铜缺乏症的，也就可以减少发生胎膜早破的危险性。

6 孕妈妈备忘录

如何预防胎宝宝巨大

一般来说，胎宝宝出生体重大于4000克者称为巨大儿。巨大儿的发生可能与遗传有关，父母身材高大，胎宝宝较大。巨大儿多见于经产妇，胎宝宝体重随分娩次数增多而增重。过期妊娠、患糖尿病的孕妈妈均可分娩巨大胎宝宝。

胎宝宝巨大无论对母体还是对宝宝的将来，都有不利的影响。这是因为巨大的胎宝宝在分娩时，由于胎宝宝过大及胎头变形差，娩出胎头以及胎肩，常感困难，需行手术助产，如处理不当，可发生子宫破裂，胎宝宝常因窘迫或手术损伤（如颅内出血）而死亡。产妇因盆底组织在分娩过程中过度伸张或撕裂，易造成子宫脱垂。对胎宝宝来讲，出生体重过大，在成人后，发生肥胖的可能性较大，许多慢性病如心血管病、高血压、糖尿病等的发生，均与肥胖有关，所以预防成人疾病应从胎宝宝做起。

因此，在孕中晚期，母亲在摄取足够营养的同时，应尽量控制过多摄入高脂肪及高热量的饮食，以预防胎宝宝巨大。

胎动比较频繁

现在开始应记录下每一次有规律的胎动，这时胎宝宝活动可能比较频繁，他会用小手、小脚在孕妈妈的肚子里又踢又打，有时还会让自己翻个身，把孕妈妈的肚子顶得一会儿这里鼓起来，一会儿那里又鼓起来。也有的胎宝宝相对比较安静。胎宝宝的性格在此时已有所显现。

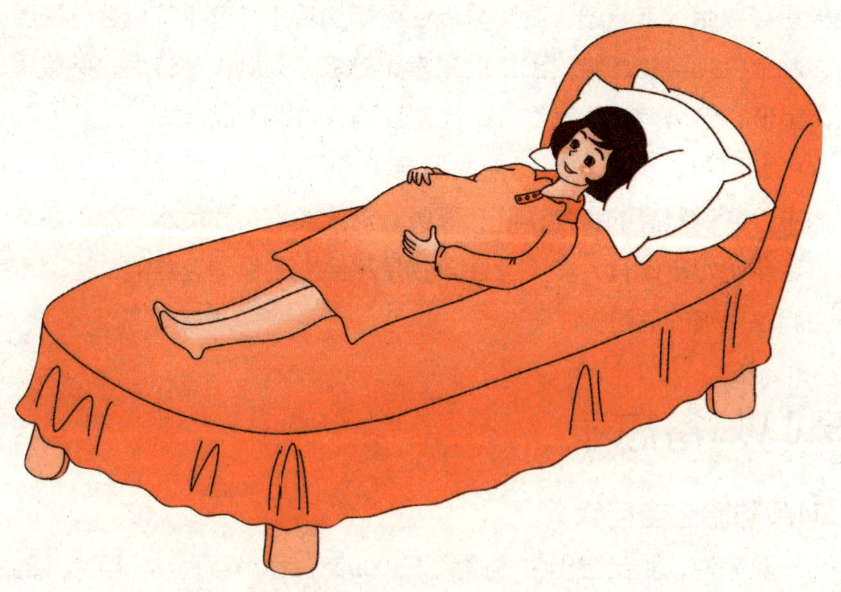

怀孕第29周

The Twenty-ninth Week

远离妊娠高血压

1 胎宝宝的生长

这时胎宝宝体重大约有1300多克，坐高为26～27厘米，如果加上腿长，身长大约已有43厘米了。这时胎宝宝的皮下脂肪已初步形成，看上去比原来显得胖一些了。手指甲也已很清晰。此时如果有光亮透过孕妈妈的子宫壁照射进来，胎宝宝就会睁开眼睛并把头转向光源，这说明他的视觉发育已相当完善。

胎宝宝越长越大，他在母体内的活动空间相对会越来越小，胎动也会逐渐减弱，但现在胎宝宝还是比较好动的。可能在妈妈想睡觉的时候，胎宝宝醒来了，在那里动个不停，搞得妈妈无法入睡；等妈妈醒来时，他却睡着不动了。

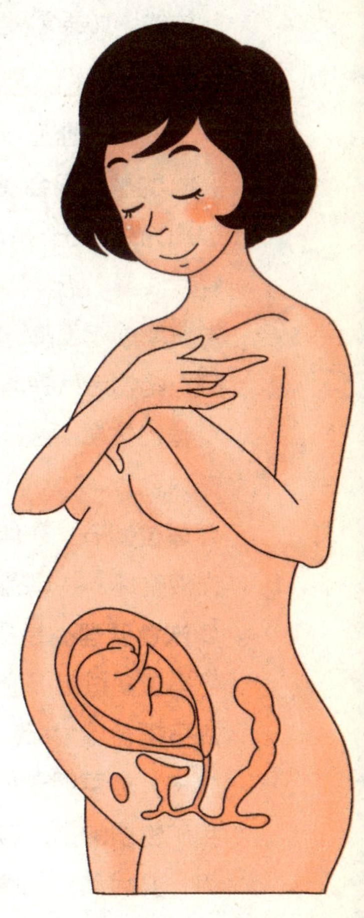

2 子宫的变化

子宫高度比肚脐高7.6～10.2厘米，从耻骨联合处量起约29厘米。

3 孕妈妈的改变

孕妈妈的体重已经增加了8.5～11.5千克。孕妈妈这时会觉得肚子偶尔会一阵阵地发硬发紧，这是假宫缩，是这个阶段的正常现象。要注意休息，不要走太远的路或长时间站立。这时需要每两周做一次检查了，最后一个月还将变成每周做一次体检。为了孕妈妈和胎宝宝的健康和安全，这是很有必要的。

4 孕妈妈日常健康计划

胎位

有的妈妈因自己的胎宝宝现在还是头朝上而担心临产时胎位不正。其实，这时的胎宝宝可以自己在妈妈的肚子里变换体位，有时头朝上，有时头朝下，还没有固定下来。大多数胎宝宝最后都会因头部较重，而自然头朝下就位的。如果需要纠正的话，产前体检时医生会给予适当指导的。

妊娠高血压综合征

妊娠高血压综合征（简称妊高征）是妊娠期最常见的特有疾病，大约9.4%的孕妈妈会发生不同程度的妊高征，其中80%以上为轻度妊高征，主要表现为高血压、蛋白尿、下肢水肿和体重增加。患者可以无明显症状或仅有轻度头晕。近年随着孕期保健知识的普及和产前检查工作的加强，妊高征的发病率略有下降，病情程度也有所降低，轻度妊高征更为多见。对轻度妊高征，药物治疗并非首选，积极有效地进行生活调理才是最主要的。

◎**适当休息**。是指劳逸结合，保证充分睡眠，防止疲劳，并不是指一定要卧床休息。

◎**体位调节**。在休息和睡眠时尽量取左侧卧位，有利于维持正常的子宫胎盘血液循环，并具有利尿、降低血压的良好效应。

◎**饮食调理**。是最重要的防治措施。首先，注意限制热量摄入过多，防止吃得过多过饱，避免引起肥胖。其次，适当减少食盐摄入，吃得清淡一点，每日摄盐量为6克。再次，限制脂肪摄入，每日摄入量小于60克，以植物油为主，炒菜时最好不用动物油脂。除了上述“三限”外，蛋白质、维生素和矿物质的摄入应当增加一些，例如蛋白质的摄入应高于平日，达80～100克，并且动物和植物蛋白各占1/2，即将豆类或豆制品与瘦肉、鱼虾等进行搭配。而水果、蔬菜、牛奶等食品，最好天天都能适量食用。

情绪稳定：也是不可忽视的重要环节。患者应保持乐观情绪，豁达开朗，不生闷气，不发脾气，不为小事斤斤计较。

临床资料表明，经过上述认真的生活调理，绝大多数轻度妊高征患者的病情都能得以缓解，无需特殊用药治疗。个别病情继续进展者可在医生指导下合理用药。

5 孕妈妈的日常饮食

在妊娠期，孕妈妈会有便秘的倾向。孕早期由于呕吐和食欲不振，补充水分不够就会引起便秘；在妊娠晚期由于变大的子宫压迫肠管也可以引起便秘。如果膳食不合理，可以使便秘更严重。便秘时，排便用劲要增大，有可能导致流产、早产和痔疮。孕妈妈是禁用泻药的，因此孕期要注意预防便秘。

1.选择含膳食纤维多的食物。如各种制作较粗糙的粮食，如糙米、荞麦、玉米；各种蔬菜，如豆芽、韭菜、油菜、茼蒿、芹菜、荠菜、蘑菇等；各种水果，如草莓、梅子、梨、无花果、甜瓜等。

2.选择含脂肪酸较多的食物。如各种坚果和植物种子，如杏仁、核桃、腰果仁、各种瓜籽仁、芝麻等。

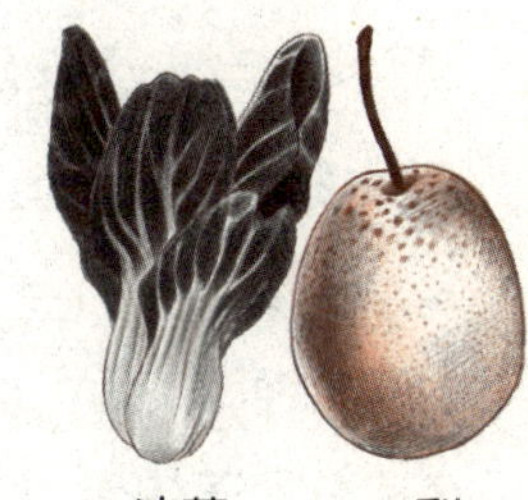
●油菜 ●梨

3.选择能促进肠蠕动的食物。如香蕉、蜂蜜、果酱、麦芽糖等。

4.选择含有机酸的食物。如牛奶、酸奶、乳酸饮料、柑橘类、苹果等。

5.选择含维生素比较丰富的食物。如动物肝脏、蛋黄、大豆、核桃、花生等。

6.选择含水分多的食物。如鲜牛奶、自己制作的鲜果汁等。

6 孕妈妈备忘录

冬季预防感冒

怀孕时与平常相比，抵抗力较差，在冬季，孕妈妈很容易感染病毒。如病毒性感冒或者流感，对于母亲可能并发肺炎、心肌炎等，对于胎宝宝可能造成各种畸形，感染次数越多、症状越重、病程越长，对于孕妈妈和腹中胎宝宝的影响就越大。所以，孕妈妈们应注意适时添衣、保持居室空气流通，自身条件允许可坚持户外锻炼，以提高机体耐寒及抗病能力，但是要注意尽量避免去空气污浊的公共场所。有的孕妈妈喜欢逛商场购物或者看演唱会、球赛等，此时应慎重行事，尽量避免到人多的公众场合。

感冒以后怎么办

1.尽量睡觉，感冒之后最重要的就是睡眠。

2.多喝热水。

3.摄取有营养的温热饮食。

4.适当补充维生素C。

5.不要照自己的判断服用药物，即使是常服的药物也要小心。

6.症状严重时要及时就诊。就诊时一定要告诉医生自己怀孕了，请医生开一些可以安心服用的药物。

冬季日常生活注意事项

除此以外，孕妈妈在冬季的日常生活中还要注意：

1.避免睡眠不足。体质好的时候，即使病毒侵入体内也会被击溃。

2.注意营养均衡。尤其注意摄取维生素类。

3.适度的运动。一直躲在家中，抵抗力会减弱。

4.外出回来以后要漱口，因为感冒是从鼻子和喉咙开始感染的。

5.注意室温差。从温暖的房间突然走到寒冷的户外容易感冒，在没有暖气的房间稍微待上一阵子再外出。洗澡着凉也很容易感冒。

冬季活动的注意事项

不要因为寒冷就缩在家里，一动不动。越来越多的证据表明，孕期缺少阳光照射而造成维生素D缺乏会影响胎宝宝的大脑发育，要知道冬日的阳光是无价之宝，让我们赶快接受大自然宝贵的恩赐吧，尽情沐浴在冬日温暖的阳光里！即使待在家，也可以通过做家事、做体操来活动身体。活动的好处是可以储备生产的体力，防止孕妈妈过度发胖，并且增强抵抗力。冬季活动，孕妈妈要注意以下几点：

南方城市很少见到下雪，而北方城市道路积雪现象则比较严重，孕妈妈们要穿防滑的鞋子，外出特别要当心意外摔倒以防伤及腹中胎宝宝造成流产、早产、胎盘早剥等情况的发生。

运动或外出旅行时同样应注意上述问题，一旦出现剧烈下腹疼痛、阴道流血、阴道流液，以及头晕心慌等异常情况应立即急诊就医。

冬季的生活细节

室内暖气、空调是保暖的有力武器，但是特别要当心室内二氧化碳气体积聚导致机体缺氧，甚至煤气中毒等恶性事故发生，勤开窗、勤通风是很好的防范措施。

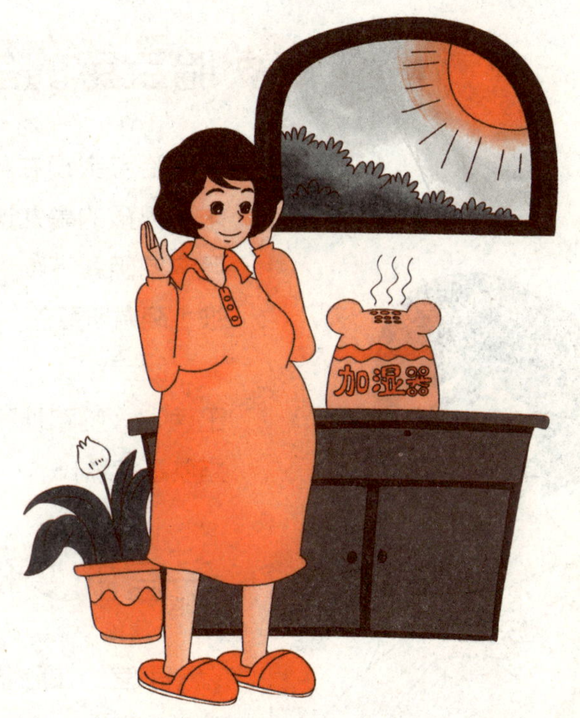

冬季皮肤干燥，很容易缺水、瘙痒，孕妈妈要注意皮肤清洁、保湿，可以选用一些中性温和的孕妈妈专用洁肤产品和润肤乳液，并进行适当按摩，以保持皮肤的良好状态。

在寒冷的冬季，我们比其他季节更离不开家用电器，孕妈妈也不例外，但要知道人体长期处在电磁波的辐射下，会导致多种疾病，而孕妈妈对于电磁辐射更为敏感，极有可能造成胎宝宝畸形、流产、早产等不良结局。微波炉、电热毯、手机以及电视机等都是些无形的杀手，孕妈妈们应该对它们适当回避，必要时可选用适合自己的防护用品！

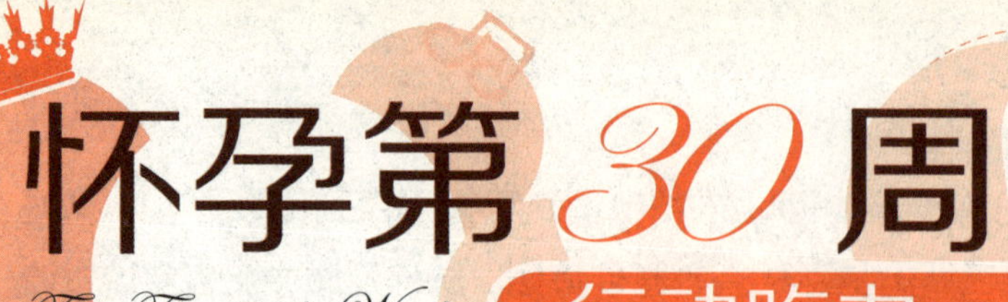

怀孕第30周

The Thirtieth Week

行动吃力、呼吸困难——艰难时期

1 胎宝宝的生长

胎宝宝现在约重1500克，从头到脚长约44厘米。男孩的睾丸这时正在从肾脏附近的腹腔、沿腹股沟向阴囊下降，女孩的阴蒂已突现出来，但并未被小阴唇所覆盖，那要等到出生前的最后几周。

胎宝宝头部还在增大，而且这时大脑发育非常迅速。大脑和神经系统已发达到了一定程度。皮下脂肪继续增长。

2 子宫的变化

子宫约在肚脐上方10厘米，从耻骨联合量起，子宫底高约30厘米。

3 孕妈妈的改变

孕妈妈这时会感到身体越发沉重，肚子大得看不到脚，行动越来越吃力，这时孕妈妈还会有呼吸困难，胃部不适的现象出现。这时一旦发生不规律宫缩应立刻停下来休息，最好每天睡个午觉。

孕妈妈日常健康计划

最好不要涂口红

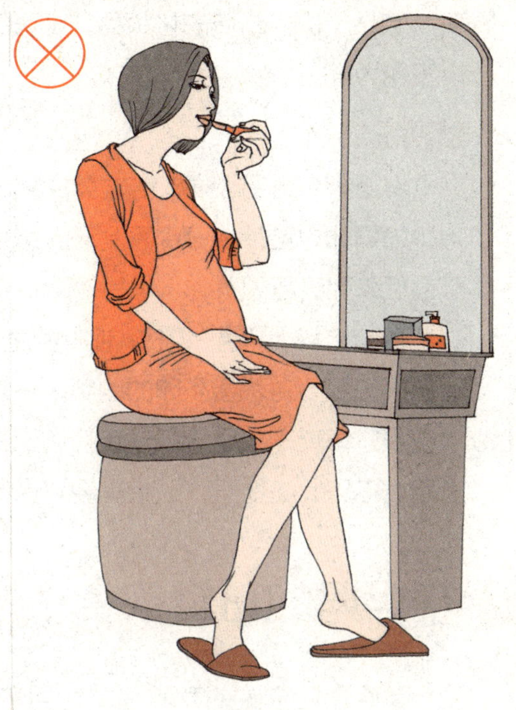

口红的主要原料是各种油脂、蜡质、颜料和香料等。其中油脂最常用的是羊毛脂。羊毛脂既能吸附空气中各种危害人体的重金属微量元素，又能吸附能进入胎宝宝体内的大肠杆菌等微生物，同时还有一定的渗透作用。因此，孕妈妈涂抹口红以后，空气中一些有害物质就容易吸附在嘴唇上，并在说话和吃东西时随着唾液侵入肌体内，从而伤害到体内的胎宝宝。所以，为了生下健康的宝宝，孕妈妈最好不涂口红。

慎用染发剂

染发剂不仅是导致皮肤癌的危险因素，而且还会诱发乳腺癌和胎宝宝畸形。因此，怀孕以后使用染发剂时一定要慎重。

慎用含维甲酸的化妆品

维甲酸即维生素甲酸，能促进上皮代谢，可使上皮细胞增生、分化和角质溶解，因此常用于治疗白斑、多发性寻常疣以及角化异常等各种皮肤病。维甲酸本系外用药物，由于其具有推迟皮肤老化、防止皮肤角化、促进上皮细胞代谢以及治疗痤疮等作用，因此，国内外已把它加入化妆品中。

但是必须注意维甲酸具有致胎宝宝畸形的作用。局部涂擦此类化妆品对皮肤穿透力强，可经皮肤吸收，孕妈妈使用有引起胎宝宝脐疝、膈疝、心包缺损以及右上肢发育不全等畸形的危险。据此，孕妈妈或即将妊娠的育龄女性都不得使用含维甲酸的化妆品。市场上的化妆品绝大部分不标明其主要成分，给孕妈妈选择带来较大困难。一般具有治疗痤疮，防止皮肤角化、推迟皮肤老化、价格昂贵的化妆品，都可能含维甲酸，孕妈妈要慎重对待，最好以不用为好。

慎用洗涤剂

洗涤剂中含有As或LAs之类的化学物质，可通过皮肤吸收到达输卵管。当孕妈妈体内这种成分积累到一定浓度时，可使结合不久的受精卵变形，甚至最后杀死受精卵。

目前市场上销售的洗涤剂之类物质中含As或LAs的浓度为20%左右。因此，人们必须对杀害孕卵的凶手——洗涤剂之类化学物质保持高度警惕，对夫妻双方都查不出明显不孕症病因的情况，女方应在月经周期的后半期尽量少用或不用此类物质，以免其破坏受精卵而导致怀孕失败。

5 孕妈妈的日常饮食

孕晚期胎宝宝的营养需求达到了最高峰，孕妈妈需要摄入大量的蛋白质、维生素C、叶酸、B族维生素、铁质和钙质，每天大约需要200毫克的钙用于胎宝宝的骨骼发育。这时胎宝宝的骨骼、肌肉和肺部发育正日趋成熟。

不宜吃热性香料

八角茴香、小茴香、花椒、胡椒、桂皮、五香粉、辣椒粉等热性香料都是调味品，但孕妈妈食用这些热性香料，其性大热且具有刺激性，很容易消耗肠道水分，使胃肠腺体分泌减少，造成肠道干燥、便秘。肠道发生秘结后，孕妈妈必然用力屏气解便，这样就引起腹压增大，压迫子宫内的胎宝宝，易造成胎动不安，胎宝宝发育畸形、胎膜早破、自然流产、早产等不良后果。所以，孕妈妈不宜吃热性香料。

孕妈妈吃冷饮要有节制

孕妈妈在怀孕期，胃肠对冷的刺激非常敏感。多吃冷饮能使胃肠血管突然收缩，胃液分泌减少，消化功能降低，从而引起食欲不振、消化不良、腹泻，甚至引起胃部痉挛，出现剧烈腹痛现象。

孕妈妈的鼻、咽、气管等呼吸道黏膜往往充血并伴有水肿，如果大量贪食冷饮，充血的血管突然收缩，血液减少，可致局部抵抗力降低，使潜伏在咽喉、气管、鼻腔里的细菌与病毒乘机而入，引起嗓子痛哑、咳嗽、头痛等，严重时能引起上呼吸道感染或诱发扁桃体炎。

另外，胎宝宝对冷的刺激也很敏感，当孕妈妈喝冷饮时，胎宝宝会在子宫内躁动不安，胎动变得频繁。因此，孕妈妈吃冷饮一定要有所节制。

6 孕妈妈备忘录

空气污染的危害

美国一项研究表明，空气污染可危害孕妈妈子宫中的胎宝宝，导致胎宝宝基因发生突变，增加其未来罹患癌症的风险。

美国哥伦比亚大学研究人员在专业医学杂志上报告说，他们调查了纽约低收入社区60名不吸烟的孕妈妈和她们新生儿的情况，测量了这些孕妈妈在孕期最后3个月中所吸入的空气受车辆尾气等有害气体污染的程度，并检测

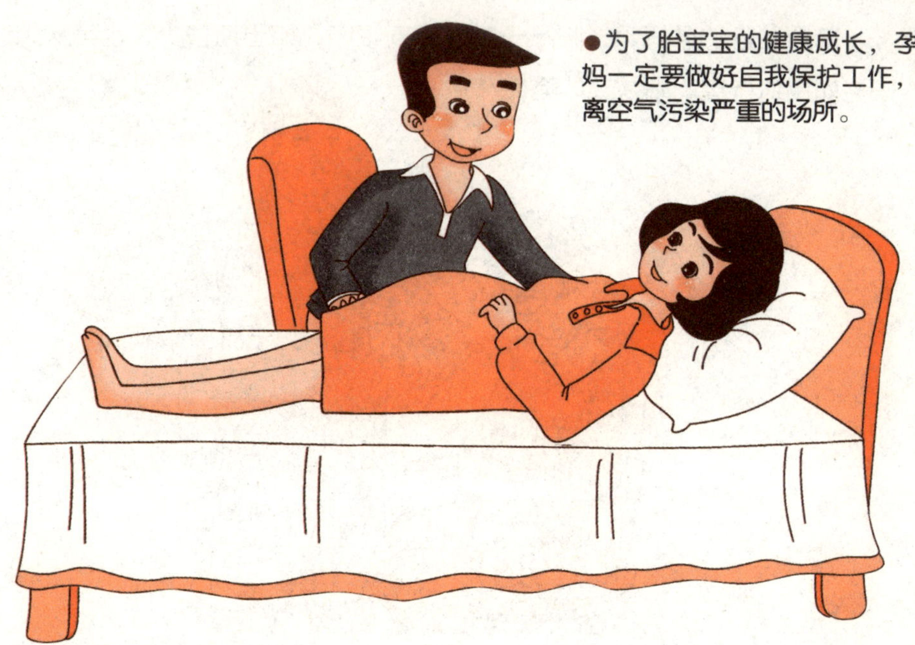

●为了胎宝宝的健康成长，孕妈妈一定要做好自我保护工作，远离空气污染严重的场所。

了新生儿脐带血液中的染色体。经过对比之后，研究人员发现，吸入污染程度较重的空气的孕妈妈，其新生儿发生的持久性基因突变的概率比正常水平增加了大约50%。

了解一下胎盘前置

孕妈妈的胎盘在正常情况下应位于子宫底、子宫前后壁或左右壁，若位于子宫下段，遮盖子宫颈内口者，称为前置胎盘。根据宫颈与胎盘的关系分类，前置胎盘有两类：

1.部分性前置胎盘，胎盘仅遮盖子宫颈口的一部分。

2.完全性前置胎盘，胎盘全部遮盖于子宫颈口上。

前置胎盘惟一症状是妊娠8个月后或分娩时，不明原因的无疼痛的反复阴道出血。引起出血是因胎盘不在子宫上部，而在子宫下部。到妊娠后期，子宫下段逐步扩张、变薄。临产时，宫口扩张，如胎盘附着于子宫下部，随着子宫下部的伸展，胎盘的一部分会剥离，从而引起出血。前置胎盘的主要危险是出血过多，一旦出血较多，就不能继续妊娠，需立即做剖腹产，通常造成胎宝宝未成熟就娩出。前置胎盘多发生在生宝宝过多、过密和多次做人工流产或子宫内膜有损伤以及患有子宫肌瘤的女性。

前置胎盘的孕妈妈，临产一般是做剖腹产，如出血量少，也可从阴道分娩，如出血严重，则须立即输血。

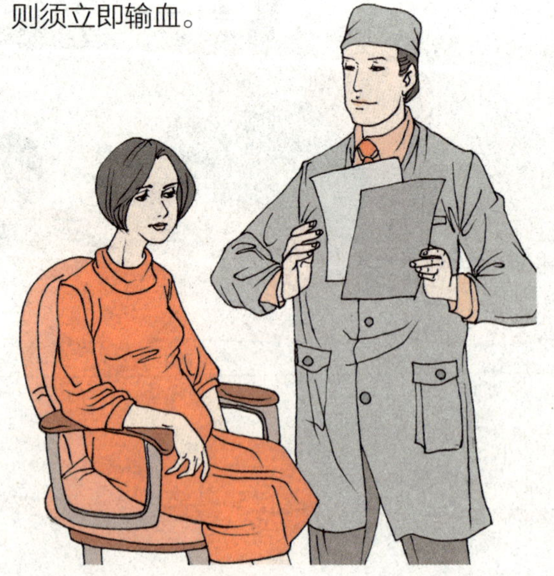

怀孕第31周

The Thirty-first Week

宝宝的"房子"变小了

1 胎宝宝的生长

这时胎宝宝的身长增长减慢而体重增加现在他大约有1600克了，胎宝宝的肺部和消化系统已经基本发育完成，身长增长减慢而体重迅速增加。这周胎宝宝的眼睛时开时闭，他大概已经能够看到子宫里的景象，也能辨别明暗，甚至能跟踪光源。如果你用一个小手电照射腹部，胎宝宝会转过头来追随这个光亮，甚至可能会伸出小手来触摸。现在胎宝宝周围大约有850毫升的羊水，但随着胎宝宝的增大，他在子宫内的活动空间越来越小了，胎动也有所减少。

2 子宫的变化

这时子宫已经上升到了横隔膜处，距肚脐11厘米，子宫高度为31厘米。

3 孕妈妈的改变

这时子宫底已上升到了横膈膜处，孕妈妈会感到越发的呼吸困难，喘不上气来。吃下食物后也总是觉得胃里不舒服。但是光明即将出现，情况很快会有所缓解。大约到34周左右，胎宝宝的头部开始下降，进入骨盆，到达子宫颈，这是在为即将到来的分娩做准备。那时，孕妈妈就会觉得呼吸和进食舒畅多了。

4 孕妈妈日常健康计划

●孕妈妈在孕期要注意远离小动物，避免弓形虫感染。

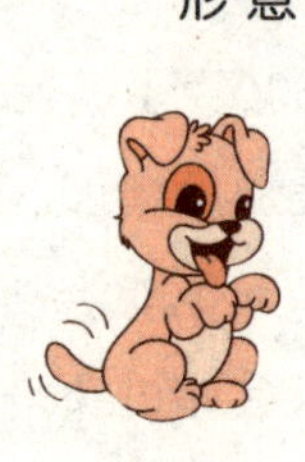

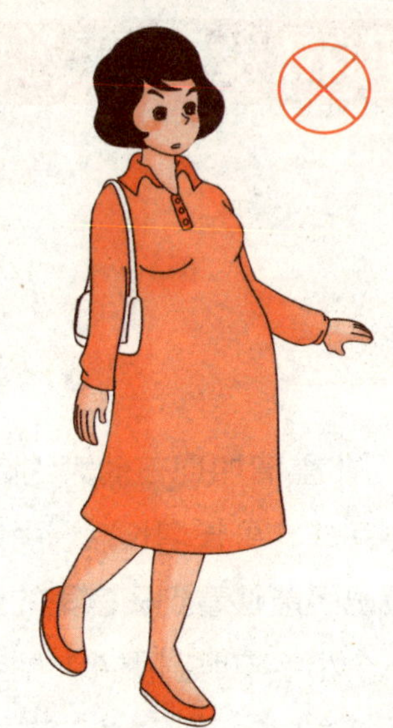

有的孕妈妈喜欢小动物，总把它们抱在怀里，与之亲昵，其实这些小动物常常可以致病。

动物身上有一种弓形体原虫寄生，可通过动物的身体和排泄物传染给孕妈妈。若在妊娠期感染弓形体，就会通过胎盘感染胎宝宝。如果感染发生在妊娠早期，就可能导致流产、胎宝宝发育异常；若感染发生在妊娠晚期，对胎宝宝大脑损害就会很严重，阻碍胎宝宝大脑的发育，结果造成脑积水或畸形。尤其是怀孕后才开始饲养小动物，孕妈妈身体抵抗力低，最易受到感染。所以，为了优生，孕妈妈不要和小动物接触。

5 孕妈妈的日常饮食

鱼类是一种重要的动物性食物，营养价值高，味道鲜美，容易消化，营养素也易吸收，对胎宝宝脑及神经系统的发育非常有益。

鱼肉组织柔软细嫩，比畜禽肉更易消化。鱼类蛋白质含量丰富，利用率极高，85%～90%为人体需要的各种必需氨基酸，而且比例与合成人体蛋白质的模式也极相似。

鱼类脂肪含量不高，但鱼类脂肪不饱和脂肪酸的熔点低，消化吸收率达95%左右。海鱼中不饱和脂肪酸高达70%～80%，有益于胎宝宝大脑和神经系统的发育。鱼肉中含无机盐稍高于肉类，是钙的良好来源。而且海产鱼类的肝脏中含有丰富的维生素A、B族维生素、维生素D。

6 孕妈妈备忘录

了解早产

早产是指妊娠满28周，不足37周之间的分娩者。在这个时期娩出的早产儿，如果保育条件相当好有可能存活下来。

母体方面造成早产的原因多为子宫颈管发育不良、子宫畸形、子宫肌瘤及合并妊娠高血压综合征等。另外，也有母体腹部受压或活动过度而破水引起阵痛后早产。胎宝宝方面的原因多为双胎或多胎妊娠、羊水过多症、胎膜早破、胎盘早剥、前置胎盘、胎盘功能不全等。

因为胎宝宝是在足月前娩出的，体重多不到2500克。胎宝宝各器官尚没发育成熟，生活能力特别弱。所以必须要在保育箱内抚育。

流产的症状是下腹（增大子宫）发紧，随之出现阵痛而破水。随着阵痛的加剧胎宝宝及胎盘娩出。胎宝宝娩出时多有胎位异常情况。

当出现了阵痛时，孕妈妈要绝对保持安静，破水时要平卧，超过12小时要使用抗生素。如果母亲体温高，怀疑有子宫腔内感染或者有胎宝宝宫内死亡、胎盘早剥、前置胎盘、重症妊娠高血压综合征和糖尿病时，应当迅速中止妊娠，要听从医生的安排。

平时预防的话应当做到注意休息，不要做增加腹压的各种活动和工作，避免导致腹泻和便秘的各种因素。如果有子宫颈松弛时应当及时去医院进去检查。

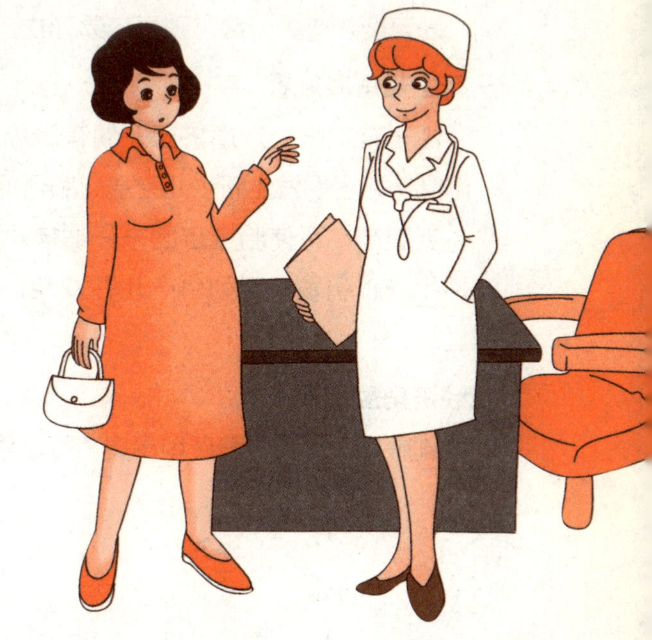

有先兆早产的征兆的孕妈妈住院后进行保胎治疗，仍会有30%～50%的人难免早产。早产儿体重不到2500克，妊娠周数不满34周，多发生死亡或者并发呼吸功能障碍、颅内出血

或低血糖症等。所以说，新生儿死亡原因中最主要的是早产，因此预防早产非常重要。

谨慎选择剖宫产

现在，人们都在说剖宫产的种种好处：婴儿的脑部避免了阴道挤压，智力高于自然产儿，其头型更为漂亮；剖宫产使阴道不至于松弛，有利产后夫妻性生活和婚姻质量；剖宫产有利于保持体形。

剖宫产的好处虽然避免了自然分娩过程的疼痛，但相对于它带给母婴的并发症和后遗症来说便显得不可取，剖宫产只能限于产妇和婴儿的病理因素的补救手术。

从技术角度来看

手术增加产妇大出血和感染的可能性，产后出现各种并发症的可能性是自然分娩的10多倍，疼痛和恢复时间也较长。

剖腹产创伤面大，产妇易患羊水栓塞，羊水进入血液威胁产妇生命，它是近年产妇一大死因，也给日后再孕带来了难度，即便3年后再次怀孕，子宫也存在破裂的可能性；

由于手术后需要禁食，明显影响母乳喂养，对刚脱离母体的婴儿十分不利，一旦婴儿有先天缺陷则更容易死亡。

从新生儿角度来看

由于宝宝未经产道挤压，偶有胎肺液不能排出，出生后即患上所谓的“湿肺”，容易发生新生儿窒息、肺透明膜等并发症。

剖腹产也可使胎宝宝因未仔细核对预产期是否真正达到成熟而造成医源性早产，引发一系列早产儿并发症，如颅内出血、视网膜病，甚至发生死亡。

从经济角度出发

剖腹产费用和保养费用昂贵，是自然生产的2～3倍。

怀孕第32周

The Thirty-second Week

宝宝的东西准备好了吗

1 胎宝宝的生长

胎宝宝已经32周了，他的身体和四肢还在继续长大，最终要长得与头部比例相称。胎宝宝现在的体重为2000克左右，全身的皮下脂肪更加丰富，皱纹减少，看起来更像一个婴儿了。

胎宝宝的各个器官继续发育完善，肺和胃肠功能已接近成熟，已具备呼吸能力，能分泌消化液。胎宝宝喝进的羊水，经膀胱排泄在羊水中，这是在为他出生以后的小便功能进行锻炼。

现在胎宝宝动得次数比原来少了，动作也减弱了，再也不会像原来那样在肚子里翻筋斗了。这是因为胎宝宝身体长大了许多，妈妈子宫内的空间已经快被占满了，他的手脚动不开了。即使如此，胎宝宝还要继续长大，而且在出生前至少还要长1000克左右。

2 子宫的变化

胎宝宝把头慢慢转向骨盆下方，子宫内空间变小，子宫底开始压迫孕妈妈胃部。

3 孕妈妈的改变

这个月孕妈妈的体重增加了1.3～1.8千克，最后这个时期，孕妈妈的体重每周增加0.5千克也是很正常的，因为现在胎宝宝的生长发育相当快，他正在为出生做最后的冲刺。这时孕妈妈会感到很疲劳，休息不好，行动更加不便，食欲因胃部不适也有所下降。阴道分泌物增多，排尿次数也增多了。

4 孕妈妈日常健康计划

产前检查

现在需要每2周做一次产前检查了，检查事项主要包括：体重、血压、尿检、子宫底、腹围、胎宝宝心音、血液、超声波检查、内诊。

孕晚期应注意的睡眠姿势

孕晚期的孕妈妈在仰卧睡眠时，会突然感到胸闷，喘不过气来，并且会伴有头晕、恶心、呕吐等症状。而当体位改为侧卧时，这些症状就会很快消失。这是因为怀孕后，由于胎宝宝在母体内不断生长发育，为了满足和适应胎宝宝生长发育的需要，孕妈妈全身生理功能和解剖结构都会发生一些变化，尤以生殖系统中子宫的改变较为明显，子宫逐渐长大，子宫体由扁平梨状变为圆柱状，在妊娠末期子宫体积可达到32×24×22厘米大小，其容量可增大到3000~4000毫升，子宫本身重量也可增加到1千克左右。经子宫的血流量，在足月的时候，每分钟可达500~700毫升。偌大一个子宫，必然对周围脏器，包括心脏、肺脏、泌尿器官等都有所推移或者压迫。

孕妈妈仰卧时，增大的子宫会压迫其后面的腹主动脉，影响子宫动脉的血量，造成胎盘供血不足，直接影响胎宝宝的生长发育。若孕妈妈已患妊娠中毒症，本身已有胎盘血管痉挛，供血不足，对胎宝宝的生长发育已经有明显影响，若孕妈妈仍旧仰卧，就会进一步加重对胎宝宝的影响，甚至造成死胎。孕妈妈仰卧时还会压迫下腔静脉，使回流到心脏的血液量急剧减少，造成心搏出量减少，对全身各器官的供血量也明显减少，产生胸闷、头晕、恶心呕吐、血压下降等症状。

仰卧位还会造成下肢及阴部的静脉曲张、水肿。所以孕妈妈以左侧卧为好，左侧卧位可减轻向右侧旋转的子宫对右侧输尿管的压迫，降低右侧肾盂积水肾炎的发生率，对孕妈妈及胎宝宝均极为有利。如果孕妈妈比较长时间地用枕头、毛毯等物垫放在右侧髋部，使骨盆向左倾，同样会起到左侧卧位相同的效果。

孕妈妈应注意睡眠时间

妊娠期孕妈妈睡眠时间应比平时多1～2小时，最低也不要少于8小时。睡眠是消除疲劳的主要方式，这是生理需要。白天从事各种工作，晚上应停止工作去睡眠，让体力、脑力得到恢复。

如果睡眠不足，会引起疲劳过度、身体抵抗力下降，不能对抗外来的细菌或病毒感染，从而发生各种疾病；睡眠时间的长短根据每一个人的实际情况而定，有些人仅睡5～6小时就能使体力得到恢复，有的则需要较多的时间；正常成人一般需要8小时，而孕妈妈因身体各方面变化，容易感到疲劳，睡眠时间应比平时多；怀孕7～8个月后，每天中午最好保证有1小时的午睡时间，但午睡要有个限度，最多不能超过2小时。

有些仍在工作的孕妈妈睡不了午觉，在晚上就更需要多一些时间睡觉或在工作岗位上注意休息。千万别为了工作就不顾睡眠，这样会严重影响胎宝宝的生长发育。

5 孕妈妈的日常饮食

孕妈妈忌吃黄芪炖母鸡

孕妈妈，尤其是要临产的孕妈妈，吃黄芪炖母鸡后，容易引起过期妊娠，胎宝宝过大而造成难产，不得不做会阴侧切、用产钳助产，甚至剖宫来帮助生产，给孕妈妈带来痛苦，同时也有可能损伤胎宝宝。孕妈妈食用黄芪炖母鸡造成难产，是由于黄芪有益气、升提、固涩作用，干扰了妊娠晚期胎宝宝正常下降的生理规律。黄芪有助“气壮筋骨、长肉补血”的功效，加上母鸡本身是高蛋白食品，两者起滋补协同作用，使胎宝宝骨肉发育生长过猛，造成难产。黄芪有利尿作用，通过利尿，羊水相对减少，以致延长产程。

孕妈妈忌吃糯米甜酒

糯米甜酒和一般酒一样，都含有一定比例的酒精。与普通白酒的不同之处是，糯米甜酒含酒精的浓度不如烈性酒高。但即使是微量酒精，也可以毫无阻挡地通过胎盘进入胎宝宝体内，使胎宝宝大脑细胞的分裂受到阻碍，导致其发育不全，并可造成中枢神经系统发育障碍，而形成智力低下和某些器官畸形，如小头、小眼、下巴短，甚至可发生心脏和四肢畸形。

孕妈妈喝酸奶要注意

酸奶是将消毒牛奶加入适当的乳酸菌，放置在恒温下经过发酵制成的。由于酸牛奶改变了牛奶的酸碱度，使牛奶的蛋白质发生变性凝固，结构松散，容易被人体内的蛋白酶消化。

另外，牛奶中的乳糖经发酵，已分解成能被小肠吸收的半乳糖与葡萄糖。因此可避免某些人喝牛奶后出现的腹胀、腹痛、稀便等乳糖不耐受症状。由于乳酸能产生一些抗菌作用，因而酸牛奶对伤寒等病菌，以及肠道中的有害生物的生长繁殖有一定的抑制作用，在人肠道里能合成人体必需的多种维生素。因此酸牛奶更含有别具一格的丰富营养，对孕妈妈、产妇更为适宜。但是，切不可把保存不当受到污染而腐败变酸的坏牛奶当做酸奶喝。

不要盲目食用鱼肝油和钙制剂

有些孕妈妈为了使胎宝宝健康，盲目地大量服用鱼肝油和钙制剂。这样对体内胎宝宝的生长是很不利的。

因为长期大量食用鱼肝油和钙制剂，会引起食欲减退、皮肤发痒、毛发脱落、眼球突出、血中凝血酶原不足及维生素C代谢障碍等。同时，血中钙浓度过高，会出现肌肉软弱无力、呕吐和心律失常等，这些对胎宝宝生长都是没有好处的。胎宝宝的牙滤泡会在宫内过早钙化而萌出。因此，孕妈妈不要随意服用过量鱼肝油和钙制剂。如果因治病需要，应按医嘱服用。

6 孕妈妈备忘录

为宝宝准备的居住环境和用具

环境

宝宝睡觉的地方，以母亲的视线能够看得见的地方为先决条件。

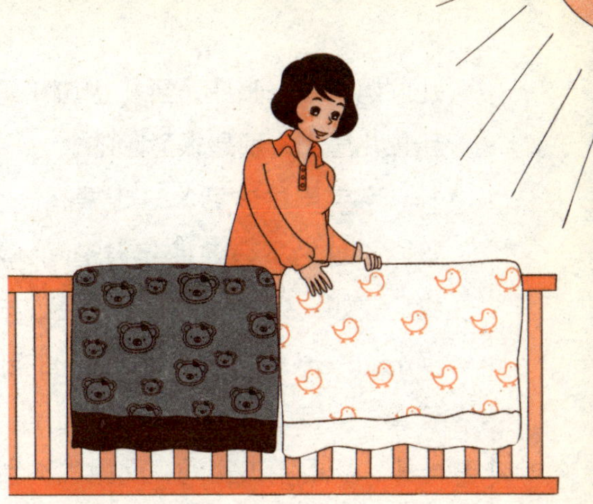

其环境应注意的事项是：

不会有东西摔落到床上或被子上，而且挂在天花板上的玩具，最好不要在宝宝的正上方，可以稍微偏离一点。宝宝睡觉的地方，最好安静明亮，不过，千万不要选择阳光会直接照射的地方。

室内温度以20℃～25℃最为理想，湿度最好维持在50%～60%。

婴儿床

让宝宝睡在婴儿床里，可以说是最安全舒适的。不过，有的母亲会为了晚上喂奶及换尿布方便，而将宝宝放在身边睡觉。

父母亲睡觉的床与婴儿床，最好同样距离地板约50厘米的高度。因为这么一来，母亲即使不弯着身子也可以看到宝宝，可以说是相当方便的。选择小床时要注意床的大小和安全性能。床的大小可根据房间的大小而定。

床罩
（根据季节与气温的不同选择组合使用）
↓
棉垫
↓
防水用垫
↓
床垫
↓
婴儿床

小床应以结实安全为原则，婴儿床的四周要有围栏。栅栏的间隔不能太大，否则宝宝头就会伸出来。其高度以高出床垫50厘米为宜。不要太低，以免宝宝抓住栅栏站起时，会有翻出床栏掉下来的危险。

床上的用品与成人相仿，有盖被和褥子，被子最好用棉布做成被套，便于洗涤。褥子上可垫一块塑料布或尿不湿，以避免大小便的污染。被子盖完后最好拿开，否则当宝宝睡醒时，宝宝会踩着被子当台阶往栅栏上爬，弄不好就会掉下去。如果新生儿同妈妈睡一张床，至少也应和妈妈分盖两条被子，以免妈妈在熟睡中压到新生儿身上，那是很危险的。

宝宝出生之后，一定要有一个柜子专门放置宝宝的尿布、内衣、毛巾等。不过为了有效地节省空间，最好能够巧妙地运用原本就有的家具或器物。譬如：经常使用的毛巾及纱布等，不妨分别放入小篮子里。至于经常要换洗的尿布，则可以放入藤制的笼子里，无论是拿或放都相当的简单方便。其实，宝宝即使没有专用的柜子，也可以充分利用放置小东西的抽屉。如此一来，不但不占空间，而且也不会和其他家具有不协调的感觉。

尿布

尿布是新生儿和宝宝的重要用品，因此用料以柔软、吸水性好、耐洗的棉布为好。颜色宜淡，最好用白布，以便于观察大小便的颜色，有人用旧被单做尿布，如果柔软也可以使用，但必须进行消毒处理。有人使用纸尿片，比较方便、卫生，但价格较贵，可根据自身经济条件选择使用。

尿布形状有两种：长方形和正方形。最普遍的采用正方形。正方形尿布的边为70～80厘米，多折成三角形使用，故也称三角形尿布。长方形尿布宽约35厘米，长100～120厘米，对折成细长条，做成圈形使用。

尿布的折叠有许多方法，新生儿最好以三角裤式为宜。如像缠腰布似的垫尿布法，既不利于防止髋关节脱位，也不利于小儿的活动。即便使用，则男孩可将厚的垫在前面，女孩可将厚的垫在后面。另外，有时还可以做一些棉尿布，垫在单尿片的下面。可做成方形，内絮棉花。

一个宝宝约需要单尿布20块，棉尿片6片，还需要勤洗、多晒才够换。

衣服

新生儿的内衣，最好选择吸水性好、柔软不伤皮肤的棉布织品，颜色宜浅淡以便容易发现污物。式样以我国常用的斜襟式为合适，最好前面稍长些，后面稍短些，可避免大便的污染。衣袖宜宽大，因新生儿四肢屈曲，袖子较细，不容易伸入。衣缝要少，且要将缝口往外翻。衣服上不宜钉扣子，以免擦伤皮肤，可用细布条系在侧身。因小儿颈部较短，加之新生儿容易吐奶，因此衣服最好不要有领。

0～3个月
4个月以后
尿布30片
连身装2～3件
小棉背心1件
棉斗篷1件
小棉背心1件
连身背心1件
背心1件
尿裤3～4件
内衣4件
长内衣2～3件
尿布套4～5件
帽子1件
棉斗篷1件
棉背心1件
毛巾2～3块
尿布30～40组
套衣或衬衣4～5件
羊毛上衣或有帽子的上衣2～3件

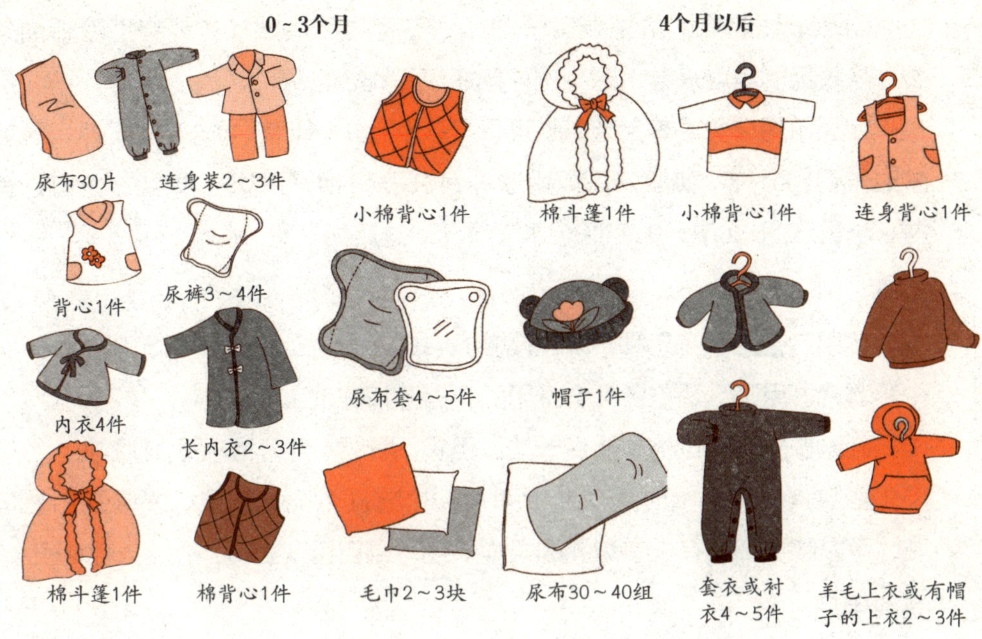

洗澡用品

由于宝宝的分泌物很多，所以每天都必须洗澡。为了避免抵抗力弱的宝宝受到细菌感染，宝宝最好有自己专用的盥洗用具。

宝宝可以在塑料浴盆（买一个边沿较宽的浴盆，可以将胳膊依托在上面）、盘状器皿或盥洗盆里洗澡，母亲可以在低矮的桌子旁坐着，在较高的桌子旁站着、或坐在高凳上给宝宝洗澡、穿衣。

肥皂，要买药性不大的肥皂、香皂。要准备较长的棉签，用来清除宝宝鼻孔里的干鼻涕，或者用潮湿的手纸揉成卷，用来擦净耳朵外部。

婴儿爽身粉对避免皮肤摩擦有点用处，但是多数时候却用不上（硬脂酸锌粉对宝宝无益，因为如果吸到肺部会引起肺部炎症）。爽身粉在使用时要小心（先抖在你的手心里），这样就不会在宝宝面部周围扬起一阵粉雾。

奶瓶

奶瓶至少也要买3个，用于偶尔喂些奶制品、水和果汁。奶嘴固定在塑料螺圈里。在不喂奶的情况下，应该把奶嘴头朝里放入奶瓶，并在开口处用塑料盖盖上。

耐热玻璃奶瓶的价格要贵一些，则不容易因突然加热或突然冷却而碎裂，从长远的角度来看，购买这种奶瓶还是比较合算的。

如果不用母乳喂养宝宝，还需要至少买上9个能装240毫升的奶瓶。开始的时候得用6～8个奶瓶。可以用这种240毫升的奶瓶喂水、果汁。不过，有些家长喜欢用120毫升的奶瓶喂水、果汁。这种奶瓶有2～3个即可。

奶嘴

如果宝宝用人工奶喂，那就需要11～12个奶嘴，如果用母乳喂养，5～6个奶嘴就够用了。还需要几个备用的，以防掉在地上。

硅酮橡胶奶嘴价格是要贵一些。但它不怕烫，也不怕受奶脂腐蚀。

多数人使用奶嘴时喜欢在上面扎一个或几个孔。如果奶嘴吸孔老是堵塞，可以购买那些有十字吸孔的奶嘴，还可以自己在奶嘴上扎上十字吸孔。

其他用品

其他用品如长把勺，用于搅拌；量勺，要准备一套。如果你要自己配制奶制品，或者要调奶粉和其他粉状食品，可用它来量一量白糖或糖浆；奶瓶刷和奶嘴刷，二者都很有用；开罐刀，打孔式的开罐刀使用最方便；夹钳，这种夹钳在夹住奶瓶的部位包着一层塑料或橡胶，用来夹热奶瓶很实用。

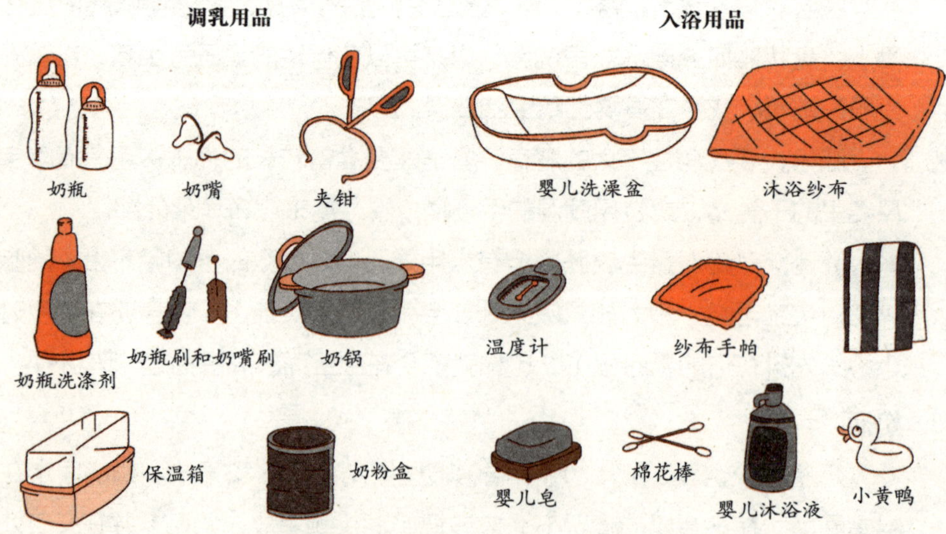

怀孕第33周

The Thirty-third Week

圆润可爱的小宝贝

1 胎宝宝的生长

现在胎宝宝体重大约已有2000克了，身长约为48厘米。孕妈妈子宫里的空间已显得很拥挤，胎宝宝的活动余地也小多了。这时胎宝宝皮下脂肪已较前大为增加，皱纹减少，身体开始变得圆润。胎宝宝的呼吸系统、消化系统发育已近成熟。有的胎宝宝头部已开始降入骨盆。

有的胎宝宝已长出了一头胎发，也有的头发稀少，前者并不意味着将来宝宝头发就一定浓密，后者也不意味着将来宝宝头发就一定稀疏，所以不必太在意。胎宝宝的指甲已长到指尖，但一般不会超过指尖。

如果是个男孩，他的睾丸很可能已经从腹腔降入了阴囊，但是也有的胎宝宝的一个或两个睾丸在出生后当天才降入阴囊，别担心，绝大多数的男孩都会是正常的。如果是个女孩，她的大阴唇已明显隆起，左右紧贴。这说明胎宝宝的生殖器官发育也已近成熟。

2 子宫的变化

子宫向上挤压心脏和胃，引起心跳、气喘，或者感觉胃胀，没有食欲。

3 孕妈妈的改变

妈妈体重大约每周增长250克，主要是因为胎宝宝在出生前的最后七八周内体重猛增，这段时间胎宝宝增长的体重大约比此前共增体重的一半还要多。排尿次数更加频繁，腹重的增加会引起腰、背疼痛。

孕妈妈现在会感到尿意频繁，这是由于胎头下降，压迫膀胱的缘故。有时还会感到骨盆和耻骨联合处酸疼不适，不规则宫缩的次数增多。这些都标志着胎宝宝在逐渐下降。沉重的腹部使孕妈妈更加懒于行动，更易疲惫，但还是要适当活动。

4 孕妈妈日常健康计划

在妊娠的最后几周，孕妈妈往往感到非常容易疲倦。睡得不如平时好，还要负担胎宝宝增长的体重，孕妈妈常会感到筋疲力尽。这时最重要的是多休息及放松自己。

警惕容易出现的异常反应

容易出现的异常反应：防止妊娠中毒症和早产现象的发生。避免身体过于肥胖。

注意事项：通过孕期体操缓解腰、背部的疼痛感。同时应避免激烈运动和过度疲劳。

高龄妊娠的注意事项：注意妊娠中毒症及并发症的发生，在控制饮食的同时做适度的运动，不要碰触膨大的腹部。

孕期水肿

孕妈妈在妊娠晚期出现明显的下肢浮肿现象，这是由于怀孕后内分泌的改变，引起体内水钠潴留，妊娠子宫压迫盆腔到下肢的静脉，使下肢的血流回流受阻，导致下肢浮肿。

正常人水肿不超过踝关节以上。不需要特别处理。尽量避免长时间站立及蹲坐，睡眠时适当垫高下肢，采取左侧卧位。任何时候，只要有可能，就把两脚抬高，预防踝关节肿胀及静脉曲张，还可以转动踝关节和脚部，增加血液循环。如果肿胀特别明显，腿部水肿超过膝盖，就需要去医院。

把两手高举到头部，先弯曲再伸直每个手指，有助于减轻手指的肿胀。吃低盐的饭菜，可减少水肿的发生。休息时做些清闲的事，慢慢地做松弛训练，听听柔和的音乐，看看书或杂志，或者为婴儿编织毛衣。

5 孕妈妈的日常饮食

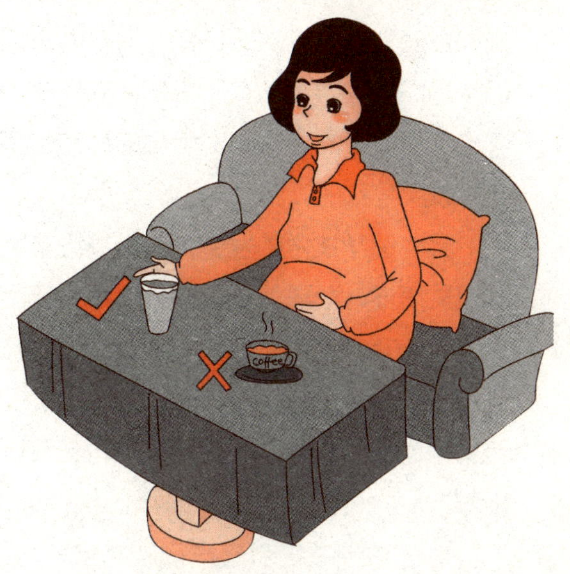

正常人，偶尔喝咖啡换换口味未尝不可，况且咖啡可以提神醒脑、减轻疲劳感。但是长期过量饮用，大多数人会患失眠症，并可增加胰腺癌的发病率。长期饮用咖啡，还可使心律加快，血压升高，并易患心脏病。咖啡中的咖啡碱，还有破坏维生素B_1的作用，导致疲乏、情绪烦躁、容易疲劳、记忆力减退、食欲下降及便秘等。严重的可发生神经组织损伤（萎缩）及浮肿。对于孕妈妈来说，如果嗜好咖啡，危害更甚。每天喝8杯以上咖啡的孕妈妈，生产的婴儿没有正常婴儿活泼，肌肉发育也不够健壮。因此，孕妈妈不要喝咖啡。

6 孕妈妈备忘录

脐带缠绕

脐带缠绕是脐带常见并发症，约20%～25%的胎宝宝会发生这种情况，缠绕的部位以颈部最多，其次为躯干和肢体。缠绕多为1～2圈，3圈以上者少见。缠绕的松紧与缠绕周数与脐带的长短有关。对胎宝宝的影响视缠绕的程度而不同，严重者可影响脐血的通过而造成胎宝宝缺氧，甚至死亡，这种情况更容易表现在临产时，此时胎宝宝下降会将缠绕的脐带拉紧，脐血管受压加重。存在脐带缠绕的胎宝宝在子宫阵缩时，表现为胎心减慢且程度较重，恢复慢。

引起脐带缠绕的原因主要有脐带过长和胎位的大幅度改变。而与孕妈妈是否摔过跤并无很大的关联，这是因为在妊娠中期，子宫腔的体积较大而胎宝宝相对较小，它们有很大的活动范围，如果此时脐带过长或者胎宝宝在做由头位变为臀位或由臀位变为头位的大幅活动时，就有可能发生脐带绕颈。而孕妈妈摔跤时由于有子宫韧带的支撑和宫腔内羊水的缓冲作用，对胎宝宝不会造成太大的冲击，对胎位的影响也不会太大，因此，脐带缠绕并不是母亲摔跤所导致的。

随着医学技术的发展，脐带缠绕在胎宝宝娩出前是完全有可能诊断的。如上文所述，严重的脐带缠绕可以引起胎心频率的改变，因此在胎位大幅改变时，利用胎心监护仪对胎心律的监测，就可以帮助医生早期发现脐带缠绕现象。B超检查，特别是彩色多普勒超声检查，对于诊断胎宝宝脐带缠绕极有帮助。通过彩色多普勒超声检查可以清楚地看到胎宝宝的颈部有脐带的血流。

对于脐带缠绕引起严重胎宝宝宫内缺氧者，如果已接近临产可以提前分娩，不宜提前者可选用手术方式来去除缠绕。如果是在胎头娩出时才发现有脐带缠绕过紧者，应立即经头部或肩部将其解脱，或用两把血管钳钳夹脐带，在其中间剪断，并迅速娩出胎宝宝。

静脉栓塞

传统观念认为，产妇在月子里不要过早活动，不然会伤身子，一辈子落下病根。其实，这样做是好心办坏事，对产妇的健康很不利，容易引发多种不良后果，静脉栓塞就是其中之一。产后静脉栓塞是产妇在月子里容易发生的一种疾病，特别产后第一周是栓塞的多发期。一般来讲，静脉栓塞以下肢最为常见，还可发生于门腔静脉、肠系膜静脉、肾静脉、卵巢静脉及肺静脉等。产后易发静脉栓塞的缘由有：

血液处于高凝状态

怀孕时，血液中的的凝血因子会增多，溶解血块的因子会减少，这种现象在产后会持续一段时间，使血液处于容易形成血栓的高凝状态。

静脉血管中的血流变慢

怀孕后期增大的子宫压迫深部静脉，使血液回流受到阻碍，造成血流缓慢，瘀滞在静脉中；加上分娩造成的血管损伤，或产妇因做剖腹产手术、阴道受伤较为严重而较长时间地躺在床上休养，未能及早起来活动。这样，易导致血液循环变得缓慢，血液淤积在深部静脉血管中，在静脉血管中凝结并形成血块，造成栓塞。

产后静脉栓塞的不良后果：

引起下肢发生血栓性静脉炎

当血液循环变得缓慢时，非常容易在下肢的静脉血管中形成血块。由此，引起静脉曲张或进一步加重孕期原有的静脉曲张，导致血栓性静脉炎。栓塞发生在小腿的静脉时，可在小腿皮肤上见到一条条血红的肿胀血管。不仅使产妇感到发胀，并在小腿弯曲时引起疼痛。当大腿形成血栓性静脉炎时，整个下肢的皮肤都会变得肿胀、发硬、发白，造成疼痛和行走困难。

引起盆腔静脉发生栓塞

当栓塞发生在盆腔静脉中时，产妇出现腹痛、高烧等症状，并伴有下肢压痛、皮肤发红和水肿等不适。

引起可怕的肺部栓塞

最可怕的是，如果血块随着血液流动跑到肺部，就会引起深部静脉栓塞。深部静脉发生栓塞是围产期的一种严重并发症。因为，深部静脉中的栓子小，容易脱落游走。当栓子阻塞肺动脉时，就会发生肺栓塞，会导致产妇猝死。

有效预防对策：

孕期避免久站久坐

怀孕后期，在脚和腿刚出现静脉曲张，或已形成静脉曲张，应注意不要长久地站立，不要久坐不动或盘腿而坐，也不要时常步行走远路。

平时要注意经常变换体位，如果不得不久站或久坐，如白天在办公室久坐时，半小时就要站起来走动一下，使脚部得到活动。

条件允许时可把双腿抬起放在桌子上，久站时要注意不时地调整姿势，如让一只腿略为弯曲地站立，这样，就可把身体的重心轮流地放在两条腿上，促进下肢静脉血液回流到心脏，减轻静脉曲张。

孕期生活细节促进静脉血液回流

◎内衣、内裤要宽松一些，不要过紧地勒腹部，影响静脉血液回流。

◎如果刚刚形成静脉曲张，每天起床后趁着静脉曲张和下肢水肿较轻时，穿上高弹力的袜子，或在小腿处由下而上地缠上弹力绷带，待晚上临睡前取下。

◎当下肢出现静脉瘤时，平时行动要小心，避免磕碰静脉瘤。

◎避免用过冷或过热的水洗澡，与体温相同的水最为适宜。

◎为了减轻静脉压力，要防止或及时纠正便秘，每次蹲厕时间不要太长，有咳嗽或气喘时应积极治愈。

◎睡眠时，要用枕头将脚垫得略高一些，促进下肢静脉血液顺畅回流。

避免发生孕期并发症

资料显示，妊娠高血压综合征、前置胎盘及难产等并发症，都会增加静脉栓塞的概率。因此，孕期要充分注意避免这些并发症。

定期去做孕期检查，这是及早发现妊娠高血压综合征的最好方法。避免过度劳累，每天保证充足的睡眠，至少在8小时以上；情绪不要大起大落，感到不适时赶快去看医生；安排均衡合理饮食，不要让体重增长过多，过胖容易引起妊娠高血压综合征；睡眠或躺卧取左侧卧位，促使下肢静脉血液回流，避免发生静脉曲张或静脉瘤。

避免胎宝宝长得太大，胎位不正时在医生指导下坚持做胸膝卧位，以矫正胎位，从孕期开始接受无痛分娩的健康教育，了解分娩过程，选择减轻产痛、消除恐惧的各种方法，避免发生难产。

按时做产前检查，通过B超检查及早发现前置胎盘，以做恰当处理。

孕前及产后都应积极运动

对于孕产妇来说，预防深部静脉栓塞的最好办法是运动。运动可加速全身的血液循环，预防产后静脉淤血及血栓形成。因此，即使在怀孕后期，也不要因行动不便而停止运动，还应继续坚持散步或做适量家务。

为了防止血栓性静脉炎的发生，可在每天起床前，先做一些活动脚趾头的运动。

产后第一周是栓塞多发期，产妇应及早下床，并做适量运动。掌握由小到大、逐步增加的运动原则，以不感到疲劳为限度，特别是剖腹产分娩的产妇。如果会阴部无裂伤、疲劳已消除、身体没其他严重疾病，可在产后12小时坐起进餐进水。

自然分娩的产妇，可在产后6～8小时坐起来，在床上靠靠，12小时后由家人陪伴去卫生间如厕，24小时后可根据自己的情况在医院的长廊里或家中卧室随意走走，并做一些轻微的活动，如床上翻身、抬腿、绕床行走等，也可站起来为小宝贝换尿布。

起床第一天，早晚先在床边坐上半小时，第二天起在房间里慢慢地走走，每天2～3次，每次30分钟。随后逐渐增加活动次数和时间，半个月后开始做些轻微家务。

即使是剖腹产手术后也不宜静卧，术后在知觉恢复后及早起来活动。可在24小时后练习翻身和伸屈肢体，从床上坐起并下床慢慢地活动，保证深部静脉血液不停流动。

剖腹产术后采取恰当举措

防止身体发生脱水，使血液浓缩。剖腹产分娩的产妇，身体消耗大，进食较少，血液容易浓缩，加之孕期血液呈高凝状，故易形成血栓。因此，术后应注意补足水分，纠正脱水状态，如术后1天常规输液；术后24小时开始进食一些流质食物，如蛋花汤，6小时可少量饮水、藕粉等；术后第2天肠道正常排气后，进食一些稀粥、鲫鱼汤等半流质。

输液时尽量采用上肢静脉输液，以防补充液体中的葡萄糖和某些药物刺激静脉壁，诱发血栓形成。下肢静脉如果被损伤，更容易促使血栓形成，不能仅为了方便就向医生要求在下肢输液。

一旦产妇出现发热，必须警惕是否发生静脉炎，特别是发现下肢出现肿胀、疼痛等现象时要及时就医。如果早期采用抗凝药物就不需要开刀治疗。对孕产妇来说，及早预防是最佳策略。

怀孕第34周

The Thirty-fourth Week

做好准备，头朝下

1 胎宝宝的生长

胎宝宝现在体重大约2300克，坐高约为30厘米。此时胎宝宝应该已经为分娩做好了准备，将身体转为头位，即头朝下的姿势，头部已经进入骨盆。

这时起医生会格外关注胎宝宝的位置，胎位是否正常直接关系到是否能正常分娩。如果胎宝宝是臀位（即臀部向下）或是有其他姿势的胎位不正，医生都会采取措施进行纠正。

胎宝宝的头骨现在还很柔软，而且每块头骨之间还留有空隙，这是为了在分娩时使胎宝宝的头部能够顺利通过狭窄的产道。但是现在身体其他部分的骨骼已经变得结实起来，皮肤也已不再又红又皱了。

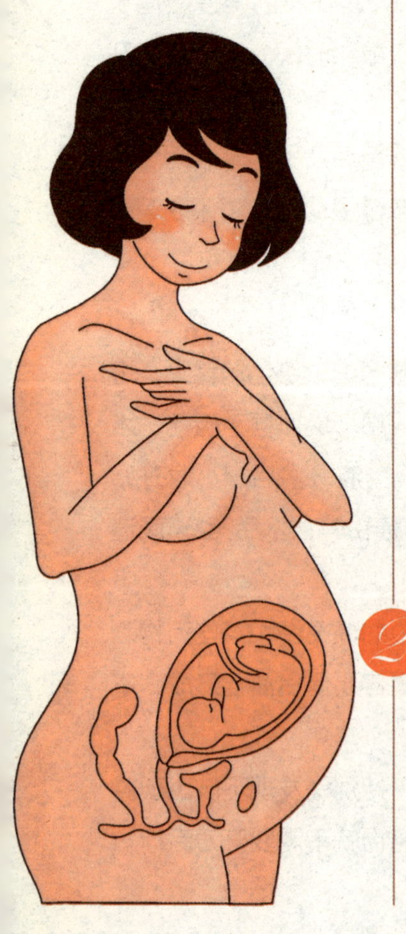

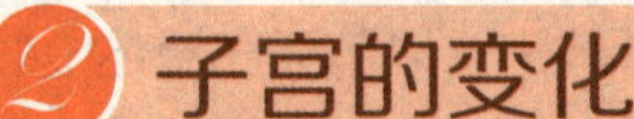

2 子宫的变化

如果孕妈妈是初产妇，那么这时胎宝宝的头部大多已降入骨盆，紧压在子宫颈口。而经产妇的胎宝宝入盆时间会较晚一些，有的产妇在分娩前胎宝宝才会入盆。

3 孕妈妈的改变

也许这时孕妈妈的腿脚肿得更厉害了，即使这样也不要限止水分的摄入量，因为母体和胎宝宝都需要大量的水分。如果发现自己的手或脸突然肿起来，那就一定要去看医生了。

4 孕妈妈日常健康计划

医生建议孕妈妈每天晚上10点前就寝，睡足8～9小时，可事实上许多孕妈妈恰恰由于多种原因而苦于无法安眠，让我们共同寻找失眠的原因和对策，让你夜夜好眠。

激素变化

孕妈妈在精神和心理上都比较敏感，对压力的耐受力也会降低，常会忧郁和失眠。这是由体内激素水平的改变引起的。

在孕期影响人体的激素主要是雌激素和黄体酮，有报道指出，情绪不稳、压力过大会使胎宝宝早产，或者出现视力、听力和智能的缺陷。因此，适度的压力调适以及家人的体贴与关怀，对于稳定孕妈妈的心情十分重要。

饮食习惯的改变

饮食习惯的改变也会影响孕期睡眠质量的好坏，均衡的饮食很重要。必须尽量避免影响情绪的食物，例如咖啡、茶、油炸食物等，尤其是食品中的饱和脂肪酸会改变体内的激素分泌，造成很多不适。

医生建议，只要在入睡前3小时吃些东西，多数情况下能提高睡眠质量。而孕妈妈更要留心自己的“助眠食品”，比如睡前不要吃太冷、太腻的食物等。

尿频影响睡眠

孕妈妈常发生尿频。怀孕初期可能有一半的孕妈妈尿频，但是到了后期，有将近80%的孕妈妈为尿频困扰，晚上会起床跑厕所，就严重影响了睡眠质量。

生殖泌尿道的感染常常表示身体抵抗力不足，因此孕妈妈必须同时注意是否有其他感染同时存在，比如感冒、念珠菌阴道炎等。抵抗力不足可能源于免疫系统的过度负担，情绪不稳定、压力过大就是其中的原因之一。

除了调适心理上的压力外，孕妈妈最好也要注意避免刺激性饮食、过多使用化学药物导致发炎、过敏等情况，这都会增加心理的不适，加重尿频。

食物过敏

过敏是比较容易被忽视的失眠原因，尤其是对食物的过敏反应会造成免疫系统的负担。有的人可能知道自己吃了某些食物会马上皮肤发痒起疹子，当然就把这些食物排除在菜单之外了。但是，还有一种过敏反应称为迟发性过敏反应，是长期重复摄取某种食物所致，比如牛奶、乳制品、鸡蛋、芝麻等食物，症状不十分明显，常见的有失眠、焦虑、头痛、肌肉关节酸痛等。此时孕妈妈会产生情绪上的紧张和失眠，此时要特别注意食物的选择。

半夜容易抽筋

到了妊娠后期，许多孕妈妈常常会发生抽筋，这也影响到睡眠的质量。医学认为抽筋大多与睡觉姿势有关，通常脚掌向下时较容易发生抽筋。另外，也可能和局部血液循环、血液酸碱度有关。一般正常的血液是处于微碱性，如果情绪不稳定、饮食中甜食和肉食过多，都很容易让血液偏酸性，引起电解质的不平衡，造成局部肌肉抽筋。

如果经常在睡眠中抽筋，就必须调整睡姿，尽可能左侧卧位入睡，并且注意下肢的保暖。另外，多吃蔬菜和水果，少吃动物性蛋白质、精淀粉。万一发生抽筋，也可以请家人帮忙进行热敷和按摩，以缓解抽筋的痛苦，早点入睡。

5 孕妈妈的日常饮食

孕妈妈对兔肉的选择

在医学上兔唇叫做唇（腭）裂。在我国，民间认为是由于母亲怀孕时吃兔肉造成的。其实引起唇裂的原因主要是遗传因素和环境因素。从遗传因素上讲，父辈及祖辈是否患唇裂与该病的发病率有很大关系。唇裂患者一级亲属（子女）的发病率为4%，二级亲属降至0.7%，三级亲属只有0.3%，子女唇裂的发生率还与双亲唇裂的严重程度有关。双亲唇裂的程度愈严重，其子女就越有可能发生唇裂。从环境因素上讲，孕妈妈如在孕期受到生物、化学、物理等不良因素的影响，也可诱发胎宝宝唇裂。如孕期感染风疹病毒、疱疹病毒、流感病毒、梅毒、螺旋体等，或者在胎宝宝发育早期，孕妈妈受到大剂量的X射线照射，另外服过致畸药物，如抗癌药、皮质激素、镇痛剂、某些抗生素等，都有引起胎宝宝唇裂的危险。孕妈妈患糖尿病或酗酒，也可能造成胎宝宝唇裂的发生。但在种种的致病因素中，目前还找不到与孕妈妈吃兔肉有关的证据，其实，兔肉含有丰富的蛋白质、卵磷脂，脂肪含量又低，恰恰是孕妈妈的上好补品。

孕妈妈不能偏食

孕妈妈偏食一般指偏吃素食，素食是指那些来自植物界的食品，这些食品虽含有较多的维生素等营养物质，但却普遍缺少一种被称为牛黄酸的营养成分，对孕妈妈来说，这是不可缺少的。缺乏该营养的新生儿均患有严重的视网膜退化症，个别的甚至导致失明。可见牛黄酸对儿童的视力有着不可忽视的影响。

正常饮食的人不会出现牛黄酸的缺乏。但对于孕妈妈来说则不然，她的需要量比平时要增大较多，此时自身合成牛黄酸的能力又有限，因此，从外界增加摄取一定数量的牛黄酸就十分必要了。含牛黄酸的食物较多，如鲜肉、禽蛋、牛奶、小虾等食品。

6 孕妈妈备忘录

了解胎宝宝在子宫内的安危情况可以通过胎心监护仪、B超、生物化学等监测方法，但是这些都必须到医疗保健单位才能检查。孕妈妈如在妊娠期内能够做好自我监测，也能随时发现问题。

所谓自我监测，就是孕妈妈自己来监护胎宝宝在子宫内的生长情况，做自己腹内胎宝宝的监护人。自我监测的主要内容包括：胎动、胎心及自我感觉等情况。胎动是自我监测方法中的主要项目。胎动是胎宝宝情况良好的表现。孕妈妈于18～20周开始自觉胎动。每日胎动次数的多少与胎宝宝神经类型有关系。

人的个体差异在胎宝宝期就已显露出来，有的老实文静，有的活泼好动，这既与先天神经类型有关，也与胎内外环境有关。正常情况下胎动多是好事，不但表明胎宝宝发育正常，而且也预示着出生后宝宝的抓、握、爬、坐等各种动作将发展较快，但必须注意，孕妈妈的情绪过分紧张、极度疲劳、腹部的过重压力等，都可使胎宝宝躁动不安，产生强烈的活动，这种反应是不好的征兆，它不但易引起流产早产，而且易出现胎宝宝畸形或给出生后婴儿的行为带来不良影响。

胎动自测法

从孕28周开始，应每天进行胎动计数3次。

胎动计数方法

孕妈妈在安静的室内集中精神，最好侧卧位进行自数胎动次数，分早、中、晚3次，每次1小时，并将胎动次数记录于表格内，3次数胎动数之和乘以4为12小时的胎动总数，胎动计数≥30次为正常。如发现胎动减少或与原来的胎动规律有悖，应及时去医院接受进一步检查和治疗。

胎心监护法

妊娠28周以后每天听2～3次，每次1～2分钟。正常胎心规律而有力，似钟表滴答声，为120～160次／分，如果＜120次／分或＞160次／分时，可间隔10～20分重复听1次，如果还不正常，提示胎宝宝宫内缺氧，若胎心率在异常范围并伴有胎心律不规则，提示胎宝宝缺氧更严重。不过也得结合每个孕妈妈的基础胎心率来看，若比基础胎心率增减30次／分，虽然胎心率仍在正常范围也应视为异常。一旦发现胎心率异常，应及时去医院接受进一步检查和治疗。妊娠晚期丈夫直接将耳贴于孕妈妈腹前壁听胎心是最简单而实用的自我监护方法之一，一般胎宝宝背部所在一侧胎心较响亮。购买多普勒胎心听诊器，监护会更加准确。

怀孕第35周

The Thirty-fifth Week

忐忑不安的时期

1 胎宝宝的生长

现在的胎宝宝一般已有2500克重了，身长达到了50厘米左右。他越长越胖，变得圆滚滚的。胎宝宝的皮下脂肪将在他出生后起到调节体温的作用。

35周时，胎宝宝的听力已充分发育，如果你还没有和你的胎宝宝说过话，那现在马上就开始吧。要用宝宝的语气与胎宝宝说话，不要觉得这有些可笑，实验证明细而高的音调更能吸引胎宝宝或婴儿的注意。绝大多数的胎宝宝如果在此时出生都能够成活，而且大多也不会发生什么大的问题，尽管胎宝宝的中枢神经系统尚未完全发育成熟，但是现在他的肺部发育已基本完成，存活的可能性为99%。

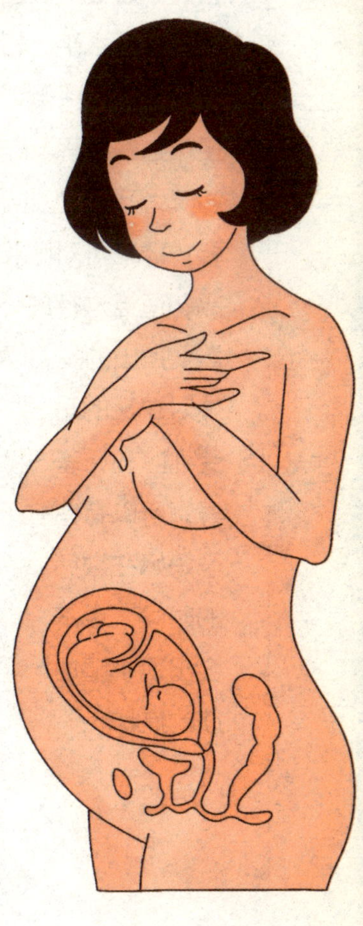

2 子宫的变化

从肚脐量起，子宫底部高度约15厘米，从耻骨联合量起约35厘米。

3 孕妈妈的改变

到本周，孕妈妈的体重约增加了11～13千克。

由于胎宝宝增大，并且逐渐下降，相当多的孕妈妈此时会觉得腹坠腰酸，骨盆后部附近的肌肉和韧带变得麻木，甚至有一种牵拉式的疼痛，使行动变得更为艰难。日益临近的分娩会使孕妈妈感到忐忑不安甚至有些紧张，和丈夫、朋友或自己的妈妈聊一聊，也许可以稍稍缓解一下自己内心的压力。

4 孕妈妈日常健康计划

半数以上的孕妈妈在孕期尤其在晚上睡觉时会发生腿部抽筋。究其原因，孕妈妈在孕期中体重逐渐增加，双腿负担加重，腿部的肌肉经常处于疲劳状态；另外，怀孕后，对钙的需要量明显增加。如果膳食中钙及维生素D含量不足或缺乏日照，会加重钙的缺乏，从而增加了肌肉及神经的兴奋性。夜间血钙水平比日间要低故小腿抽筋常在夜间发作。一旦抽筋发生，只要将足趾用力向头侧或用力将足跟下蹬，使踝关节过度屈曲，腓肠肌拉紧，症状便可迅速缓解。

为了避免腿部抽筋，需注意不要使腿部的肌肉过度疲劳。不要穿高跟鞋；睡前可对腿和脚进行按摩；平时要多摄入一些含钙及维生素D丰富的食品；适当进行户外活动，接受日光照射；必要时可加服钙剂和维生素D。但需要指出的是，孕妈妈决不能以小腿是否抽筋作为需要补钙的指标，因为个体对缺钙的耐受值有所差异，所以有些孕妈妈在缺钙的时候，也不会出现小腿抽筋的症状。

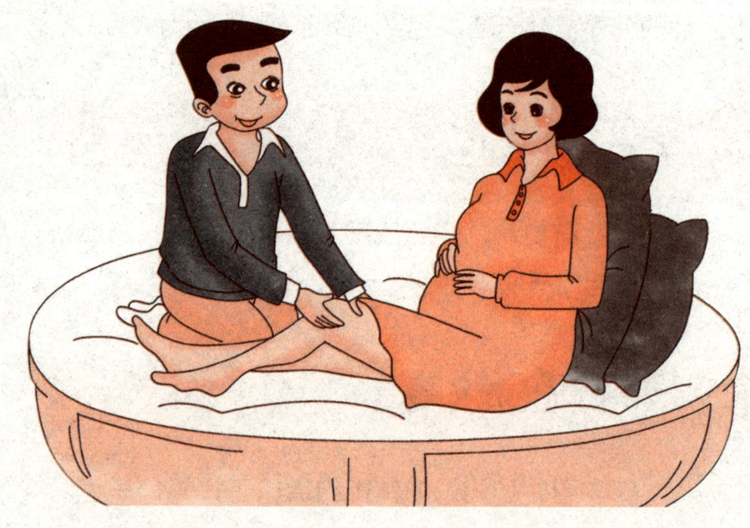

5 孕妈妈的日常饮食

最近，国外有研究表明，产妇分娩方式与其妊娠后期饮食中锌含量有关。每天摄锌越多，其自然分娩的机会越大，反之，则只能借助产钳或剖宫产了。

锌是人体必需的微量元素，对人的许多正常生理功能的完成起着极为重要的作用。据专家研究，锌对分娩的影响主要是可增强子宫有关酶的活性，促进子宫肌收缩，把胎宝宝驱出子宫腔。当缺锌时，子宫肌收缩力弱，无法自行驱出胎宝宝，因而需要借助产钳，吸引等外力，才能娩出胎宝宝，严重缺锌则需剖腹产。因此，孕妈妈缺锌，会增加分娩的痛苦。此外，子宫肌收缩力弱，还有导致产后出血过多及并发其他妇科疾病的可能，影响产妇健康。

在正常情况下，孕妈妈对锌的需要量比一般人多，这是因为孕妈妈除自身需要锌外，还得供给发育中的胎宝宝需要。妊娠的女性如不注意补充，就极容易缺乏。所以孕妈妈要多进食一些含锌丰富的食物，如肉类中的猪肾、瘦肉等；海产品中的鱼、紫菜、牡蛎、蛤蜊等；豆类食品中的黄豆、绿豆、蚕豆等；硬壳果类的花生、核桃、栗子等，均可选择入食。特别是牡蛎，含锌最高，每百克含锌为100毫克，居诸品之冠，堪称锌元素宝库。

6 孕妈妈备忘录

7 种方法增加顺产概率

生产时能顺利生下小宝宝，少经受些痛苦是孕妈妈们共同的心愿，如何能够达到这个愿望呢，我们在这里提供7种方法来增加孕妈妈的顺产概率。

选择合适年龄分娩

满35岁分娩的孕妈妈已经属于高龄初产妇。随着年龄的增长。妊娠与分娩的危险系数升高。

首先，年龄过大，产道和会阴、骨盆的关节变硬，不易扩张，子宫的收缩力和阴道的伸张力也较差，以至于分娩时间延长，容易发生难产。其次孕妈妈年龄越大，发生高血压、糖尿病、心脏病并发症的机会越多，因此不能顺产，而需要剖宫产干预的机会越多。大多数医学专家认为，女性生育的最佳年龄是25～29岁，处于这一年龄段的女性顺产可能较大。

孕期合理营养，控制体重

宝宝的体重超过4000克（医学上称为巨大儿），母体的难产率会大大增加。如果在产前检查中医生预测胎宝宝体重超过4000克，一般就会建议产妇以剖宫产方式分娩。

正常大小的胎宝宝可以通过正常骨盆而顺利分娩，但是巨大儿的头比较大，胎头就可能“搁浅”在骨盆入口处，难以通过骨盆而不得不做剖宫产。如果巨大儿身体比较胖，虽然能勉强通过骨盆，但是产妇分娩时要花九牛二虎之力，最后可能不得不用产钳或胎头吸引器帮助胎宝宝分娩。如果胎宝宝的肩部脂肪较多，肩部特别宽，就可能发生肩难产。

巨大儿的产生与孕妈妈营养补充过多、脂肪摄入过多、身体锻炼偏少有关。孕妈妈患有糖尿病，胎宝宝的血糖也会持续增高，并刺激胎宝宝胰腺分泌过多的胰岛素，这就势必造成脂肪、蛋白质和糖元在胎宝宝体内蓄积过多，从而导致胎宝宝长得大而肥胖。

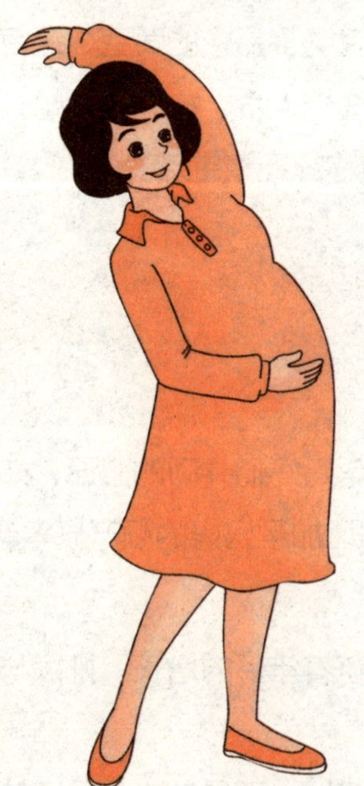

为了控制新生儿的体重，在妊娠期间，孕妈妈应适当参加活动，不要整天坐着、躺着。多吃新鲜蔬菜和含蛋白质丰富的食物，少吃含碳水化合物、脂肪量很高的食品，如甜品、油炸食品、甜饮料、水果等。如果整个孕期增加20千克以上，就有可能使宝宝长得过大。

做做孕期体操

孕期体操不但有利于控制孕期体重，还有利于顺利分娩，这是因为：

体操锻炼可以增加腹肌、腰背肌和骨盆底肌

肉的张力和弹性，使关节、韧带松弛柔软，有助于分娩时肌肉放松，减少产道的阻力，使胎宝宝能较快地通过产道。据有关研究结果显示：坚持做孕妈妈体操者，正常阴道产率显著高于没有做体操的产妇，产程也较后者短。孕期体操可缓解孕妈妈的疲劳和压力，增强自然分娩的信心。

当然，怀孕毕竟是个特殊的生理过程，孕妈妈在练体操时要注意运动时间、运动量、热身准备，防止过度疲劳和避免宫缩。另外，有习惯性流产史、早产史、前置胎盘或严重内科合并症时不宜进行孕期体操锻炼。

定时做产前检查

孕妈妈定期做产前检查的规定，是按照胎宝宝发育和母体生理变化特点制定的，其目的是为了查看胎宝宝发育和孕妈妈健康情况，以便于早期发现问题，及早纠正和治疗。使孕妈妈和胎宝宝能顺利地度过妊娠期和分娩。

整个妊娠的产前检查一般要求是9～13次。初次检查一般在孕3个月，在怀孕4～7个月内每月检查一次，孕8～9个月每两周检查一次，最后一个月每周检查一次；如有异常情况，必须按照医生约定复诊的日期去检查。

定期检查能连续观察各个阶段胎宝宝发育和孕妈妈身体变化的情况，例如胎宝宝在子宫内生长发育是否正常，孕妈妈营养是否良好等；也可及时发现孕妈妈常见的合并症，如妊娠高血压、糖尿病、贫血等疾病，以便及时得到治疗，防止疾病向严重阶段发展而影响分娩。在妊娠期间，胎位也可发生变化，如果及时发现，就能适时纠正。如果不定期做检查或检查过晚，即使发现不正常的情况，也会因为延误而难于或无法纠正。因此，定期做产前检查对顺利分娩是十分必要的。

矫正胎位

胎位是指胎宝宝在子宫内的位置与骨盆的关系。正常的胎位应该是胎头俯曲，枕骨在前，分娩时头部最先伸入骨盆，医学上称之为“头先露”，这种胎位分娩一般比较顺利。除此以外的其他胎位，就是属于胎位不正了，包括臀位、横位及复合先露等。

通常，在孕7个月前发现的胎位不正，只要加强观察即可。因为在妊娠30周前，胎宝宝相对子宫来说还小，而且母亲宫内羊水较多，胎宝宝有活动的余地，会自行纠正胎位。若在妊娠30～34周还是胎位不正时，就需要矫正了。下面为你介绍孕妈妈可自行在家进行的矫正方法。

膝胸卧位操纠正：孕妈妈排空膀胱，解松腰带，在硬板床上，俯撑，膝着床，臀部高举，大腿和床垂直，胸部要尽量接近床面。每天早晚各1次，每次做15分钟，连续做1周。然后去医院复查。这种姿势可使胎臀退出盆腔，借助胎宝宝重心改变，使胎头与胎背所形成的弧形顺着宫底弧面滑动而完成胎位矫正。

做好分娩前的准备

预产期前一个月，孕妈妈就应通过医生或书本来了解有关分娩的知识，做好心理准备。预产期前2周，孕妈妈每天可能会感到有几次不规则的子宫收缩，经过卧床休息，宫缩很快就会消失。这段时间，孕妈妈需要保持正常的生活和睡眠，吃些营养丰富、容易消化的食物，如牛奶、鸡蛋等，为分娩准备充足的体力。临产前，孕妈妈要保持心情的稳定，一旦宫缩开始，应坚定信心，相信自己能在医生和助产士的帮助下安全，顺利地分娩。

专业人员陪伴分娩

陪伴产妇分娩全过程的专业人员的工作是指导产妇进行顺利自然的分娩。分娩过程中，专业人员会时刻陪伴在产妇身边，对产妇进行指导、观察，进行“一对一”护理。通常当产妇子宫口开两厘米时，专业人员就会开始全程陪伴。整个产程中，专业人员要指导产妇分娩的每个步骤，解释宫缩阵痛的原因，为产妇加劲鼓气，同时还为产妇进行心理疏导，帮助产妇克服恐惧心理。

哪些产妇需要剖宫产

1.胎宝宝过大，母亲的骨盆无法容纳胎头。

2.母亲骨盆狭窄或畸形。

3.分娩过程中，胎宝宝出现缺氧，短时间内无法通过阴道顺利分娩。

4.母亲患有严重的合并症或并发症，如妊娠高血压综合征等疾病。

5.产妇高龄初产。

6.有多次流产史或不良产史的产妇。

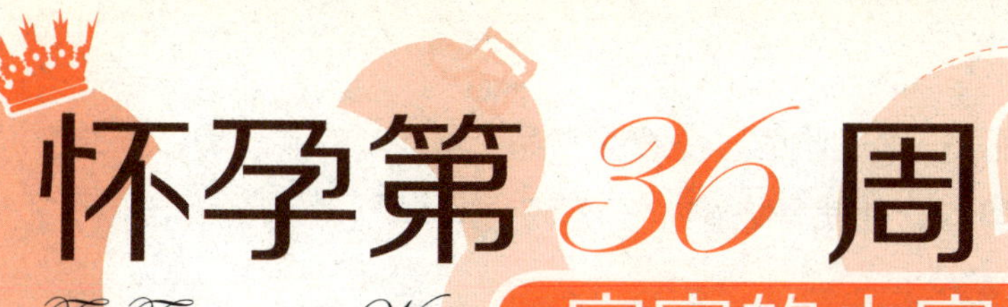

怀孕第36周

The Thirty-sixth Week

宝宝的小家还安全吗

1 胎宝宝的生长

36周的胎宝宝大约已有2800克重，身长为46～50厘米。这周胎宝宝的指甲又长长了，可能会超过指尖。

他的两个肾脏已发育完全，肝脏也已能够处理一些代谢废物。这时每当胎宝宝在腹中活动时，他的手肘、小脚丫和头部就可能会清楚地在腹部突现出来，这是因为此时的子宫壁和腹壁已变得很薄了。因此会有更多的光亮透射进子宫，这会使胎宝宝逐步建立起自己每日的活动周期。

2 子宫的变化

现在子宫内的羊水比例减少，胎宝宝所占的体积增加，现在的胎宝宝已是当初胎芽体积的1000倍。

3 孕妈妈的改变

而母体体重的增长也已达到最高峰，已增重11～13千克。孕妈妈的肚脐也变得突出。

这时腹部已相当沉重，上下楼梯和洗澡时一定要注意安全，防止滑倒。做任何动作和事情者不要过猛，更不能做有危险的动作。

子宫整体位置的下降，使胃、胸部的憋闷感减轻。但同时也使膀胱受到的压迫增加，尿频现象比较严重，阴道分泌物也因而增多。子宫口及阴道变软，为分娩做好准备。子宫的收缩，使腹部胀满、发硬。如果间隔15分钟左右子宫有规律地收缩1次，那就是临产的先兆了。

4 孕妈妈日常健康计划

现在需要每一周做一次产前检查了。检查事项主要包括：体重、血压、尿检、子宫底、腹围测定、胎宝宝心音、血液、胎宝宝胎盘功能检查（NST）、内诊。

现在开始胎宝宝动得少了，医生已经可以通过B超或触诊估计出胎宝宝的体重，但这并不是最后结果，最后4周内胎宝宝体重可能还会增加不少。此时孕妈妈在日常生活中更要注意，避免出现异常情况。

时刻做好待产准备

孕妈妈在阵痛前会有破水现象发生，为防止细菌侵入身体引起感染，一定要垫上清洁的卫生用品。时刻做好待产准备，避免单独外出。由于阴道分泌物不断增多，应坚持每日洗浴，保持身体清洁卫生。出现分娩迹象时，立即去医院。

孕晚期的性生活

怀孕8个月的时候，孕妈妈的肚子会膨胀得很大，腰痛、身体懒得动弹、性欲减退。性交次数要比怀孕中期减少，性交时间也要缩短。

子宫在中期以后容易收缩，因此要避免给予机械性的强烈刺激。

到怀孕9个月时，要停止性交。离分娩还有4周的重要时期，性交造成早产的可能性极高，因为子宫口容易张开，很容易引起细菌感染。

这时对于丈夫来说，是应该忍耐的时期，只限于温柔拥抱和亲吻，禁止具有强烈刺激的行为。

丈夫在妻子怀孕期间，若有生理上的需要，除了做爱，采取拥抱、爱抚等方式，也可以感受到彼此浓浓的爱意与互相的需要，一样尽“性”。只要双方都能敞开心胸，接受对方，任由对方触摸自己的身体，并信任对方，增加沟通的机会，这样对增进两个人的亲密关系很有帮助。

毕竟，两个人要面对的不仅仅是性，情也是婚姻的一部分。如果说成功的婚姻是位贤淑的母亲的话，那么性和情就是她双胞胎的宝宝，她爱他们的程度是一样的。

5 孕妈妈的日常饮食

一些孕妈妈一到孕晚期，担心胎宝宝太大，增加难产的机会，就会这不吃那少吃，殊不知这样做既不利于孕妈妈自身健康，又会直接影响胎宝宝生长，尤其是脑部发育，甚至事关到宝宝的智商和一生健康。

孕晚期（28～40周）胎宝宝生长很快，其中又以32～38周时生长最快，体内贮存各种营养素也以此时为多，应特别重视妊娠最后3个月营养的补充。

人类脑细胞数为100～140亿个。通过测定胎组织中DNA含量来计算脑细胞数，发现人脑在发育过程中DNA的合成有两个高峰，第一峰在妊娠26周左右，第二峰在接近预产期时。这两次高峰相当于胎宝宝脑组织中神经和神经胶质分化速度最快的时期，这时如孕妈妈摄入热量和蛋白质不足，将使胎宝宝脑细胞分化缓慢，最终使脑细胞总数减少。

人类胎盘在妊娠34～36周间，滋养层上皮细胞最多，以后不再增多。孕妈妈摄入热量和蛋白质不足时，胎盘中滋养层上皮细胞数量减少，主要是游离绒毛数减少，使绒毛间隙的总面积减少，妨碍了对胎宝宝氧和营养的供应。

钙是建造骨和牙齿并维持其结构完整的基本元素。它还是促进血液凝固的重要物质，参与肌肉运动及其他重要的代谢活性。孕期钙的需求量大增，约为非孕期的一倍，日需量1200毫克。胎宝宝骨骼中的钙90%在妊娠晚期3个月内积聚，50%在妊娠最后一个月积聚，故早产儿容易缺钙。

孕期铁需要量增高是孕妈妈自身需要，提供40%～50%增加的血容量，储备相当数量的铁，以补偿分娩时失血造成损失，另外是胎宝宝生长发育过程中制造血液和肌肉组织，还在肝脏内储存一定量的铁，以备出生后消耗，这是因为无论母乳或牛乳中铁含量均很少，产后半年婴儿基本消耗完自身储存的铁。

由此可见，孕晚期营养是何等重要。根据孕期生理需要及早、中、晚各期胎宝宝生长发育的特点，孕妈妈应科学地调节饮食，合理加强营养。全面营养素包括：碳水化合物、蛋白质、脂肪、各种维生素、钙、铁、微量元素等，缺一不可。但要遵循这两个原则：一是要吃得饱，吃得好，营养丰富，合理调配，起到营养互补作用，提高食物的营养价值，同时多吃含纤维素的食品；二是要有规律，避免饥一顿、饱一顿。特别是早餐，要保质保量。

6 孕妈妈备忘录

宝宝长的会像谁

在期待宝宝出世的同时，孕妈妈和准爸爸肯定不止一次地想象过小宝宝的模样。宝宝长得会像谁呢？我们请遗传学的科学家来揭开谜底。

科学家们把遗传因子形象地比喻为一张“人体设计图”。它通过妈妈的卵子和爸爸的精子传向宝宝，宝宝从而继承了双亲的各种各样的特征。当然，在双亲中没有表现出来的或不明显的特征也可能在宝宝中表现出来。

从眼睛、鼻子、嘴等面部特征到体形特征，宝宝是同时从父母那里继承各种身体要素的遗传因子。由于从妈妈或爸爸那里所获得的遗传因子的影响力是相同的，所以异性一方影响力更大的说法是不科学的。

无论你希望还是不希望，你的所有特征实际遗传给宝宝的可能性比率都是相同的。宝宝是否体现出某些遗传特征，主要取决于这种特征是显性遗传还是隐性遗传。所谓显性遗传，是指在其中一方的遗传因子的影响下就能表现出特征的遗传；而所谓隐性遗传，是指需要爸爸和妈妈的遗传因子结成对才能表现出特征的遗传。举例来说，如果妈妈是B型血、爸爸是A型血、宝宝是O型血的话，则宝宝所继承的O型血就是我们所说的隐性遗传。也就是说，其实妈妈是BO型血、爸爸是AO型血，两人的O型的遗传因子结成对而被宝宝所继承。

很难说父母哪一方的特征更容易遗传给宝宝。父母双方的相貌都很端正，而宝宝却长得一般，或者父母都不漂亮而宝宝却很好看的现象在现实生

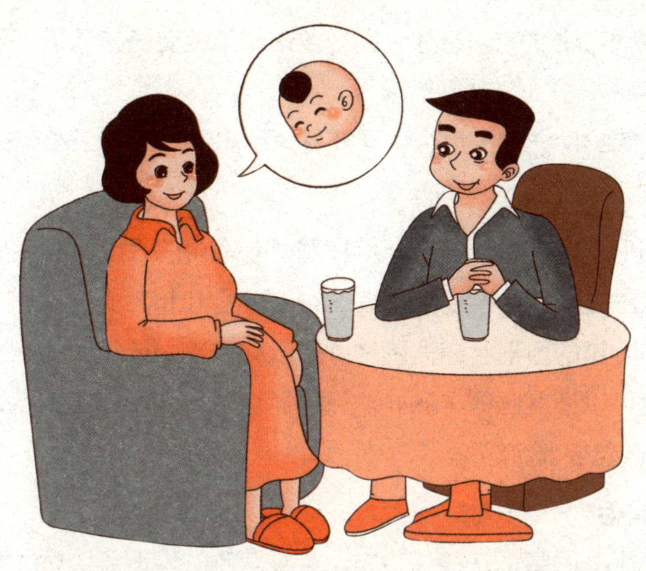

活中是经常会看到的。面部特征也是通过载有各要素特征的遗传因子来传递给宝宝的。从现实来看，有的宝宝的眼睛、鼻子和嘴的形状都非常像妈妈，但是也有布局和位置却又非常像爸爸的例子。

宝宝爸爸与他的亲生兄弟共同拥有50%相同的遗传因子，宝宝妈妈也一样。宝宝爸爸或妈妈又与宝宝共同拥有50%相同的遗传因子。所以宝宝就与舅舅或姑姑等共同拥有了25%相同的遗传因子。因此，根据遗传学来分析，宝宝与舅舅或姑姑等长相相似就不足为奇了。如果觉得与父母相比宝宝长相更像舅舅或姑姑，可能是因为他们相似的部位特征比较明显吧。

双眼皮是显性遗传，单眼皮是隐性遗传，因此双眼皮的遗传因子更容易在表面上表现出来。如果父母双方都是单眼皮，则宝宝一般也应该是单眼皮。如果父母双方都是双眼皮，宝宝也应该是双眼皮，但偶尔也有的是单眼皮。发生这种改变的原因与前面所说的血型为A型和B型的夫妇生出O型血的宝宝的道理是一样的。也就是说，尽管父母双方都是双眼皮，但都带有单眼皮的遗传因子，当双方所带有的单眼皮遗传因子结成一对后，宝宝也就成为单眼皮了。

鼻子的各种特征中，有的属于显性遗传，包括有宽而高的、鼻头低而略翘的，鼻根瘪而鼻头上翘的等各种遗传因子。有的则属于隐性遗传因子。包括鼻头成丸子状的、比较特殊少见的鼻头纵向低凹的等各种遗传因子。

关于嘴唇的遗传，尽管了解得不是非常详细，但我们知道，使上嘴唇变薄的是显性遗传因子，使下嘴唇鼓起的也是显性遗传因子。如果妈妈或爸爸的某一方具备了这些特征，一般来说，会以2人中有1人的比例遗传给宝宝。

另外，在鼻子和嘴的中间有浅浅的一条沟，而导致这个部位变长的遗传因子也是显性的。

想提前知道未来宝宝的模样吗？那么，现在就为肚里的宝宝画张像吧：

第一步：画脸的轮廓

如果妈妈脸形是圆形、爸爸是长方形，就按照两者取中的程度来画宝宝的脸形。之后按照竖线左右平分，横线中间偏下的位置画出十字线。

要点：一般来说，宝宝的脸形会略呈圆形。所以即使妈妈或爸爸的脸形是国字形或细长形，也可以适度画得丰满些。只要抓住两人脸形中的特点，就可以画出长相相似的宝宝的脸形了。

第二步：画出眼睛和眉毛

以十字线为基准，来画眼睛。在横线下方，竖线两侧的位置要用虚线画出眼睛才能更好地表现出婴儿面孔的感觉。眉毛不要画得太显眼，这样才显得可爱。

要点：即使妈妈和爸爸的眉毛都很粗或者上挑，还是将宝宝的眉毛画得略细些或略下垂些比较好。这样才具有婴儿面孔的特征。

第三步：画出鼻子和嘴

在十字线的竖线上画出鼻子。与眼睛一样用虚线小小地勾画出鼻子的轮廓。然后在下颌附近的竖线上小小画出嘴部轮廓。

要点：绘画婴儿嘴部轮廓的重点在于，上嘴唇要像富士山顶的形状，比下嘴唇要略厚些。在此基础上，再加上妈妈或爸爸嘴部的特征即可。

第四步：画出头发

婴儿头发的特征是细细软软的、比大人头发的颜色要浅一些。重点是要用细线尽可能画出轻飘飘的感觉。

要点：婴儿的头发是比较稀少的。所以即使妈妈或爸爸的头发比较多，还是画的略微稀少比较好。只要加上妈妈或爸爸的头发生长位置以及额头等的特点就可以了。

最后：着色、完成

用橡皮将十字线擦抹下去后，开始着色。对于着色所用的工具是没有限制的，但一般来说，彩色铅笔或水彩笔最适合表现婴儿的特征。

要点：首先从颜色较浅的部分开始着色。面部整体可以采用与肌肤相近的颜色。但是与发黄的肌肤色相比，略加入粉色效果会更好。

然后是给头发、眉毛和眼睛着色。采用咖啡色比较好。

最后是嘴唇和脸颊。嘴唇用粉色，脸颊用浅浅的粉色即可。耳垂也可略微带些粉色。

好了！现在看看，画上的宝宝是不是和孕妈妈想象中的一模一样呢？

生个宝宝有多贵

如今，生宝宝的开销实在不小，眼下要生宝宝的年轻爸爸妈妈们都会准备一些必要的钱。那么到底该如何准备这笔钱？这笔钱的数量到底多少呢？

先来看看生宝宝在几个不同阶段所需的费用：

产前诊断检查

一般会做多次检查，从怀孕12周起至临盆前，一般13 ~ 15次，如果是特殊的孕妈妈，估计会更多。每次挂号费从10元到上百元不等，其他费用另收，一般第一次检查的费用贵一些，如果再加上建档等费用，数百元至上千元不等。根据就诊医院及个人身体差异不同，孕期全过程检查费用也不同。

孕妈妈生产阶段

接待室、接生都要收费，顺产的话稍微便宜一些，但也要几千元，剖腹产甚至可能会达到上万元甚至数万元。有的医院有“康乐待产”服务，配备一名有经验的护士专门服务，还允许一名家人进入产房，收费各医院不等。另外，产后婴儿室的床位费会有比较大的区别。普通房的床位稍微便宜，条件一般，多人同室；二人房的话，一个床位的价格就上升数倍。

VIP服务，标价达到数万元

VIP服务的好处是可以在需要的任何时候打电话给医生询问任何生理心理上的问题。每次检查基本都由同一个医生负责，保证诊断的连贯性。并且可以享受周到的产后护理，任何要求都将得到尊重和满足。从条件来看，住的是标准房，独立带热水的洗手间，一张可以让家属陪夜的沙发等，更好的是套房，价格自然要更贵。

怀孕第37周

The Thirty-seventh Week

充分休息，迎接随时可能来临的见面

1 胎宝宝的生长

现在该向孕妈妈表示祝贺，因为此时已进入怀孕的最后阶段，到这周末胎宝宝就可以称为足月儿了（37～40周的新生儿都称为足月儿），这意味着，宝宝随时可能降临人间，母子很快就要见面了！

现在胎宝宝重量为3000克左右，身长51厘米左右。胎宝宝之间的差别还是比较大的，有的胖一些，有的瘦一些，但一般只要胎宝宝体重超过2500克就算正常。通常从B超推算出来的胎宝宝体重，比仅从母腹大小判断出来的胎宝宝体重要准确一些，有时医生的判断与最终胎宝宝的实际体重相差较多，只要胎宝宝发育正常，不必太在意他的体重。

2 子宫的变化

这时胎宝宝在母腹中的位置在不断下降，下腹坠胀，不规则宫缩频率增加。妈妈会不断地想上厕所，便次增加，阴道分泌物也更多了，要注意保持身体清洁。现在最重要的是要充分休息，迎接随时可能来临的分娩。

3 孕妈妈的改变

这时医生会在每周一次的体检中检查胎宝宝是否已经入盆，估计何时入盆，胎位是否正常且是否已经固定等。如果此时胎位尚不正常，那么胎宝宝自动转为头位的机会就很少了，如果医生也无法纠正，那么很可能会建议采取剖腹产，以保证孕妈妈和宝宝的安全。

越来越大的腹部会使孕妈妈心慌气喘，胃部胀满，这时要注意一次进食不要太多，少食多餐。

4 孕妈妈日常健康计划

沉重的身体加重了腿部肌肉的负担，会抽筋、疼痛，睡觉前可以按摩腿部或将脚垫高。

许多孕妈妈会腰痛，不必太介意，分娩后会自然痊愈。

由于精神上的疲劳和不安，以及胎动、睡眠姿势受限制等因素，孕妈妈可能会经常失眠。不必为此烦恼，睡不着干脆看一会儿书，心平气和自然能够入睡了。

离预产期还很远，却多次出现宫缩般的疼痛，或者出血，这就是早产的症状，应立刻到医院检查。

到了安排家事的时候了，因为你随时可能突然住院。不要因主妇不在，使家人措手不及。就要到冲刺的时候了，不要以肚子为借口放纵自己酣吃酣睡，适量运动有助于顺利分娩。

5 孕妈妈的日常饮食

孕28周以后，胎宝宝大脑正在发育，代谢活动也增强，孕妈妈的食欲增加，需要大量的热量和蛋白质。为此，孕妈妈应在孕中期饮食的基础上，多增加一些豆类蛋白质，多吃豆腐和豆浆。为了满足大量钙的需要，应多吃海带、紫菜等海产品。为满足多种矿物质和维生素的需要，多吃动物内脏。

随着腹部的膨大，消化功能继续减退，更加容易引起便秘。多吃些薯类、海藻类及含纤维多的蔬菜。

按科学计算，此期每日约需要增加热量300千卡，增加蛋白质25克。蛋白质是胎宝宝生长发育所需的首要营养素，来自植物性食物和动物性食物。植物性蛋白丰富的食物是豆类、黄豆为首，蚕豆、红豆为次。可将豆类制成豆制品食用，如豆腐和豆浆，不但蛋白质丰富，还包含有豆类的其他营养成分，应该首先选用。每日量可在50～100克。动物蛋白丰富的食物是各种蛋类（鸡蛋、鸭蛋、鹅蛋）及各种瘦肉、鱼、虾等。蛋每日可食1～3只，瘦肉、鱼虾等每日可食50～100克。此外，为了满足多种无机盐和维生素的需要，可吃一些动物的内脏，如心、肝、肾等，另外可多吃些花生、芝麻、豌豆、菠菜等含各种维生素的食物，以避免胎宝宝发育异常和肌肉萎缩。

6 孕妈妈备忘录

分娩冲刺倒计时

预产期马上就要到了，孕妈妈可能会觉得日子过得很慢，自己又大又笨，很不舒服，不过再坚持几天，就可以和宝宝见面了，孕妈妈现在要做的只是：充分休息，做好一切准备，耐心等待分娩的来临。

虽然有预产期，但这只是大约的生产日期，在预产期前后2周内分娩都是正常的。因此在预产期到来前的3～4周，孕妈妈就有必要开始着手入院的准备工作了。

入院物品清单

1.保健卡、孕妈妈健康手册、准生证、身份证及挂号证。

2.两件前开口的睡衣、一件长袍和一双拖鞋。

3.长条卫生纸5～10包、两包超长卫生巾和几条换洗内裤。可根据自身需要选购合身的哺乳胸罩和一次性乳垫、洗浴用品包。

4.准备好碗、吸管、水杯等餐具；准备脸盆、毛巾等洗浴用品；准备一枝极柔软的牙刷，避免分娩后对牙齿造成伤害。

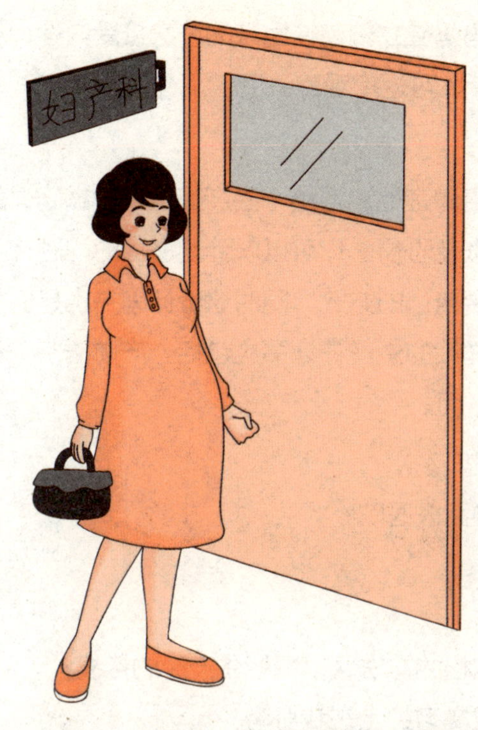

爱心提醒：最好能在分娩前给宝宝起好名字，分娩后很快就应办理宝宝的《出生医学证明》，临时起名字势必有些仓促。

了解分娩征兆

在即将生产的前一个星期，孕妈妈会感到胎头下降和些许的轻快感，不过还是必须等到以下三种情况发生时，才是生产的征兆。

见红

即杂有鲜红色或褐色血丝的黏液分泌物，一般发生在阵痛和破水的前一两天，这是子宫颈正在扩张的征兆，可以引发分娩，要是分泌物的量太多时，则要马上与医生联系。一旦大量出血，便可能是胎盘早期剥离，必须立刻就医。

破水

突然感觉到有较多的液体从阴道排出，然后会持续有少量液体不断流出。由于破水分为内腔破水和外腔破水，内腔破水容易导致胎宝宝宫内窘迫，所以在自行无法判断的情况下，应立即平卧，不可行走和上厕所大小便，应由家人陪同至医院。

降痛

这时的阵痛具有以下几种特点：

1.子宫收缩频率变为密集，即使改变姿势，收缩情形依旧活跃而不会停止。

2.疼痛从子宫上部到后下腰，并且一直延伸到下腹部；有时连腿部也会发痛。子宫收缩的感觉像肠胃不舒服一样，有时还会腹泻。

3.出现见红，并混有粉红或鲜红血丝。

4.羊膜破裂，也有的产妇会在阵痛前破水。

只要稍有怀疑是产兆出现，孕妈妈应立刻前往医院的产房接受内诊，经产房的医护人员判定还不需要住院者，可返家观察。

制定生产计划书

借由填写生产计划书，你可以更清楚地知道整个生产的过程，越周详的生产计划书越能减轻你对生产的紧张及恐惧。你可以就计划书上的问题在生产前和你的医生做讨论，找出最适合自己的方式，同时这份计划书也是医生为你接生时各种判断的依据。一份详细的生产计划书应包括：产前准备、分娩时分、待产过程及产后护理四大方面。

产前准备，分娩时分

1.谁可以在我有分娩征兆时，立刻送我去医院？

2.医院是否让陪产者进入产房？

3.我打算使用何种生产方式？

4.我是否要在怀孕期间练习呼吸和放松的方法，以减轻生产时的疼痛？

5.生产时，我是否介意有实习医生或实习护士在我身旁？

6.生产时，我是否愿意接受会阴切开术？

7.宝宝出生时是否会先让我看看他？

8.接生医生是否即是产检医生？

9.会阴缝合是否由有经验的医生来完成？

待产过程，产后护理

1.分娩时是否需要活动？要完全躺着或可以起来走动吗？

2.一定要用胎宝宝监视器吗？

3.是否可以进食？

4.若产程过长，我愿意接受催生吗？

5.我应接受哪一种分娩方式？

6.我是否能够通过专业人士协助分娩来缓解紧张情绪？

7.我要使用无痛分娩吗？

8.医生会向我建议吗？

9.医院将使用何种方式让我的胎盘剥落？

10.生产后，多久时间可以第一次正式与宝宝见面（哺乳）？

11.分娩后如何才能使乳汁分泌增多？

12.如果一切顺利，我何时可以出院？

13.出院后多久应回院复查？

爱心提醒：做完这份计划书后要记得及时与医生交流，不懂的问题还要积极请教，这样才能真正发挥它的作用。

准爸爸的准备

孕妈妈就要生宝宝了，在这个关键时刻，作为宝宝的父亲、妻子的老公，你的重要性在分娩前后更是无人可以替代。现在你要做的事还真不少，让我们一起来理一理。

入院物品清单

1.换洗的衣服，因为产后将会大量出汗。

2.要想到家中无人时突然发生阵痛或破水的情况，你必须事先建立好各种紧急联系方式，在预产期的前后2周应尽量避免出差。

3.为孕妈妈准备好饮用的热水、饼干、巧克力，在孕妈妈进入产房前交给护士，以便孕妈妈在生产过程中及时补充能量。

4.准爸爸这时还可以准备一些高能量食物如鸡蛋、巧克力等，送至产房以便更好地帮助孕妈妈补充体力。

5.准备好照相机、摄像机，可以随时记录下宝宝的可爱影像。

6.当然也不能忘了带你的身份证。

给妻子按摩，帮妻子放松

妊娠后期开始，你可以坚持每天给妻子按摩，使她感到放松，帮助她更好地适应分娩。

◎**脊柱按摩**。让妻子侧躺，你用两手在她背部沿着脊柱由上而下地滑动。注意力道应适中，太强的力道会使孕妈妈肌肉紧张，太弱又会使她感到酥痒。

◎**腹部按摩**。让妻子盘腿坐在地上或是垫子上，你坐在她身后，将手放在她的腹部，轻轻地绕着腹部画圆，用手指做腹部按摩。

◎**大腿内侧按摩**。让妻子放松平躺在地上，你用手指在她的大腿内侧画圆。

此种按摩可放松会阴，避免腿部痉挛。

和妻子一起适应环境

在分娩前后，大多数孕妈妈都希望自己处在一个舒适的环境下：光线柔和，室温适宜，环境清静，有亲人陪伴，有舒缓的音乐。在临产前，准爸爸和妻子一起去了解一下病房、产房的环境，熟悉自己的医生将能减少临产前的忧虑。

爱心提醒：住院时，准爸爸也可以带上一些让孕妈妈心理感到安慰的东西，例如她喜欢的布娃娃、衣服、小摆设等，让妻子即使在医院里，也能感觉到家的温馨。

给予妻子最细心的关怀

在临产时，准爸爸要让孕妈妈大量喝水，注意排尿，适当走动，不要让孕妈妈一直平躺着。适当的冷敷、热敷可起到一定作用。住院后，护士会教给你应该做一些什么，比如记录宫缩时间，孕妈妈可千万不要把它当做差事应付一下或者是认为一板一眼地按要求去做显得太“傻”，要知道，准爸爸这时的一举一动都会极大地影响妻子的心情，而且这种影响是极其深远的。

给妻子积极的心理暗示

作为妻子精神上的支持者，丈夫一定要经常给予妻子积极的心理暗示，让她积极地面对这个自然的生理过程，勇敢地面对这一刻。

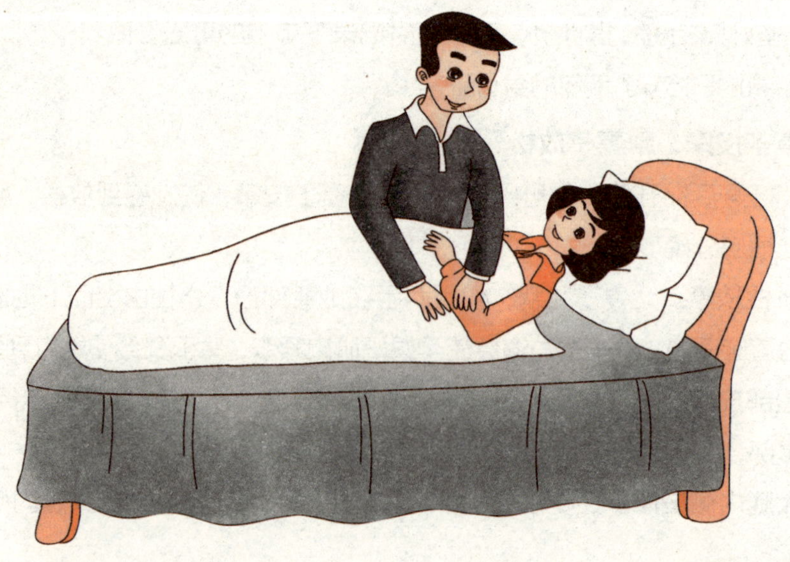

怀孕第38周

The Thirty-eighth Week

孕妈妈待产物品全攻略

1 胎宝宝的生长

现在胎宝宝可能已经有3200克重了，身长也有52厘米左右了。胎宝宝的头在骨盆腔内摇摆，周围有骨盆的骨架保护，很安全。

很多胎宝宝这时头发已长得较长较多，有1～3厘米长。有的胎宝宝的头发又黑又多，有的胎宝宝头发就有些发黄，除了营养因素外，遗传也是重要原因之一。当然也有一些胎宝宝一点头发都没长。

胎宝宝身上覆盖着的一层细细的绒毛和大部分白色的胎脂现在已逐渐脱落、消失，胎宝宝的皮肤变得光滑。这些物质及其他分泌物也被胎宝宝随着羊水一起吞进肚子里，贮存在他的肠道中，变成黑色的胎便，在他出生后的一两天内排出体外。

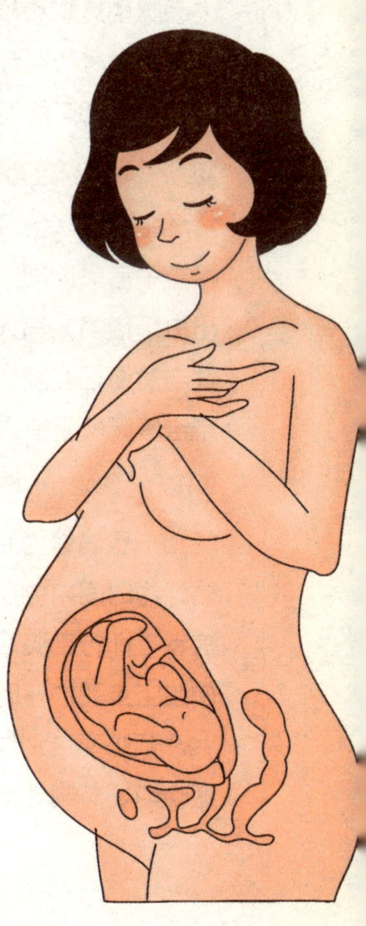

2 子宫的变化

子宫底部到耻骨联合的距离为36～38厘米，肚脐到子宫底部则为16～18厘米。大多数孕妈妈在怀孕的最后几周体重增长会非常缓慢。

3 孕妈妈的改变

孕妈妈现在可能会既紧张又焦急，既盼望宝宝早日降生，又对分娩的痛苦有些恐惧。现在应该适当活动，充分休息，密切关注自己身体变化，即临产征兆的出现，随时做好入院准备。

4 孕妈妈日常健康计划

附着在正常位置的胎盘在妊娠后半期或临产期胎宝宝未娩出前从子宫壁剥离者为胎盘早剥。患妊娠高血压综合征时全身小动脉痉挛或硬化，底蜕膜小动脉也痉挛和硬化而导致出血，同时胎盘血管也发生变化，而胎盘与底蜕膜层出血导致胎盘剥离。机械性因素如：腹部直接受撞击或摔倒等外伤；粗暴性交等都可能发生胎盘中期剥离。另外，多产妇及高龄初产妇较多发生。

胎盘早剥的症状

主要症状为妊娠后期突然感到急剧持续性腹痛，胎动减弱而消失，腹部检查子宫触诊硬如板块，有压痛，子宫常常比正常妊娠月份子宫大些。随着出血量增多，病人呈急性贫血面容，血压下降而进入休克状态。阴道出血往往与贫血程度及休克状态不符，主要为胎盘与子宫壁间的隐性出血为主。胎宝宝多因严重宫内窘迫而死亡，故胎心音已消失。

胎盘早剥的处理及预防

一旦确诊为胎盘早剥，就应当马上考虑终止妊娠。轻症者宫口已开大，估计短时间内能迅速分娩时要行阴道分娩，但要行胎头吸引等加速分娩。重症者立即行剖腹产术，如果胎宝宝宫内窘迫严重时做抢救胎宝宝的准备；即使胎宝宝死亡有时为保全母亲也得行剖腹产术。

预防要特别注意防止妊娠高血压综合征，避免过度运动及腹部外伤，妊娠晚期要节制性交等。

5 孕妈妈的日常饮食

怀孕末期，尤其是怀孕最后一个月孕妈妈应限制脂肪和碳水化合物的摄入量，以免胎宝宝生长得太快而影响顺利分娩。同时，还要注意不可摄取过多的盐分和水分，以防妊娠水肿。将重点放在午餐上，主食可以适量减少，增加副食的比例。越是接近临产，就越要多摄取铁质，以防贫血。

怀孕晚期，胎宝宝生长更快，胎宝宝体内需要贮存的营养素增多，孕妈妈需要的营养也达到最高峰，为此，应做到膳食多样化，尽力扩大营养素的来源，保证营养素和热量的供给。

6 孕妈妈备忘录

分娩时用品

在临产一个月前，孕妈妈和丈夫既要做好充分的精神准备，又要做好必要的物质准备。

1.孕妈妈的病历及有关产前检查资料。

2.宽大的前开襟的棉质睡袍2件。

3.前开襟的内外衣各2件。内衣应是棉质的。

4.宽大棉质的长裤3条。若是冬季，外裤以厚实的运动裤为好。

5.棉质内裤4条；软质拖鞋1双。

6.厚棉袜2双，分娩后产妇会感到冷。

7.棉质毛巾1条，面巾2条。

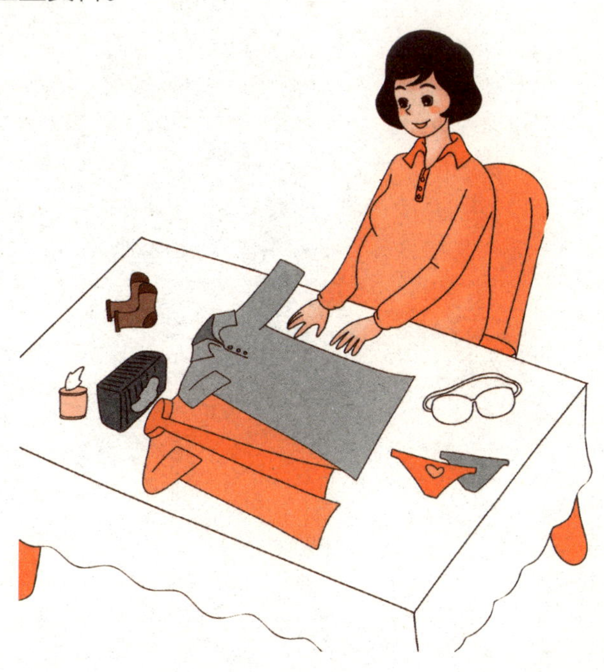

8.卫生纸及卫生巾若干。

9.帽子或头巾任选一种。

10.盥洗用具1套及梳子1个。

11.热水瓶及有关餐具。

12.尿布若干。

13.前面能拉开的文胸3个，便于喂奶。

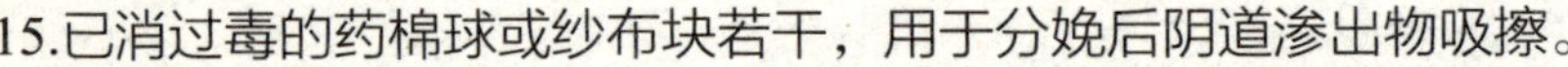

14.胸垫，把它塞进文胸内以吸收渗漏出的乳汁。

15.已消过毒的药棉球或纱布块若干，用于分娩后阴道渗出物吸擦。

16.带上一些书刊、杂志，有时翻翻，对消除分娩时的紧张也是有益的。

新生儿所需物品参考

寝具	沐浴、卫生用品	喂奶、喂水用品	衣物
垫被2件 垫被套2件 被子1件 被套2件 被单3件 床垫1件 毛毯1件 毛毯被套2件 毛巾被2件 婴儿床1个 吸汗垫子2件	浴盆1个　脸盆1个 水温温度计1个 小浴巾2条　大浴巾2条 肥皂1块　手帕3条 梳子1个　防滑垫1块 婴儿沐浴露1瓶 爽身粉1盒　棉花棒1盒 清洁棒1盒　婴儿油1瓶 指甲刀1个　温度计1支 尿布洗洁剂1瓶 热水袋1个　纸尿布1包 手套1副	奶瓶3～9个 奶嘴5～12个 奶瓶刷1个 夹子1个 有罩子的盒子1个 清洗奶瓶的清洁剂1瓶 奶粉携带瓶1个 吸奶器1个 消毒锅1个	尿布26～30片 内衣4件 长内衣4件 棉背心2件 围兜3件 短袜1双 襁褓2件

怀孕第39周

The Thirty-ninth Week

了解分娩知识

1 胎宝宝的生长

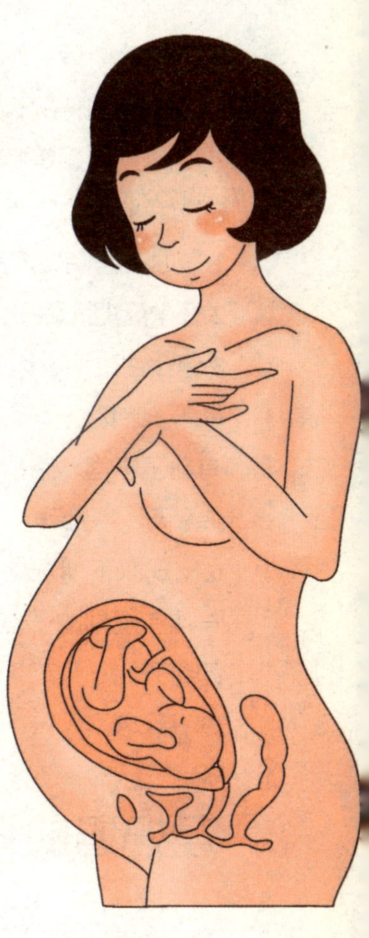

现在出生的宝宝就已经是足月儿了。胎宝宝现在身长约52厘米，体重应该已有3200～3400克了，他皮肤红润，皮下脂肪发育良好，体形外观丰满，指（趾）甲已超过指（趾）端，足底皮肤纹理较多。

现在体重在3500克以上的新生儿也很常见，甚至4000克以上的高体重新生儿和巨大儿也增多了，这跟人们营养状况的改善有很大关系。一般情况下男孩比女孩的平均体重略重一些。

胎宝宝现在还在继续长肉，这些脂肪储备将会有助于宝宝出生后的体温调节。这个小家伙的身体各部分器官已发育完成，其中肺部是最后一个成熟的器官，在宝宝出生后几小时内才能建立起正常的呼吸模式。

2 子宫的变化

从肚脐量起，子宫底部高度为16～20厘米，从耻骨联合量起约35～40厘米。到本周，孕妈妈的体重约增加了11.5～16千克。

3 孕妈妈的改变

胎宝宝现在是不是特别沉得住气？尽管孕妈妈心里巴不得马上见到他，可他却好像安静了许多，不太爱活动了。这是因为到这时胎宝宝的头部已固定在骨盆中，他更多地将会是向下运动，压迫子宫颈，为出生做准备。

4 孕妈妈日常健康计划

这个阶段，医生除了会继续观察胎宝宝的发育外，还会观察胎盘功能和胎宝宝宫内情况，结全并发的高危因素，如妊娠高血压综合征、心脏病、甲亢、过期妊娠等综合分析，决定按计划正常分娩或是引产。怀孕晚期孕妈妈的自我监护尤其重要，特别要注意：

1.按时去医院做产前检查，以便及时发现异常情况，及时采取措施治疗。

2.怀孕后期汗腺分泌旺盛，要勤洗澡、勤换衣。但要淋浴，不宜洗盆浴。

3.停止性生活，以防早产和产后感染。

4.怀孕晚期身体负担加重，容易疲乏，要注意休息。睡眠姿势宜取左侧位，有利于子宫、胎盘血液供应，使胎宝宝发育良好，还能减少浮肿。

5.每天计算胎动。

6.出现以下情况之一时，要立即去产科医院：阴道流水及流血；5分钟左右一次有规则的子宫收缩、腰痛、下腹坠胀、腹痛及有血性分泌物，表示产程即将开始；预产期超10天或胎动异常；下肢浮肿明显增加，出现头晕、血压增高现象。

5 孕妈妈的日常饮食

临产前的一个月，是营养素和能量积蓄的“最后冲刺”阶段。胎宝宝会大量贮存营养素，为出生后独立生存和生理需求做好储备，孕妈妈也要为分娩时消耗的能量和产后哺乳做好营养准备。

孕妈妈不妨适当放开肚皮，想吃就吃，爱吃什么就吃什么，为了自己，也为了胎宝宝的营养素需求。要知道，在怀孕最后的这一个月里，胎宝宝每在孕妈妈腹中多生活一天，就能从孕妈妈那里获得14克脂肪，为出生后身体储备能量。

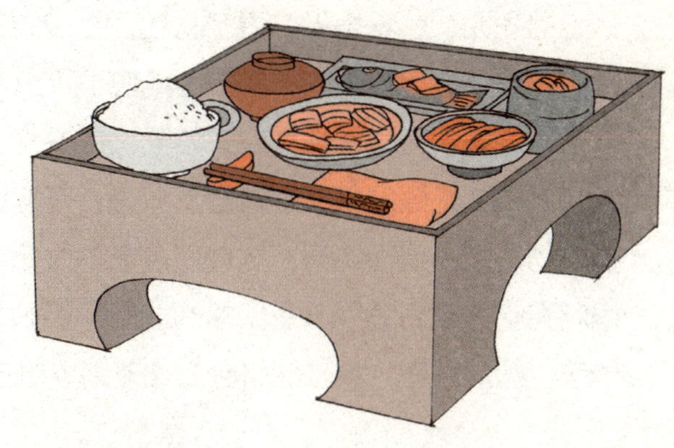

好好抓紧这难得孕受各种各样美食的契机，不失时机，合理化调整自己的食谱，享用这难得的补充各种营养素的良好机会，为了自己，更为了腹中的胎宝宝，临产前，每天的营养素摄入量为：

营养素摄入量					
蛋白质	90～100克	维生素A	1500毫克	铁	40毫克
碳水化合物	350～450克	叶酸	8毫克	锌	20毫克
脂肪	70～100克	B族维生素	21.8毫克	热量	2200～2300千卡
维生素C	100毫克	钙	1500毫克		

更重要的是，饮食种类多样化，能保证膳食均衡，营养全面，避免各类营养素比例失调，保证孕妈妈和胎宝宝在最后数十天的“冲刺阶段”，能够得到足够的营养。所以，在餐桌上，一定要在主食和副食上尽可能地多样化，尽量做到花样翻新，粗细粮要搭配，肉、菜、蛋、奶类食物交夫，不要有丝毫偏食的倾向。

每一餐都不要吃得过饱。每日嘱5～6餐，如果条件受到限制，可以在两次正餐之间吃一些零食来加餐。饮食方面，在继续注意保持营养均衡的同时，注意多吃一些开胃、膳食纤维含量较高、容易消化吸收的食物。这样做有助于缓解胃部不适感，减轻便秘和痔疮的烦恼。女性妊娠分娩是一种再也自然不过的生理现象了，然而大多数情况下，当我们一看见孕妈妈有腹痛等分娩的先兆，就着急得不得了，往往在没有为孕妈妈准备好吃的，也没有为孕妈妈准备好用的之前，就匆忙地把孕妈妈送进了医院。

初产妇从有规律性宫缩开始到宫口开全，大约需要12小时。如果是初产妇，无高危妊娠因素，准备自然分娩，可准备易消化吸收、少渣、可口味鲜的食物，如鸡蛋面条汤、排骨面条汤、牛奶、酸奶、巧克力等食物，让孕妈妈吃饱吃好，为分娩准备足够的能量。否则吃不好睡不好，紧张焦虑，容易导致孕妈妈疲劳，将可能引起宫缩乏力、难产、产后出血等危险情况。

6 孕妈妈备忘录

预产期并不是宝宝出生的准确时间，只有1/4的宝宝会遵守这个约定，如期地来到家人的怀抱，但是还有1/4以上的宝宝都会比预产期出生得晚，让妈妈们等得心焦。

超时生产的危险

如果预产期过了两个星期，则会有以下几种危险：

◎**羊水过少造成子宫内胎宝宝窘迫**。怀孕期间，羊水是胎宝宝最佳的保护环境，羊水量会随着妊娠周数的增加而增加，但是，到37周左右羊水开始慢慢减少。对于超过42周的过期妊娠，羊水会呈现显著减少的现象，容易有胎宝宝窘迫的情形发生。

◎**胎宝宝过大**。虽然是过期妊娠，但是胎盘功能正常，胎宝宝持续生长，造成胎宝宝过大，易引起难产。

◎**胎盘老化、功能减退，会造成胎宝宝循环供血不足**。对于这些千呼万唤还不出来的胎宝宝，我们可不能老是手足无措地等待。为了避免这些危险，我们应该用行动向胎宝宝传达明确的讯息，告诉他：“小家伙，请和妈妈共同努力，你该出来了！”

运动催生

如果到了预产期还没有动静，孕妈妈就要加强运动。直立运动能促使胎宝宝入盆，同时还能锻炼盆底肌肉，增加产力。不过，出去运动的时候需要找个“保镖”，以防突然有“紧急情况”。

制定适合自己的运动计划

◎**散步**。散步是孕晚期最适宜的运动方式。散步可以呼吸新鲜空气，在妊娠末期，散步可以帮助胎宝宝下降入盆，松弛骨盆韧带，为分娩做准备。散步时应边走动，边按摩，边和宝宝交谈，和他一起聆听小鸟的欢唱。散步可分早晚两次安排，每次30分钟左右，也可早中晚三次，每次20分钟左右。散步地点：散步最好选择环境清幽的地方，周围不要有污染物，不要在公路边散步，汽车尾气会带给你过多的铅。

◎**做做体操**。产前体操在国外非常流行，体操不但可以促使胎头入盆，而且可以增加骨盆底肌肉的韧性和弹性。

◎**小马步**。手扶桌沿，双脚平稳站立，慢慢弯曲膝盖，骨盆下移，两腿膝盖自然分开直到完全曲屈。接着，慢慢站起，用脚力往上蹬，直到双腿及骨盆皆直立为止，重复数次。

◎**划腿运动**。以手扶椅背，右腿固定，左腿做360度转动（划圈），做毕还原，换腿继续做，早晚各做5～6次。

◎**腰部运动**。双手扶住椅背，慢慢吸气，同时手臂用力，脚尖立起，腰部挺直，使下腹部紧靠椅背，然后慢慢呼气，手臂放松脚还原，早晚各做5～6次。

◎**骨盆运动**。双手双膝着地，吸气弯背，出气，同时抬头，上半身往后仰，反复10次。

◎**阴道肌肉运动**。仰卧，慢慢地收缩阴道肌肉，同时往上收臀部，数到5以后慢慢的落下，反复10次。

◎**加力运动**。仰卧，深呼吸，然后长且强地吐气，同时向下使劲。

◎**爬楼梯**。经常可以听到医生对已经过了预产期还没有动静的孕妈妈说：“去爬楼梯吧！”爬楼梯可以锻炼大腿和臀部的肌肉群，可以帮助胎宝宝入盆，使第一产程尽快到来。

下楼梯或下山要留心脚下，注意安全。具体操作方法应遵守医嘱进行。

药物催生

使用药物催生前要接受一系列的检查和监测，来评估胎宝宝状况和胎盘功能，以做出决定。如超声波测量发现胎宝宝过大或指诊子宫颈已经相当柔软者，可以考虑早一点开始催生。如果子宫颈成熟度佳，胎盘功能好、羊水量正常的话，则可以再等待一段时。

B 超检查

过期妊娠的B超检查，主要有下面几个关键指数：

◎**胎盘成熟度**。胎盘成熟度分为一度、二度、三度，如果胎盘成熟度已经达到三度，提示胎盘已老化，不能提供胎宝宝所需的氧气与营养，应考虑药物催生。

◎**羊水量**。在两个垂直的超音波平面上，至少一个羊水腔直径必须大于1厘米以上，如果羊水量过少，要考虑终止妊娠。

◎**胎宝宝大小**。胎宝宝过大容易导致难产，或因产程延长而增加胎宝宝窘迫发生的机会。

◎**脐带血流速度**。利用彩超可以测量脐带血流速率，反映血流阻力的大小。正常的怀孕，随着周数增加而阻力减少，但是如果合并胎宝宝生长迟滞或胎盘功能不良，则会呈现不正常的变化。此时，就要考虑药物催生。

产科检查

指诊：有经验的产科医生，可通过宫颈指诊来评估子宫颈成熟度（指子宫颈的柔软度和子宫外口的扩张度），进而考虑是否早一点接受催生处理。

选用药物：利用催产素诱发产痛，进而将胎宝宝娩出。

注意事项：

1.在决定催生之前，必须接受密切的产前检查及胎宝宝监测。

2.产妇及其家属必须充分了解过期妊娠的危险性以及催生的必要性与过程。

3.做好剖宫产准备。

4.整个催生的过程中，必须监护胎心。

5.选择设备及人员充足的医院，这样的医院有能力迅速处理各种紧急并发症，保障产妇及胎宝宝的安全。

临产前 11 项软准备

从老人、朋友以及邻居那里都会听到如何做好产前准备的建议，有时家里的亲人也会代为做好准备。准备越充分，越周密，越有利于分娩。

但除了那些已经成为经验之谈的所谓“硬件”准备工作外，还应做好如下“软件”准备工作：

1.应该什么时候给医生打电话？

2.医生和护士下班后如何能找到他们？

3.是先给医生打电话还是直接去医院？

4.家离医院有多远？

5.乘什么交通工具去医院？

6.是否有人时刻守护在孕妈妈身边？

7.在上下班时间交通拥挤时，从家到达医院大约需多长时间？

8.最好预先演练一下去医院的路程和时间；

9.寻找一条备用的路，以便当第一条路堵塞时能有另外一条路供选择，以便尽快到达医院；

10.是否将家里的事情安排好，请人料理家务？

11.工作的事情是否安排好了，应该让上司和同事知道你的预产期。

辨别真假分娩

有的产妇会出现假分娩的现象，或子宫无规律的收缩。一般来讲，真假分娩是难以辨别的。通常假分娩宫缩无规律，且宫缩程度不如真分娩剧烈。辨别的办法是检查阴道，看子宫颈的变化。还有就是进行宫缩计时，计算连续两次开始宫缩间的时间间隔，持续记录一小时。

若出现下列情况，请马上去医院或请医生：

1.即便在没有发生宫缩的情况下，羊膜破裂，羊水流出。

2.阴道流出的是血，而非血样黏液。

3.宫缩稳定而持续的加剧。

4.产妇感觉胎宝宝活动减少。

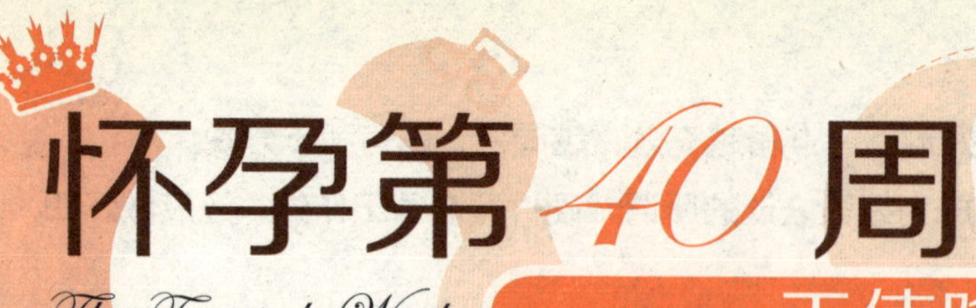

怀孕第40周

The Fortieth Week

天使降临

1 胎宝宝的生长

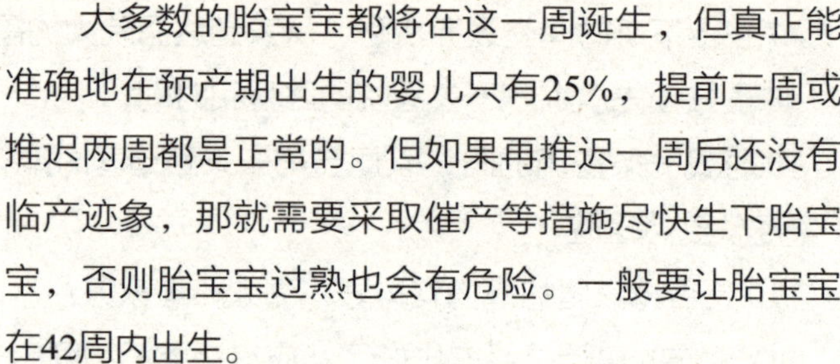

大多数的胎宝宝都将在这一周诞生，但真正能准确地在预产期出生的婴儿只有25%，提前三周或推迟两周都是正常的。但如果再推迟一周后还没有临产迹象，那就需要采取催产等措施尽快生下胎宝宝，否则胎宝宝过熟也会有危险。一般要让胎宝宝在42周内出生。

这时胎宝宝所处的羊水环境也有所变化，原来的羊水是清澈透明的，现在由于胎宝宝身体表面绒毛和胎脂的脱落，及其他分泌物的产生，羊水变得有些浑浊，呈乳白色。胎盘的功能也逐渐退化，直到胎宝宝娩出即完成使命。

2 子宫的变化

从肚脐量起，子宫底部高度为16～20厘米，从耻骨联合量起为36～40厘米。

3 孕妈妈的改变

到本周，孕妈妈可能已经不再关注自己的体重

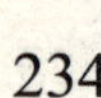

及外形了，而是高高兴兴地准备迎接宝宝的到来。孕妈妈会觉得等待的日子变得格外漫长，准爸爸也会整天心神不宁，不知道妻子何时临产，一切处于“备战”状态，气氛显得有些紧张。不妨两个人再一起享受一下这已为时不多的二人世界，在家里听听音乐，看看影碟，这样的日子也许就要暂时向你们告别了。

4 孕妈妈日常健康计划

避免胎膜早破

现在需要注意的是避免胎膜早破，即通常所说的早破水。正常情况下只有当宫缩真正开始，宫颈不断扩张，包裹在胎宝宝和羊水外面的胎膜才会在不断增加的压力下破裂，流出大量羊水，胎宝宝也将随之降生。提前破水是指还未真正开始分娩，胎膜就破了，阴道中的细菌会侵入子宫，给胎宝宝带来危险。因此要特别注意，孕期的最后阶段一定要避免性生活，避免对子宫的任何压力。

出现了胎膜早破，应立即住院，并应该绝对卧床休息，详细地检查孕妈妈的情况、胎宝宝的情况和子宫的情况。先露未衔接者应抬高臀部，禁止灌肠，保持外阴清洁，勤听胎音。胎膜早破的处理原则应以孕周不同而有异：孕36周以上，胎宝宝已成熟，应尽快结束分娩；孕33～35周，胎宝宝已成熟，按孕36周以上进行处理，未成熟者先促使胎宝宝成熟，最好等到35周分娩；孕28～32周，出现这种情况，很容易发生早产，应严格观察胎宝宝的成熟程度，感染征象，尽量争取到33～35周再分娩。孕28周以下，围产儿

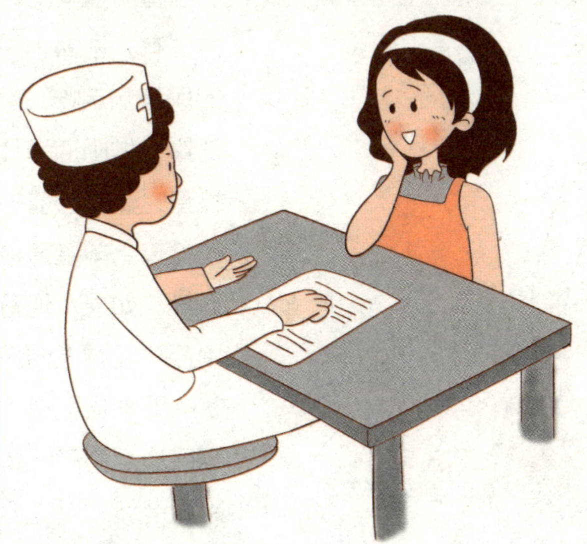

存活率低，不必期待，不论什么原因，如有感染，应及时终止妊娠。

过期妊娠的处理

并不是孕妈妈过了预产期还不分娩，就都叫做过期妊娠。预产期只是一个约略的估计，过了几天不生，没有多大关系，但是如果过了14天以上还不生，胎宝宝的死亡率就要比正常的死亡率高3倍，所以医学上把过了两星期以上还不生的叫做过期妊娠。

孕妈妈的胎盘是有一定寿命的，在预产期过后两星期，胎盘的功能减退，引起输氧不足，使胎宝宝经常处于缺氧状态。过期妊娠的胎盘，在胎宝宝娩出时常比正常胎盘要小，表面有白色斑纹，有时还可以看到坚硬如石的钙化点，这就是胎盘老化的表现。胎宝宝因为缺氧，胎心音可变得慢而不规则，同时引起肠胃道蠕动增加，排出胎粪，使羊水污染成草绿色，甚至为墨绿色，浑如泥浆，羊水量也日益减少。羊水的性状一般要等破了胎胞才被发现，现在也可用似铅笔粗的羊膜镜，放进子宫腔里，透过胎膜进行观察。过期妊娠时，胎宝宝常不再生长，外形瘦长，皮肤皱褶，形状干瘪，像个小老人。由于胎盘老化，功能减退，胎宝宝可在子宫里或于临产后突然死亡。也有的因为在分娩时吸入了混有胎粪的羊水，并发窒息或肺炎致死的。

过期妊娠怎么办呢？凡月经规律为28天来一次的孕妈妈，预产期一旦过了10天以上还不分娩，就要请医生检查胎盘功能是否减退。检查胎盘功能的方法有，留24小时的尿液测定雌三醇含量，做阴道涂片检查，做胎心监护仪检查，羊膜镜检查等。如果发现有胎盘功能减退的症状，要根据减退的程度决定引产还是剖腹产。

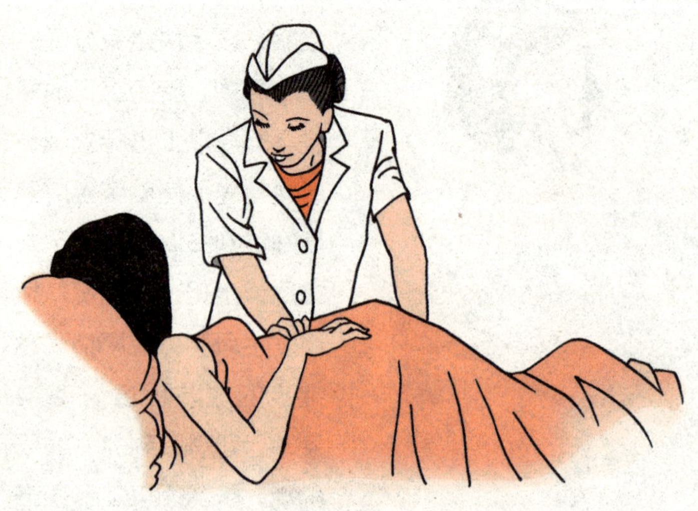

如果孕妈妈过了7天还不分娩，就要及时引产争取42周内娩出。引产的方法有针刺或电针引产、静脉滴注催产素或前列腺素引产、剥膜引产等，破膜加静脉滴注催产素引产容易成功，有时还可以破膜引产。此时，观察羊水量和颜色，对了解胎宝宝有无缺氧及缺氧的程度有很大帮助。上述各种引产方法都很安全，对产妇无痛苦，对胎宝宝也没有不良影响，相反，如果不及时引产，胎宝宝会有缺氧致死的危险。

当然，过期妊娠并不一定都会造成胎宝宝或婴儿死亡，有时虽然产期已过，但胎盘功能并不减退。但我们千万不能抱有侥幸心理，遇到过期妊娠的情况，还是及早检查为好。

5 孕妈妈的日常饮食

妈妈的乳汁是初生小宝宝的天然美食，密切影响着他们的生长发育。然而，除了生理差异外，哺乳妈妈的饮食对乳汁的分泌及质量影响很大。当妈妈因不能让宝宝吃饱、吃好而感到困扰时，一定不要轻言放弃，不妨来试试这几款催乳妙食。

奶汁鲫鱼汤

原料：鲫鱼1～2尾，冬瓜100克，葱、姜、盐各少许。

制作：1.认真清洗鲫鱼，将葱、姜、冬瓜切小片。

2.鱼下冷水锅，大火烧开，加葱片、姜片，后改小火慢炖。

3.当汤汁颜色呈奶白色时下入冬瓜片，并调味，稍煮即可。

营养小秘密：鲫鱼汤是补气血、通乳汁的传统食疗方，也可以鲤鱼、鲢鱼替代；冬瓜具有利水作用，同样利于乳汁分泌。需要注意的是不能过咸，不然会使体内潴留水分；也不可只饮鲜汤而不食鱼肉。要知道，鱼肉中的蛋白质是乳汁分泌所必需的营养。

酸菜猪手煲

原料：猪蹄1只，川酸菜、花生及调味料各适量。

制作：1.先将猪蹄斩开，放入开水中汆烫5分钟，捞出沥干。

2.在煲中加冷水和各种原料，用大火煮30分钟后改小火慢炖1小时，最后加盐调味。

营养小秘密：花生与猪蹄都具有补血和通乳的功效，是妈咪产后补身的上品。如果加一些川酸菜，就会使这道菜的口感鲜美异常，有助于提高产后体弱妈咪的食欲。

蒸酿豆腐角

原料：豆腐200克，虾肉100克，鸡蛋2个（取蛋清），盐、糖、淀粉、葱末、姜末各适量。

制作：1.先将豆腐切1～2厘米厚的片，炸熟后剖开一侧，挖出少许瓤，做成酿豆腐。

2.虾肉切碎，用蛋清、淀粉、盐、糖、葱末、姜末调制后塞入豆腐中。

3.将酿豆腐蒸10分钟，而后勾芡汁淋在上面。

营养小秘密：虾肉具有通乳功效，是因为它和豆腐一样含有大量的蛋白质和钙。蒸酿豆腐角口味软嫩、鲜香，还含有适量脂肪，非常适合妈咪产后补养的需要。

6 孕妈妈备忘录

分娩后24小时产妇的情况

体温略有升高

在刚分娩后的24小时，产妇的体温会略有升高，一般不超过38℃。在这之后，产妇的体温大多会恢复到正常范围内。由于子宫胎盘循环的停止和卧床休息，产妇脉搏略为缓慢，每分钟60～70次；呼吸每分钟14～16次；血压平稳，变化不大，如果是妊娠高血压综合征患者血压明显下降。

产生宫缩痛

分娩第一天，子宫底大约在平脐或脐下一指左右（子宫大约在产后10天降入骨盆腔内）。刚分娩后，产妇会因为宫缩而引起下腹部阵发性疼痛，这叫做“产后宫缩痛”，一般在2～3天后会自然消失。

充分休息

产妇一定要注意充分休息，分娩之后看到自己的宝宝，不少产妇都会心花怒放，感到非常满足，紧接着由于分娩的疲倦，会不知不觉地睡意袭来。这时，你可闭目养神或打个盹儿，但不要睡着了，因为要给宝宝喂第一次奶，医护人员还要做产后处理，顺产的产妇还要吃点东西。

预防产生出血

产后首先要注意预防产后出血，胎宝宝娩出后，在24小时内阴道出血量达到或超过400毫升，称为产后出血。其原因与子宫收缩乏力，胎盘滞留或残留、产道损伤等有关。一旦阴道有较多出血，应通知医生，查明原因，及时处理。

尽早让宝宝吸吮乳头

分娩后半小时就可以让宝宝吸吮乳头，这样可尽早建立催乳和排乳反射，促进乳汁分泌。同时，还有利于子宫收缩。哺乳时间以5～10分钟为宜。产后第一天可以每1～3小时哺乳一次，哺乳的时间和频率与婴儿的需求以及产妇感到奶胀的情况有关。产后第一天，产妇身体虚弱、伤口疼痛，可选用侧卧位喂奶。每次哺乳后应将新生儿抱起轻拍几下，以防回奶。

及时排尿和排便

自然分娩的产妇，在分娩后4小时即可排尿。少数产妇排尿困难，发生尿潴留，其原因可能与膀胱长期受压及会阴部疼痛反射有关，应鼓励产妇尽量起床解小便，也可请医生针刺，或药物治疗，如果仍不能排尿，则应进行导尿。

产后最初几天，产妇几乎都有便秘的困扰。这是由于肠道和腹部肌肉松弛的缘故。所以，顺产的产妇从分娩当天就可多补充液体和吃些青菜水果来加以改善。

注意会阴部卫生

注意会阴部卫生，每日二次用1：5000的PP水溶液清洗，会阴垫应用无菌卫生巾并及时更换。产后24小时内若感到会阴部或肛门有下坠不适感、疼痛感，应请医生诊治，以防感染和血肿发生。

分娩后的适当运动

自然分娩的产妇6～12小时就能起床做轻微活动，第二天可以在室内走动，做适宜的产后保健操。

产后第一天的保健操可以包括以下几节：

1.**手指屈伸运动**。从大拇指开始，依次握起，再从小拇指依次展开。两手展开，握起，展开，握起，反复进行。

2.**深呼吸**。用鼻子缓缓地深吸一口气，再从口慢慢地吐出来。

3.**转肩运动**。臂屈，手指触肩，肘部向外侧翻转。返回后，再向相反的方向转动。

4.**背、腕伸展运动**。两手在前，握住，向前水平伸展。手仍向前伸展，背部用力后拽。两肘紧贴耳朵，两手掌压紧。坚持5秒，放松。两手在前相握，手掌向外，同样向前伸展，握掌。坚持5秒，放松。

5.**脚部运动**。脚掌相对，脚尖向内侧弯曲，再向外翻。两脚并拢，脚尖前伸。紧绷大腿肌肉，向后弯脚踝。呼吸2次后，撤回用在脚上的力。两脚并拢，右脚尖前伸，左脚踝后弯，左右交替。

6.**颈部运动**。仰卧，两手放于脑后，肩着地，只是颈部向前弯曲。复原颈部向右转（肩着地），尤如向旁边看，然后向左转。

新妈妈必修课

一个新的小生命必然会给生活带来很多变化，未雨绸缪的准备工作，会在这样那样的问题发生时，让孕妈妈有更多的心理准备，不至于手忙脚乱。

储备足够的必需品

宝宝到来之前，你永远都不会知道他一天会消耗多少纸尿裤，用多少湿纸巾。而且，孕妈妈千万不要做不够了再去买的打算，因为到时候小家伙会让你分身乏术。因此，一定要在分娩前准备好大量的尿片、婴儿湿巾和一切你需要的日用品。不要忘了，把新买的婴儿服全部洗一遍。

婴儿房要有足够多的储藏空间

宝宝的小衣服占据不了太多的空间，但你会收到朋友们送给宝宝的各种尺寸的衣服，需要额外的衣柜来存放这些衣服。同样，从摇篮到小床，得备好各种尺寸的被子床单等。而玩具就更不用说了，它们的数量会以成倍的速度增加，这时候如果有个专门的空间放置它们实在是太好了。

下面的一些细节也许可以帮助孕妈妈顺利的度过产后的时光：

◎**调整自己的心理预期**。不要把产后的一切都想象是完美的。这样在遇到问题的时候就不会太过失落。

◎**减少客人的数量**。产后，尤其是月子里，只要跟家人和几个很亲近的朋友来往就行了，省得还得抽身去招待客人。

◎**安装电话答录机**。把小宝宝诞生的消息录在电话留言上面，在照顾宝宝或睡觉的时候关闭电话铃声，等到方便的时候，再听一听电话留言，那些问候的电话就不必一一回复了。

◎**让网络为你服务**。现在的网络如此发达，可以把宝宝的照片放在互联网上，然后让先生有空的时候发邮件告诉大家，朋友们就可以从网上了解宝宝的近况了。

◎**找人帮忙**。月子里有多少人帮忙都不够忙，这是过来人的经验。所以不要太要强，如果姐姐或婆婆问你她们该如何帮助你的时候，说出你的需求。不要跟她们说等你洗衣服的时候让她们陪宝宝玩，你可以试试反过来，让她们帮你洗衣，你趁机休息一会儿。

◎**抓紧时间休息**。如果宝宝睡着了，就不要再去想水池里还有没刷的碗，洗衣机里的衣服还没洗。抓紧时间和宝宝一起小憩一会，没有什么比身体更重要的了。

◎**记住哭总是有原因的**。有时你也许会需要一个人来倾听，来释放压力和疲惫。这没有什么可害羞的。如果实在觉得无法忍受，感到压抑，那就哭出来吧！

做好产后打算

如果打算产后4个月，就回去上班，那么良好的安排时间的能力以及对那些持有怀疑和批评态度的人的漠视，是职场妈妈取得成功的最好的办法。如果是全职工作，最好经常与其他处于相同状况的朋友们联系，多听听彼此的意见和看法，甚至是对相同境况的抱怨都会成为你最大的精神支撑。另外，还有以下几点在上班前需要考虑清楚：

如何坚持母乳喂养

妈妈上班后，宝宝的一日三餐该怎么办？是否有时间回家给宝宝喂奶？也许买一个吸奶器和冷藏箱会帮你解决问题：白天可以在公司把母乳吸出来放在奶瓶里，冷冻起来，到宝宝需要的时候，只要用温水解冻、加温就可以吃了。

换一个时间有保障的岗位

假如需要经常出差或者随叫随到，是不是可以先换个工作做一两年呢？假如做销售，可否在公司内部调整一个上班时间相对固定的岗位？

确保有牢固的后备支援力量

上班的时候，谁来帮你带宝宝？宝宝生病的时候能请假吗？每次接种疫苗或者去医院做常规检查的时候有时间吗？父母双方确实都没有义务承担这份责任，但是双方都有工作的年轻夫妻是经常需要帮助。

工作与家庭孰轻孰重

一边是繁忙的工作，一边是与宝宝多相处的渴望，很多人都是分身乏术。想一想什么才是最重要的，在做出决定之前多做考虑，不管是你还是宝宝，能够常常保持快乐的心情才是最重要的。

提前算好经济账

钱是很多矛盾产生的根源，所以趁着宝宝还没出生，最好在财政上取得一致意见。当一方紧衣缩食，却发现另一个竟然为了给宝宝买一件漂亮的外套而花掉了整整一周的家庭开销的时候，他绝对会发狂的。

购买手机

无论是婆婆还是小阿姨帮你照顾宝宝，你都要保证她们随时随地都能找到你。你也可以随时随地了解宝宝的情况。

保持与外界的联系

假如你打算先做一两年的全职妈妈，也一定要时常与公司同事保持联系，有时一个意想不到的职位空缺很可能会令你重新做出选择。

备孕期常见问题解答

Q 为什么要做孕前检查?

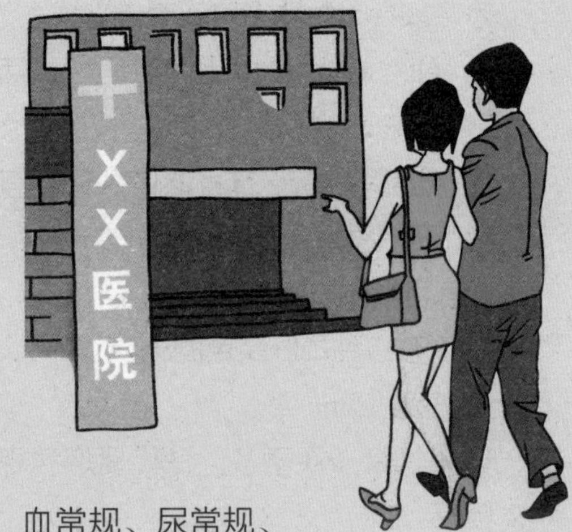

A 很多年轻夫妻认为，自己身体很好，没有患过什么大病，就连感冒、发烧也不常有，而且单位每年都进行体检，身体状况也很正常，就没必要做孕前检查了，自然怀孕就可以。

实际上并不是这样。孕前检查与平时体检不是一回事。孕前体检的目的是为了预防遗传性疾病，通常检查内容包括肝功能、肾功能、血常规、尿常规、心电图等，主要是检查生殖器以及与之相关的免疫系统、遗传病史等，这对孕育健康的宝宝来说非常有必要。

如果备孕女性没进行孕前检查，有些疾病等到怀孕之后才发现，不但有损胎宝宝的健康，严重的话还会危及自身安危。而且孕前检查并不是很麻烦的事，只要花半天时间，就能做一个完整的检查。如果需要一些特殊的检查，医生会给你明确的答案。

因此，为了拥有健康的宝宝，建议每个备孕女性都要重视孕前检查这个项目，这既是对自己负责，也是对未来的宝宝负责。

Q 哪些人必须做孕检?

A 虽然现在婚检已经不是必选项目，但是为了下一代的健康，孕前检查必不可少，特别是以下人群，一定要做孕检。

◎ 有过不良产史者，如习惯性流产、死胎、死产、智力低下儿。因为人工流产后，妊娠突然中断，体内激素突然下降，会影响卵子的生存环境，对再次怀孕比较不利。

◎ 未做过婚检者。

◎ 夫妻双方在工作和生活中接触放射性物质、化学农药、有害环境等。

◎ 有不良生活习惯者。如长期吸烟、酗酒、药物成瘾、偏食等。烟的毒性直接作用于卵子，会伤害整个内分泌系统。同样，喝酒、失眠、饮食无规律等，都会给女性生殖健康带来严重的负面影响，导致受孕能力下降。

◎ 经期性生活者。因为经期性生活会刺激机体产生抗精子抗体，引发盆腔感染、子宫内膜异位等。

◎ 夫妻双方或一方有遗传病史、有家族遗传病史、有慢性疾病、有传染病者。遗传病会通过其特有的方式，一代代往下传。在遗传病家族中，每一代都有可能发生这种疾病。

◎ 没有接种乙肝疫苗的夫妻。

◎ 养宠物的夫妻。

◎ 有性传播疾病者。性传播疾病患者大多有盆腔炎，破坏女性的生殖系统健康。

◎ 年龄超过35岁的高龄产妇。从女性的生理规律上看，生育能力最强在25岁，30岁后缓慢下降，35岁以后迅速下降。

Q 月经不调影响怀孕吗？

A 月经不调对怀孕有一定的影响。因为大量的临床数据表明，患有不孕症的女性一般都伴随着月经不调的症状。虽然月经不调一般并不是导致不孕的直接原因，但是月经不调从某种程度上来说是不孕症的一个信号，因为月经不调往往有可能是由身体里的一种或者几种病因引起的，进而导致了不孕的情况。例如，卵子生成障碍型不孕症患者常常伴有的月经情况是月经量少、色淡、经期推后或继发性闭经。

现在很多女性由于学习、工作、生活等诸多方面的原因，或多或少都会出现不同程度的月经不调问题。但是很多女性都没能给予很好的重视，往往使月经不调发生以后不能得到及时的治疗，所以月经不调就会因为体内其他病因使得日后受孕时出现不孕症。所以，患有月经不调症状的女性应该提高重视度，及早改善月经不调的情况，保证以后成功受孕。

Q 孕前需要注射的几种疫苗？

A 孕妈妈在怀孕期间，为了避免对胎宝宝产生影响，一般不能接受疫苗接种。因此，在备孕期间接种疫苗就变得非常必要。

◎ 风疹疫苗。医生建议，注射风疹疫苗的时间最好提到孕前8个月，这样可以保证备孕女性在怀孕的时候体内的风疹病毒已经完全消失，不会对胎宝宝造成影响。

◎ 乙肝疫苗。建议在孕前9个月进行，从注射第一针算起，在此后的一个月时注射第2针，在第6个月时注射第3针。

◎ 甲肝疫苗。特别是经常在外就餐的女性，更应该注射甲肝疫苗。疫苗接种后8周左右，便可以产生很高的抗体，获得良好的免疫力。

◎ 流感疫苗。备孕女性可根据自己的身体状况自行选择。如果注射流感疫苗，最好是在准备怀孕的前3个月。

◎ 水痘疫苗。提前接种水痘疫苗，可以有效防止感染水痘。

Q 孕前男性如何更好地“护精”？

A 如果夫妻双方计划孕育一个健康、聪明的宝宝，那么在孕前男性有必要使自己拥有高质量的精子。具体可以从以下几个方面入手。

◎ 保证营养均衡。为了保证健康生育，男性应着重多摄入蔬菜、水果和海产品，并定期摄取动物肝脏。

◎ 保持适当的运动。运动不仅可以保持健康的体力，还是有效的减压方式。压力大的男性更可以考虑每天运动30～45分钟。要注意的是，运动应以不引起疲劳为准，应穿宽松的衣服，以有利于散热。

◎ 定期体检接种疫苗。男性的免疫能力其实并不如女性可靠。定期体检可以预防很多疾病，接种疫苗则可以预防一些传染病，特别是可能影响生殖健康的传染病。

◎ 养成良好的卫生习惯。男性应该养成良好的卫生习惯，因为“隐私”部位有时更容易藏污纳垢，应每天对包皮、阴囊等处进行清洗。

Q 严重的阑尾炎为什么会造成不孕？

A 严重的阑尾炎会造成不孕。这是由于阑尾的位置靠近右侧输卵管，如果阑尾炎很严重，就会使阑尾脓肿穿孔，进而直接蔓延到邻近的输卵管，或发展成为腹膜炎，进一步影响双侧的输卵管功能，甚至会殃及生殖系统，而造成不孕。

Q 出现孕前抑郁症怎么办？

A 想要宝宝的心情非常强烈，如果一次又一次不能如愿以偿的话，在焦急的等待中，备孕女性很容易就会陷入一种焦虑和抑郁的情绪中。在这段时间，备孕女性的情绪不是特别稳定，如果自我调节能力差很容易患孕前抑郁症。因为这种抑郁的情绪对怀孕后的胎宝宝会产生直接的影响，因此，想要生一个健康的宝宝，就必须克服这种不良情绪。

备孕前的抑郁情绪不需要打针、吃药，只需要内心调节就可以得到改善。在这个时候尤其需要家人的关心和丈夫的呵护，这样可以减少妻子的情绪起伏变化。很多家庭受传统观念的影响很想要男孩，因此，公公婆婆常在儿媳妇面前提及，这无疑加重了备孕女性的心理负担。先不说生男生女一个样，单说生男孩还是生女孩更大程度上取决于男性。因此，作为家人，公公和婆婆就不要再加重儿媳妇的心理负担了，尽一切可能关心她、体贴她，减少不良刺激，使之保持愉快的心情和稳定的情绪以迎接受孕。

这时丈夫也要担负起男人的职责，多给妻子一份温暖和关心，让她不要胡思乱想，可以陪她散散步、聊聊天，还可以给妻子制造一些小惊喜，让妻子在爱的包围中放松心情，这样对受孕非常有利。

Q 孕前服用维生素类药物也需谨慎吗？

A 孕前服用维生素类药物时也要小心谨慎。大量研究表明，如果维生素A及叶酸缺乏可能会导致胎宝宝畸形。但是，如果怀孕之前且准备孕妈妈摄入过量的维生素A也有可能引起胎宝宝骨骼畸形及并指、腭裂、眼畸形等；摄取维生素D过量，会引起胎宝宝钙质过多、主动脉及肾脏动脉狭窄、主动脉发育不全、智力发育迟缓及高血压等；而摄取大量维生素K则会引起新生儿黄疸。

Q 孕前还有哪些药物要避免服用？

A 怀孕之前服用大剂量抗疟药（如奎宁），会对胎宝宝的视网膜造成损害；阿司匹林可致新生儿溶血性黄疸、便血等；抗甲状腺素药（如丙基硫氧嘧啶和他巴唑等）能通过胎盘进入胎体，抑制胎宝宝甲状腺素合成而导致死胎或先天性克汀病；降血糖药（如甲糖宁）可引起流产、死胎、心脏畸形。总之，女性怀孕前不能滥用药物，如果不可避免需要用药，应在主治医生的指导下科学合理地服用。

Q 孕前用药安全有无等级划分？

A 由FDA（美国食品与药物管理局——全球药物审查最严格的机构之一）最新颁布的妊娠药物分级（共分五级：A、B、C、D、X级），以供临床选择孕前安全用药参考。

◎ A、B级药物。对胎宝宝无危害或无副作用，孕前及孕期一般可安全使用，如多种维生素类，一些抗生素（如青霉素族、头孢类）等。

◎ C、D级药物。对胎宝宝有危害（如致畸或流产），但对孕妈妈有益，需权衡利弊后慎用，如一些抗生素、激素类药物等。

◎ X级药物。对胎宝宝有危害，对孕妈妈无益，为孕前及孕期禁用药，如抗癌药物、性激素（雌激素、合成孕激素）等。

Q 为什么去掉避孕环后不宜立即怀孕？

A 去掉避孕环后不宜立即怀孕，是因为有的女性采用子宫内放置避孕环的措施进行避孕，当计划怀孕时，需要摘掉避孕环，但如果去掉避孕环后立即受孕，则不利于优生。避孕环作为异物放在子宫内，主要用于干扰受精卵着床，从而达到避孕目的。但是，无论放环时间长短，作为异物，避孕环都会或多或少地对子宫膜等组织造成一定的损害和影响，这对于胚胎或胎宝宝的生长发育极为不利，很可能会造成新生儿缺陷。所以曾经带过避孕环的女性，在计划怀孕时，摘掉避孕环后，应在来过2～3次正常月经后再准备怀孕。

Q 备孕期间为什么不能住新房？

A 科学研究证实，建造新房和装饰新居所用的砖、石、水泥、钢筋、木材、胶合板、塑料、油漆、涂料、瓷器、地板亮光剂和新家具中含有一些对人体有害的物质，如氯乙烯、聚乙烯、甲醛、酚、铅、石棉等。新建的房子或新装修的房子中大多存在以上有害物质，而且这些物质间的相互会使毒性作用增强。新装修的房子湿度较大使毒性物质和有害的粉尘微小颗粒滞留在室内，污染室内的空气。如果再不经常通风，被污染的空气无法排放出去，那么空气中挥发性物质的浓度就会升高。有些物质会干扰神经或引起生殖系统疾病甚至致癌，对受孕女性以及胎宝宝发育都有很大的影响。因此，受孕前不要住在刚装修好的房中。

Q 哪些花不能长期放在备孕夫妻房内？

A 在家中放几盆绿色植物既可以观赏又可以让房间内香气扑鼻，所以很多家庭都愿意这样做。但是要注意，有些花草的味道或花粉会让人产生不适症状，尤其是备孕女性还会影响到胎宝宝。因此对于备孕的夫妻来说，室内不宜摆放的花卉有：

◎ 黄杜鹃、郁金香、一品红、夹竹桃、光棍树、五色梅、水仙花、八仙花、石蒜、含羞草、虎刺梅、万年青、霸王鞭、滴水观音。

◎ 松柏类花木，如翠蓝柏等。

◎ 洋绣球花，如五色梅、天竺葵等。

◎ 丁香类花卉，如玉丁香等。

◎ 其他类，如郁金香、月季花、紫荆花、兰花、百合花等。

以上花卉如果长期摆放在室内，对人体健康会产生不同程度的影响。

Q 备孕期间可以养鸟吗？

A 答案是不可以。因为家禽和鸟类都是衣原体的宿主，鸟主要是通过粪便向外排泄病原体，所以悬浮在尘埃中的感染性鸟粪微粒对行人和无意接触者来说即是感染的来源。喜欢养鸟的人所处的小环境内的空气里就有大量的衣原体的存在，当你在玩赏或为其打扫粪便时就有可能会被感染。还有一些人被鸟抓伤皮肤或者与鸟亲吻后感染。以感染鹦鹉热衣原体为例，大概感染后2周左右就会发病。

发病的症状很多，比如高烧、发冷、头痛、乏力、食欲不振，全身肌肉痛和咽痛等，重者还有可能会出现昏迷、气急、发绀、黄疸、肝大等。如果脱离养鸟的环境，症状有所减轻；如果继续接触鸟，症状就会加重。

研究人员还发现，鸽子的喙、爪子及粪便中携带新型的隐球菌，麻雀、金丝鸟也携带这种病，这些病菌会通过呼吸道、消化道、皮肤侵入人体。

鉴于饲养宠物带来的一些隐性危害，为下一代健康考虑，备孕期间最好不要养宠物。

Q 什么是黑色受孕时间？

A 所谓“黑色”受孕时间是指精子和卵子在人体不良的生理状态下或不良的自然环境下相遇，形成受精卵。这样的受精卵容易受到各种干扰，影响其质量。比如，当人体处于生理节律低潮期或低潮与高潮期临界期时，身体容易疲倦、注意力不能集中、办事效率差，健忘或判断力下降。在这种情况下，人体抵抗力下降，容易受到病菌侵袭，发生感染。

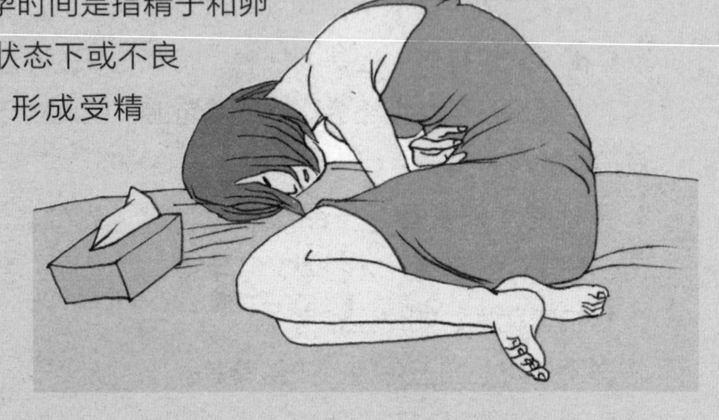

另外，夫妻同房时，如果夫妻一方处于高潮，另一方处于低潮，那么，生出的宝宝的健康和智力情况就比较一般；如果夫妻双方都处于低潮期或低潮与高潮期临界时，那么，就比较容易生出体弱、智力有问题的宝宝。从优生的角度考虑，避开“黑色”受孕时间，找出夫妻双方生理节律的高潮时间，有利于孕育出聪明、健康的后代。

Q 营养从什么时候开始补合适？

A 具体从什么时候开始补充营养因人而异。有些营养不良的备孕女性需要提前很长一段时间补充营养，而身体健康状况良好的女性从孕前3个月开始补充就可以。

对于那些体质偏差，比较瘦弱的女性来说，孕前营养储备就要比健康状况正常的人提前一些，最好提前半年就开始准备。

而那些身体肥胖，营养状态较好的人就不用过多增加营养，但是一些含维生素、无机盐、优质蛋白的食物还是不能缺少的，同时还要少食用脂肪和糖类含量较高的食物。

Q 有了叶酸片还需要补充天然叶酸吗？

A 虽然人体从食物中吸收天然叶酸很难，补充叶酸制剂很容易，但是也不能因此而忽略在饮食上对天然叶酸的补充。在任何情况下，天然的都比合成的营养元素更适合人体。

Q “叶酸片”能代替“小剂量叶酸增补剂”吗？

A 叶酸增补剂每片中仅含0.4毫克叶酸，是国家批准的唯一的预防药品（商品名称为“斯利安”）。而市场上有一种供治疗贫血用的“叶酸片”，每片含叶酸5毫克，相当于“斯利安”片的12.5倍。孕妈妈在孕早期切忌服用这种大剂量的叶酸片，因为长期大剂量服用叶酸片对孕妈妈和胎宝宝会产生不良的影响。因此提醒孕妈妈，补叶酸要听从医生和保健人员的指导，切忌自己乱买、滥服。

Q 男性在备孕期间还需要补充叶酸吗？

A 备孕女性补充叶酸，是为了避免胎宝宝发育畸形。但根据最新研究表明，男性在备孕期也要补充充足的叶酸，以免体内叶酸不足，导致精子浓度降低，从而降低“孕力”。

因此，备孕男性不妨多吃一些富含叶酸的食物，如：菠菜、芦笋、苹果、芦笋、红苋菜、生菜、橙汁等。此外，适当食用动物肝脏也能补充叶酸。

Q 长期服用避孕药的女性为什么要多喝牛奶？

A 备孕期间不建议备孕女性采用服避孕药的方式避孕，如果备孕之前长期服用避孕药，那么女性在饮食上就要多补钙。由于避孕药会降低女性的骨密度，引起骨质疏松，所以备孕女性在服药期间或是停药后需补充钙的摄入才能满足身体需求。在众多含钙的食物中建议女性多喝牛奶。科学检测表明，每100克牛奶中含热量294.9千焦、蛋白质3.4克、脂肪3.7克，同时还含有丰富的B族维生素、维生素A等。牛奶中的蛋白质可以补充人体生长发育所需的各种氨基酸，且有效吸收率高达98%以上。更重要的是，每100克牛奶含有105毫克钙，如果每天喝500克牛奶可摄入520毫克钙，再搭配其他饮食就能满足人体一天内对钙的需要。而且牛奶中的钙比较容易吸收，牛奶是人体钙质最好的补充来源。

Q 钙强化剂为什么不能与牛奶同服?

A 钙强化剂也是很好的钙源，但如果与牛奶一同食用则会降低钙的吸收率， 造成钙的浪费。我们知道，钙的吸收率与摄入量呈负相关，也就是当钙的吸收达到一定浓度后钙的摄入量越大，胃肠道对钙的吸收利用率就会相对越低。那么在相同的条件下，如果低钙膳食钙的吸收率高，高钙膳食吸收率就会降低。因此，不要将钙强化剂与牛奶一同服用。

Q 叶酸服用过量会有危害吗?

A ◎ 影响锌的吸收。长期过量补充叶酸会影响胎宝宝对锌的吸收而导致锌缺乏，造成胎宝宝发育迟缓，低体重新生儿增加。而且孕期缺锌会加重妊娠反应，分娩合并症也会增多，并出现胎宝宝生长发育障碍、后天性发育不良及智力损伤、免疫力降低等情况。

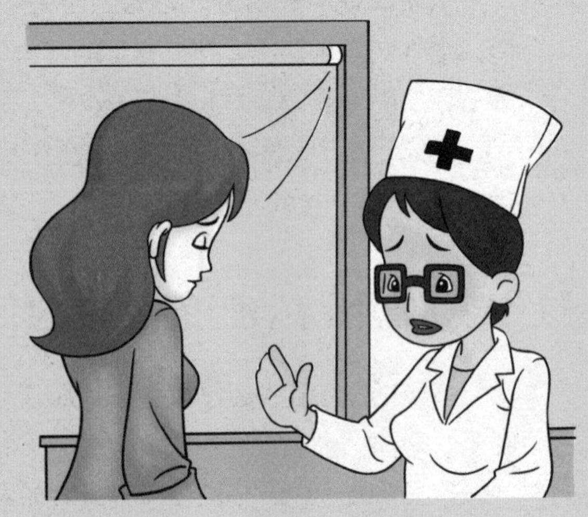

◎ 掩盖维生素B_{12}缺乏的早期表现。大剂量的叶酸还会掩盖维生素B_{12}缺乏的症状， 导致胎宝宝神经系统受到损害。

◎ 干扰抗惊厥药物的作用，诱发惊厥发作。

Q 怀孕早期都有哪些征兆？

A ◎ 月经没来。月经是判断是否怀孕最有效的手段。

◎ 早孕反应。女性怀孕后大概40天左右会出现早孕反应。表现为恶心、呕吐、食欲不振、挑食、胃反酸的现象。

◎ 容易疲惫。如果你平时精力很充沛，突然出现这样的状态，那也要考虑一下是不是怀孕了。

◎ 基础体温居高不下。基础体温是每日清晨刚醒时测得的体温。如果你的体温出现这种居高不下的情况，那就要考虑是不是怀孕了。

◎ 乳房变大，乳晕颜色变深。怀孕后的女性，大概在1个月后，乳房和乳头就有明显的变化，乳房变大，有时还伴有发胀和刺痛的感觉，乳晕颜色变得很深。

◎ 尿频。女性怀孕初期，子宫逐渐变大，会压迫膀胱，引起尿频。等子宫大到超过骨盆，这种症状就会消失。所以如果出现尿频的情况，也有可能是怀孕。

Q 孕早期孕妈妈吃水果应注意什么？

A ◎ 水果不能代替正餐。水果含有丰富的维生素，但是它所含的蛋白质和脂肪却远远不能满足孕妈妈子宫、胎盘及乳房发育的需要，在妊娠反应比较严重的孕早期，很多孕妈妈都吃不下任何饭菜，往往会用水果代替正餐，但这样并不能满足母体和胎宝宝的营养需要。因此，孕妈妈绝对不能以水果代替正餐。

◎ 水果不能代替蔬菜。水果中维生素的含量没有蔬菜高，如果完全用水果代替蔬菜，会直接导致孕妈妈维生素摄入量不足。所以水果和蔬菜对孕妈妈来说同样重要，二者都要吃。

◎ 含糖量高的水果要少吃。如果孕妈妈大量食用含糖量高的水果，再加上孕期运动量减少、体重增加，很可能导致孕妈妈血糖升高，使孕妈妈患上妊娠糖尿病，这对孕妈妈和胎宝宝都会产生伤害。

◎山楂和桂圆均不宜吃。孕妈妈最好不要食用山楂和桂圆，它们对胎宝宝存在不同程度的不利影响。山楂有加快子宫收缩的作用，易引发流产，不利于保胎安胎；桂圆性温热，孕妈妈过多食用会产生内热，导致大便干燥、口干等后果。由此看来，山楂和桂圆均不适合孕妈妈食用。

Q 孕早期能做B超吗?

A 孕早期不建议孕妈妈做B超。因为B超所使用的高频超声波波长较短、能量集中、强度大、振动较剧烈，这些有可能会产生热、电、光等化学及生物的特殊作用，然而孕早期为胚胎检查发育的早期，是胚胎分化和形成的关键时期，也是胚胎的高度敏感阶段，如果进行B超检查可能会对孕早期绒毛超微结构、细胞膜产生直接损害，造成胚胎发育异常。如果孕妈妈不得不做，应在医生的指导下以少剂量、小辐射强度和最短的辐射时间做B超为宜。

Q 孕早期感冒时补充维生素有什么好处?

A 感冒一般分为“热感冒”和“冷感冒”，前者是指伴有发热的感冒，后者为无发热的感冒，表现为喉咙痛、流涕、咳嗽等症状。对付此类冷感冒，不应滥用抗生素药，而应该用能增强抵抗力的药物，如在感冒早期服用1000毫克维生素C，可减轻感冒症状，缩短感冒病程，既安全效果又好。一般来说，维生素的摄入分为小剂量和大剂量。小剂量即人体每日必须的基础摄入量，如果长期缺乏这个基础量的话，身体就会有因缺乏不同维生素而引起不同症状。而大剂量，如成年人1000毫克维生素C，可以增强体内白细胞吞噬细菌和病毒的能力，从

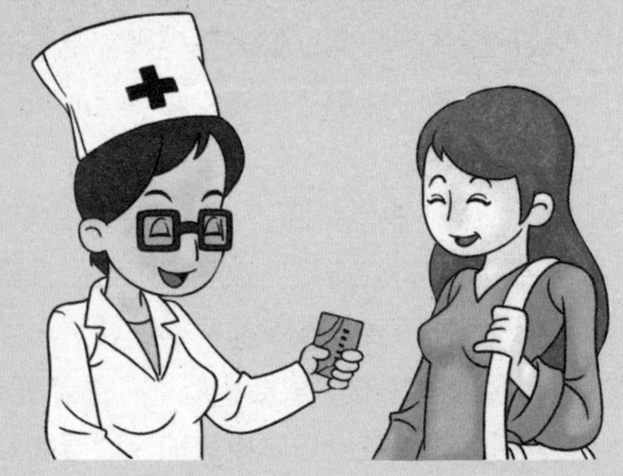

而增强人体免疫力，尤其是在感冒高发时节，可以预防感冒的发生和早期治疗，相反小剂量的补充并不能做到这一点。所以，两者功效是不同的。

Q 妊娠反应突然消失了怎么办？

A 正常情况下，孕妈妈在孕早期都会出现妊娠反应，如恶心、呕吐、乳房胀痛等。但是如果从一开始就没有出现任何反应或妊娠反应突然消失，孕妈妈就要格外注意了。因为这可能预示着胎宝宝的状况不是很好或者出现了异常，一定要及时去医院做检查。

医生会针对此种情况，为孕妈妈做类似阴道出血情况发生时的鉴别诊断，如做很简单的超声波检查，以便检查孕妈妈的怀孕周数是否与超声波显示的胎宝宝大小相符，借以诊断胎宝宝的状况是否正常。胚胎异常状况主要有3种情况，胚胎只是一个空胚囊，里面没有任何胚胎组织；子宫里面有胚胎，但是早已停止心跳；子宫内没有任何东西，有可能是胚胎已经流掉。如果胚胎出现了以上异常情况，孕妈妈要根据医生的指示进行治疗。

Q 为何出现白带增多的情况

A 孕期女性体内雌激素随着妊娠的进展而增多，雌激素对宫颈腺体和子宫内膜腺体的分泌有促进作用，因此会使阴道黏液增加，也就是俗称的白带增多。

白带呈乳白色、蛋清样、无异味。孕期白带量比正常情况下多，如果护理得不恰当，就可能引起外阴炎和阴道炎，导致胎宝宝出生时经过阴道被感染。所以怀孕期间一定要格外注意私处的清洁，以免感染。

Q 孕妇奶粉与鲜奶哪个对孕早期的孕妈妈有益？

A 从营养成分上看，孕妈妈奶粉比鲜奶的营养更全面，是最适合孕妈妈的食品之一。现在，市场上销售的鲜奶大多只强化了维生素A、维生素D和钙等营养物质，而孕妈妈奶粉几乎强化了孕妈妈需要的所有无机盐和维生素，孕妈妈奶粉中的钙是普通鲜奶的3.5倍，显然比普通奶粉的营养更丰富。另外，孕妈妈奶粉是根据孕妈妈怀孕过程中每个阶段的特殊生理需要专门配制的，能从各个方面满足孕妈妈和胎宝宝对营养的需要。

Q 孕早期应保持怎样的睡眠姿势？

A 孕早期，由于胎宝宝在子宫内发育仍居于母体盆腔内，受外力直接压力作用小，所以选择一些舒适的睡眠姿势即可，如仰卧位、侧卧位。但要注意改变孕前的不良睡姿，如趴着睡、搂着东西睡等，因为趴着睡或搂着东西睡都可以使腹部受到挤压，这样易导致胎宝宝畸形，甚至会导致流产。

Q 孕早期可以泡温泉吗？

A 如果孕前有泡温泉习惯的女性，在妊娠期间应注意避免。因为太大的温差可能会造成子宫收缩，产生流产或早产等危险。另外，泡温泉时由于流汗太多，孕妈妈机体水分容易失衡，会非常不利于胎宝宝发育。所以，为了保障自身和胎宝宝的健康和安全，建议孕早期的孕妈妈尽量避免去泡温泉。

Q 孕早期孕妈妈可以使用空调吗？

A 孕早期孕妈妈适量地使用空调是可以的。因为适宜的室温有利于帮助孕妈妈促进睡眠和增进食欲，也有利于胎宝宝健康发育。但是孕妈妈也要注意不要因为在炎热夏季贪图凉快一直开着空调，使室温过低。同时空调的冷空气不能直接对着孕妈妈吹，因为孕妈妈在走出空调室的冷空气后进入室外的热空气，这样一冷一热的急剧变化容易引起血管突然收缩扩张，易致感冒。

Q 孕妈妈为什么容易发生水肿？

A 据统计，有一多半的孕妈妈在孕期都会出现水肿现象，特别是在临近分娩的几个月，这种情况更多。水肿现象的发生是因为孕期女性在整个怀孕的过程中体液增加，其中有一部分体液为细胞外液，因腿部血管受到的压力增大，致使体液滞留，造成水肿。其中，脚掌、脚踝、小腿是最常出现水肿的地方，有的人脸部也会出现轻微水肿。这种情况会随着生产日期的临近而日益严重。想要判断自己是否有水肿，可将大拇指压在小腿胫骨处，手指压下后离开，如果皮肤明显地凹下去而没有很快恢复过来，就表明有水肿现象。

Q 孕早期如何预防感冒?

A 孕期的女性是最害怕感冒的人群之一。因此，孕妈妈一定要在孕期里提高警惕，注意保健，远离感冒的纠缠。那么，怎样才能使孕妈妈远离感冒的困扰呢?

◎勤洗手，勿揉鼻。预防感冒最需要注意的就是要勤洗手，不用脏手摸脸。感冒病毒常常会在人们不经意用手揉鼻子时侵入上呼吸道，从而引起感冒。如果勤洗手就会避免这种情况。

◎冷热水交替洗脸洗鼻。这样不仅可以使皮肤更加富有弹性，同时还可以祛除病菌，并增强鼻黏膜抵御冷空气侵袭的能力，从而达到抗感冒的作用。

◎常用盐水漱口。每天早晚如果用淡盐水漱口，有助于清除口腔中的致病菌。如果仰头含漱还可以清洗咽喉黏膜，可使预防感冒的效果更佳。

◎少去公共场所。尽量少去或者不去公共场所，特别是在感冒流行期间。公共场所人怀孕后，尽量避免食用感冒药，如有需要应征求医生的意见后再服用。多细菌也多，孕妈妈的抵抗力差，很容易被传染。

◎多开窗透气。孕妈妈在家里休养期间，一定注意要经常开窗透气，如果是工作在房间密闭的写字楼办公室内，也要注意通风换气，以免流感病毒传播。

◎调整饮食。注意饮食调配，荤素结合，多吃清淡的蔬菜和新鲜的水果，全面均衡营养，增加抵抗力，从而预防感冒。

Q 孕早期孕妈妈可以用复印机吗?

A 孕妈妈在孕早期是可以使用复印机的。复印机使用的研究结果表明，对于复印机的使用目前不存在确知的危害性，也没有任何确知的电磁辐射风险，所以孕妈妈可以适度地使用复印机。

Q 春季怀孕有哪些注意事项？

A ◎ 接种疫苗。为了避免感染病毒，在怀孕前，备孕女性最好先到医院进行疫苗注射，为健康把好关。

◎ 不去人口密集的场所。电影院、超市等密闭的公共场所人员集中，尽量避开这些地方，以防风疹病毒感染。

◎ 适量户外运动。避免受到病毒危害不一定要待在家里，有时去户外走走，晒晒太阳，呼吸新鲜空气也不错，有利于孕妈妈提高身体对疾病的抵抗力。

◎ 保持良好的心态。春天多变的天气空易影响人体生理功能的正常运作，如果孕妈妈的适应能力差，有可能会出现内外失衡，导致心理混乱，不利于胎宝宝的发育。所以，在春季要注意调整好心态，保持一个好心情。

Q 夏季怀孕有哪些注意事项？

A ◎ 除了少食冷饮外，还不能食用已经变质的食物和未洗净的蔬菜。

◎ 夏季天气闷热，易影响情绪，使人心情烦躁，食欲也会受到影响，此时清淡饮食可帮助调理心情。

◎ 夏季人们的夜生活比较丰富，经常睡得很晚，而睡眠不足会影响精子和卵子的活力，所以打算夏季怀孕的夫妻，要注意起居规律，不要熬夜。

◎ 夏季多发生风雨雷电，雷电会产生较强的射线，使生殖细胞的染色体发生畸变，因此，要避免在风雨、雷电交加的天气里受孕。

◎ 夏季要预防感冒，特别是孕妈妈，不小心因为贪凉就会导致感冒。感冒虽不是大病，但感冒病毒也会影响胎宝宝的正常发育。因此，要经常用香皂洗手，让病菌无处可藏。如果家里或邻居有人感冒，不要以为自己身体抵抗力强就不当一回事，还是暂时远离为妙。

Q 秋季怀孕有哪些注意事项？

A ◎ 在十月怀胎中，前3个月最为重要，是胎宝宝大脑皮质发育的初级阶段，适宜的气候和温度以及足够的营养，都可以促进胎宝宝大脑的发育。

◎ 秋季没有夏季的炎热，也没有冬季的寒冷，适宜的温度让身体各个器官都活跃起来，女性更容易受孕。

◎ 秋高气爽的季节，孕妈妈更容易入睡，睡眠质量更好。

总之，如果你在秋季怀孕，不用有太多顾虑，只遵循一般的孕育注意事项就能与宝宝安全度过这十个月。不过，虽然秋季怀孕比较理想，但是秋季的天气变化无常，如果不注意，也容易引起免疫力低下，发生感冒等疾病。因此，即使秋季怀孕也要有所注意：

◎ 防止便秘。秋季气候干燥，如果不注意饮食调理，就容易引起便秘。因此，孕妈妈要适当增加水果和蔬菜的摄入比例，相应减少食用油腻食物。

◎ 防止腹泻。秋天有很多新鲜瓜果和蔬菜上市，如果吃了没洗净的蔬菜和瓜果，容易腹泻，因此在食用之前一定要洗干净。此外，保持良好的个人卫生，出门要戴口罩，防止疾病感染。

◎ 打流感疫苗。秋天天气开始转凉，容易患上呼吸道疾病，因此孕妈妈要提前接种流感疫苗。

Q 冬季怀孕有哪些注意事项?

A 女性在冬季怀孕后，待在室内的时间比较长，如果室内空气污染严重，则给胎宝宝的健康带来威胁。而且冬季室内通风有限，如果家里有人抽烟，烟中的一氧化碳、尼古丁等有害物质会污染空气。因此，孕妈妈要注意多通风，在暖和的时候多做一些户外活动，呼吸新鲜空气，提高人体免疫力。

另外，冬天的新鲜蔬菜较少，这为孕妈妈的营养摄入带来了一定的难度，但是也有很多人工栽培的温室蔬菜，满足孕妈妈的营养需要。此外还应多补充一些维生素、微量元素含量多的食物，比如瘦肉、蛋类、奶类、蔬菜和水果等。

除此之外，还有一个重要的问题必须注意，那就是保暖。冬季寒冷，孕妈妈会感觉不适，也容易因冷空气刺激诱发疾病。因此，在冬季，孕妈妈要尽量减少外出，即使外出也要多穿一些衣服，防止因寒冷刺激引起脑血管收缩。但是，太热也会造成身体不适。不能因为怕冷，将空调的温度调到30多度。

Q 怀孕多久能知道宝宝的性别？

A 一般来说，女性怀孕15周后，也就是怀孕3个半月后可以知道胎宝宝的性别。太早的时候，胚胎还看不出任何性别特征，但到了孕15周左右时就能清楚的看到男孩的睾丸或女孩的阴唇等外生殖器官。但是，关于胎宝宝性别的鉴定，我国法律是明令禁止的。

为了贯彻计划生育基本国策，使出生人口性别比保持在正常的范围内，《关于禁止非医学需要的胎宝宝性别鉴定和选择性别的人工终止妊娠的规定》中明确指出：禁止非医学需要的胎宝宝性别鉴定和选择性别的人工终止妊娠。未经卫生行政部门或计划生育行政部门批准，任何机构和个人不得开展胎宝宝性别鉴定和人工终止妊娠手术。法律法规另有规定的除外。

Q 胎教有用吗？

A 实践证明，胎教是有用的。尽管胎宝宝在母亲体内对外界看不着摸不着，但是仍然能受到外界的影响。人们通过胎宝宝镜观察到，如果你触碰胎宝宝的手心，他会握紧拳头；胎宝宝的眼睛还会随着光线活动；当胎宝宝4个月大的时候，内耳的鼓膜已发育成熟，对外界声音开始非常敏感，完全可以用耳朵去听外界的声音。通过观察说明胎宝宝在宫内具有触觉、视觉、听觉等感知能力，如果你给他传递有益的信息，胎宝宝是能够感觉得到的。

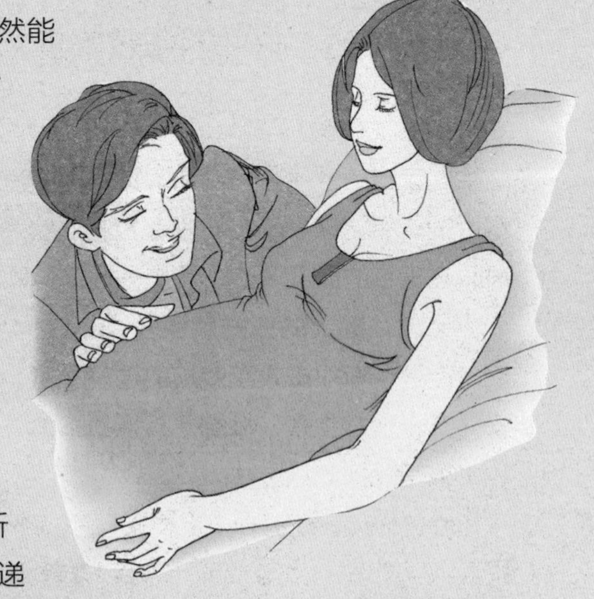

美国著名的医学专家托马斯的研究结果表明，胎宝宝在6个月大时大脑

细胞的数目已接近成人，各种感觉器官也趋于完善，对母体内外的刺激能做出一定的反应，这就给胎教的实施提供了有力的科学依据。

Q 什么时候开始胎教合适？

A 从狭义上讲，从受孕开始就应该开始胎教，并要一直贯穿整个孕期。特别是在怀孕4个月之后，宝宝的各种感觉器官逐渐发育成熟，这时进行胎教最合适。但在进行音乐胎教时要注意，声音不要太大，以免伤到宝宝的听觉神经。另外，准爸爸和孕妈妈还要多跟胎宝宝说话，这时胎宝宝已经有了听觉记忆，能分辨出爸爸妈妈的声音。

Q 如何选择胎教音乐？

A ◎ 选择专门的胎教音乐。现在有很多专门适用于胎教的音乐，比如二胡曲《二泉映月》、古筝曲《渔舟唱晚》、民族管弦乐曲《春江花月夜》、琴曲《平沙落雁》、德国浪漫派作曲家门德尔松的《仲夏夜之梦》等。这些音乐平和、柔缓，对于缓解情绪、镇静神经有一定的作用。此外，像那些带有欢快感染力的音乐如《江南好》、《春风得意》、《喜洋洋》、《春天来了》、《春之声圆舞曲》、《假日的海滩》、《锦上添花》、《矫健的步伐》等，都可以给孕妈妈的生活注入很多快乐的元素。

◎ 选择自己喜欢的音乐。如果没有购买胎教音乐，那就选择自己喜欢的音乐来听。听自己喜欢的音乐同样能作用于人的脑干网状结构，其接受了音乐的刺激，刺激大脑皮层，同时又传递给外周神经，提高肌肉张力，增进机体活力，让人心情愉悦，精神焕发、对胎宝宝也有很多好处。

Q 如何选择胎教书籍？

A 在备孕期间，备孕女性可以购买一些关于优生优育、孕产妇、育儿等方面的书籍，对备孕、怀孕以及育儿等方面有一定的了解，并做好整个孕期规划。

孕中期常见问题解答

Q 孕中期为什么不宜盲目补血

A 补血不等于简单地补铁。正常人补铁过度将会造成铁元素沉着，血黏度增高，从而引发一系列并发症，还容易引起中毒。此时孕妈妈补血更应谨慎，应先到医院检查血色素是否正常，再判断是否需要补血。每个孕妈妈在怀孕期间都应该接受3次贫血检查，第一次是在被诊断怀孕时；第二次在怀孕5~6个月时；另外，在生产前2周左右要再做最后一次检查。孕妈妈如需补血，应在医生指导下进行。如果盲目补铁，很可能会导致铁中毒，严重影响胎宝宝和孕妈妈的身体健康。

孕妈妈补血更应注重营养的全面补充，采用安全有效的补血方法，比如补充具有黄芪、当归等成分的补血产品。

Q 孕中期孕妈妈是否应该吃双份饭？

A 孕妈妈正常的体重增长是指分娩前的体重比怀孕之前增加12千克左右，超过这个重量并不会增加胎宝宝的营养，只会使孕妈妈显得笨拙臃肿。因此，孕中期孕妈妈并没有必要强迫自己吃“双份饭”，只要所摄入的营养物质能够保证自身和胎宝宝的需要即可。

Q 孕中期孕妈妈为什么要采取防晒措施？

A 孕中期，孕妈妈的脸上、腹部、乳晕及外阴处会发生色素加深或色素斑，原来皮肤光泽的孕妈妈也变得不美丽了，这是由于怀孕后孕妈妈脑垂体分泌的促黑素明显增多，增加了黑色素在皮肤上的沉积等，才出现了这些色素斑。所以，孕妈妈在孕中期需要更加加强防晒，因为这些情况会进一步加重，虽然这与日晒没有直接关系，但是孕妈妈对日晒更敏感，如果经阳光照射后，会比常人产生更多的黑色素，或者使原有色素扩大，甚至有些色素痔还可能变成黑色素瘤。所以需要在孕中期尽量做好防晒准备。

Q 孕中期如何培养与胎宝宝的感情？

A 由于孕中期胎宝宝的发育速度加快，所以要通过培养与胎宝宝的感情。这一时期父母要把爱传递给胎宝宝，通过经常呼唤胎宝宝或与胎宝宝说话，促进自身与胎宝宝的感情交流。孕妈妈与胎宝宝说话内容应丰富多彩的，以简单、轻松为原则，把生活中的美好活动和事物讲给胎宝宝听，使胎宝宝充分地感受到爱。

准爸爸在与胎宝宝讲话时，孕妈妈应仰卧或端坐在椅子上，准爸爸可以把头俯在妻子的腹部与胎宝宝进行谈话，一般选在晚上睡觉前进行为佳，讲话内容可以灵活安排，但必须让胎宝宝感受到父爱。另外，在讲话的同时，准爸爸可以用手触摸孕妈妈的腹部，让胎宝宝更强烈地感受到父亲的爱意。

Q 孕中期孕妈妈为什么不宜涂抹清凉油？

A 清凉油具有爽神止痒和轻度的消炎退肿作用，可用于防治头痛、头昏、蚊子叮咬、毒虫咬、皮肤瘙痒和轻度的烧伤、烫伤。中暑引起腹痛时，清凉油加温开水内服，可止腹痛。伤风感冒时，用点清凉油涂在鼻腔内，可减轻鼻塞不通症状。因此，在日常生活中特别是夏秋季节，清凉油成为家庭必备之药。

但是，孕中期的孕妈妈不宜经常涂用清凉油，否则影响优生。这是因为，清凉油中含有樟脑、薄荷、桉叶油等成分。樟脑可经皮肤吸收，对人体产生某种影响。对孕妈妈来说，樟脑还可穿过胎盘屏障影响胎宝宝正常发育，严重的可导致畸胎、死胎或流产。

Q 孕中期孕妈妈为什么不可多吃苦瓜？

A 日常生活中人们普遍认为，苦瓜具有清热消暑、养血益气、补肾健脾、滋肝明目的功效，提倡多多食用，但对于孕妈妈来说却并不适宜食用，因为苦瓜中含有奎宁，奎宁会刺激子宫收缩，易引起流产。

Q 孕中期孕妈妈吃香蕉有哪些好处?

A 香蕉中除含淀粉、糖外，还含有蛋白质、维生素A、B族维生素、维生素C、维生素E、叶酸等十多种维生素及钾、镁、铁、钙、磷等微量元素及无机盐。所以，香蕉是孕妈妈补充营养不可或缺的水果之一。其中含有的钾元素能供给神经细胞充足的能量，有降压、保护心脏与血管内壁的作用。另外，香蕉还具有使人情绪愉悦的功效。所以建议孕妈妈不仅是在孕中期食用，在整个孕期中都应适当食用。

Q 孕中期孕妈妈可以吃辣吗?

A 可以，但不宜过多食用。因为辣味食物多半会刺激肠胃，引起便秘，加快血流量。在孕中期是胎宝宝发育的迅速期，孕妈妈最好避免由于吃辣而引起便秘等症状，故最好少吃或不吃辣。

Q 孕中期孕妈妈服用阿胶有什么作用?

A 阿胶存在的历史悠久，早在汉代成书的《神农本草经》中就已经有了记载。对于孕妈妈来说，阿胶最主要的功能就是滋阴、补血、安胎，对失血性贫血有一定的改善功效，并能改善体内钙平衡。孕中期孕妈妈所需营养不断增大，特别容易出现贫血、营养不足等症状，由于阿胶的滋阴补血功效颇大，所以非常适合此时的孕妈妈。

Q 孕中期孕妈妈为什么要忌服蜂王浆等口服液?

A 到了本月，孕妈妈的食欲大增，许多人认为这是滋补的最佳阶段，于是开始服用蜂王浆口服液进行滋补。据营养学家测定，每100克蜂王浆中含有蛋白质12.34克、脂肪5.46克以及20多种氨基酸、多种维生素、乙酰胆碱、油脂、无机盐等70多种成分。蜂王浆和蜂蜜液体统称蜂乳。蜂乳若再掺入人参等滋补品，则可制成人参蜂王浆口服液。这类口服液通常被认为是滋补性饮料。但是孕妈妈不能饮用蜂王浆和人参蜂王浆等口服液，因为蜂王浆中的激素物质会刺激子宫，引起宫缩，干扰胎宝宝在宫内的生长发育，使胎宝宝过大，不利于分娩；还会使胎宝宝体内激素增加，造成产后假性早熟。所以，孕妈妈不宜饮用蜂王浆和人参蜂王浆等口服液。

Q 孕中期孕妈妈为什么要吃红糖和鸡蛋？

A 因为红糖属温，具有健脾暖胃、预防贫血、滋补产后血亏等作用。另外，红糖所含的营养成分，如胡萝卜素、维生素B_2及钙、铁等其他微量元素都比白糖多，而孕中期的孕妈妈对补充这些营养成分都是十分必要的。

鸡蛋中含有较为丰富的蛋白质，鸡蛋是孕妈妈补充蛋白质的必备食品。怀孕期间每日进食2～3个鸡蛋，对促进胎宝宝各个器官的完善及发育有着较强的作用。

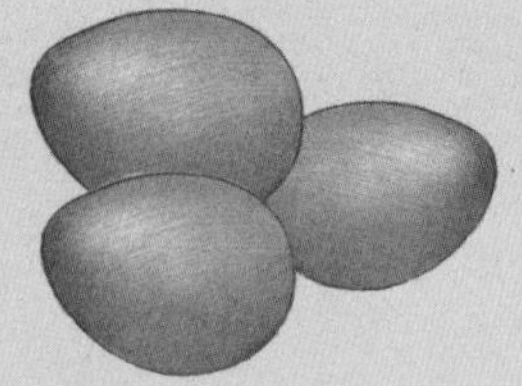

Q 孕中期孕妈妈应该怎样摄入食用油？

A 孕中期，胎宝宝大脑的各部分，如大脑、延髓等器官已经逐渐分明，脑的分化也开始进行。为此， 孕妈妈还要坚持为胎宝宝提供脑发育所需的脂肪。除了鱼类，食用油中也含有可促进大脑发育所需的脂肪。科学选油、吃油，是孕妈妈需要掌握的一种饮食观念，与胎宝宝的身体健康息息相关。

因此，在烹调食物时，孕妈妈应力求少用油，而且以植物油为主，少用或不用油炸、油煎等烹调方法，多用煮、炖、汆、蒸、拌、卤等少油做法。在平时吃油时，应交替使用几种食用油，或是隔一段时间就换不同种类的食用油，这样才能使孕妈妈体内所吸收的脂肪酸种类丰富、营养均衡，避免单一。在孕中期，孕妈妈如果不能获得足够的脂肪酸，将会影响胎宝宝出生时的体重和以后的智力发育。反之，如果孕妈妈摄“油”得当，就会对胎宝宝的发育起到良好的促进作用。

最后，专家建议，在挑选食用油时，最好选择富含维生素和无机盐的食用油，如油茶籽油。

Q 孕中期为什么不可忽视耳鸣?

A 怀孕期间因激素变化，容易出现许多恼人的问题，如孕中期出现的耳鸣看似无关紧要，却容易令孕妈妈焦虑、紧张，甚至会干扰睡眠、影响情绪。因此，孕中期的孕妈妈千万不要忽视耳鸣现象。

Q 孕中期孕妈妈长了智齿怎么办?

A 智齿是指口腔内牙槽骨上最里面的上下左右各个位置长出的四颗第三磨牙。如果孕妈妈恰好在孕中期长了智齿怎么办呢?

一般来说，智齿生长的位置特殊，所以它的清洁和治疗存在许多问题，经常会引起龋齿、牙周炎、牙髓炎等口腔疾病。日常刷牙不容易清洁智齿所在的位置，容易产生蛀牙，且智齿往往由于萌发空间不足而出现胀痛，还会侵犯邻牙，造成牙痛。如果孕妈妈此时牙痛了，势必会给胎宝宝造成不良影响，而且孕期女性的抵抗力会有所下降，更容易感染上牙周炎。

由于孕期女性的雌、孕激素水平会升高，局部血管扩张充血，对炎症也会更加敏感，这使得许多长了智齿的孕妈妈苦不堪言。

其实对付智齿的好方法是拔除治疗。但是手术的并发症较多，而且孕妈妈在孕期不能接受X线检查照射，因此不主张让长了智齿的孕妈妈拔除，而应以保守治疗为主。如果炎症较轻，可局部上药冲洗；如果炎症很重，孕妈妈可以向专业的口腔医生寻求治疗和解决的方案。

需要注意的一点是： 去医院拔除智齿的时候，最好去正规的口腔医院，否则很可能会引起口腔感染。

Q 孕中期孕妈妈出现生理性腹痛怎么办?

A 孕妈妈如果出现了生理性腹痛，不要过于紧张，这是怀孕产生的正常现象。妊娠期间，随着子宫逐渐变大，周围内脏器官所受的压迫也变大。从而使孕妈妈感到腹胀或有轻微的疼痛。子宫的生长使肠道、膀胱受到挤压时，下腹部会出现微痛，等到身体适应一段时间后，疼痛会逐渐缓和。等到孕中期的时候，由于子宫周围的肌肉和韧带变紧，腹部会隐隐作痛，有时会感到如痉挛般难受。这些症状都属于妊娠带来的正常生理性症状，无需担心。平时尽量避免走远路，出现下腹疼痛时最好卧床休息。但是如果下腹疼痛并伴有其他症状，如果是病理性疼痛的话，就不可小视了。如果孕早期出现难以忍受的疼痛，并伴有阴道出血时，就有流产的危险。如果子宫一侧有胀痛，则可能是卵巢肿胀或宫外孕。

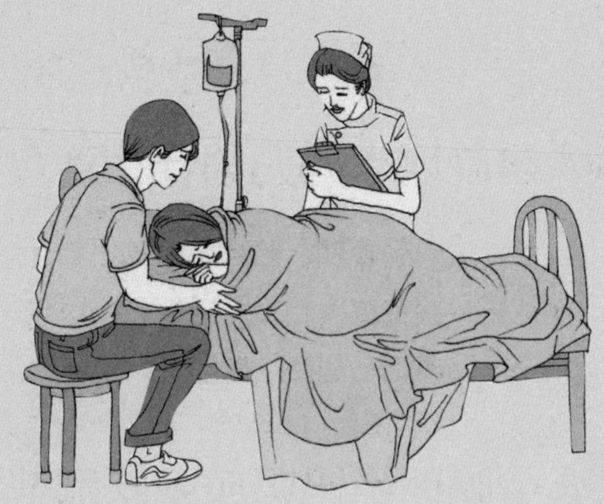

因此，请孕妈妈们注意，如果是强烈的疼痛、膨胀持续不停，且有出血、低热等症状时，应立即接受详细诊查。

Q 孕中期如何培养胎宝宝的语言能力?

A 孕妈妈要常给胎宝宝讲故事，如小白兔、金鱼、小猫、鲜花、森林、大海，尽管胎宝宝听不懂，但清晰的话语和声调可使胎宝宝感受到美妙和谐的意境、美丽多彩的世界，使胎宝宝心智得到启迪。有些孕妈妈会产生这样的疑问“胎宝宝那么小，我该给他说点什么呢？”实际上，对话胎教并不是要胎宝宝对你说话，而是要培养胎宝宝“听”的意识和能力，让胎宝宝对语言产生感觉。

在孕中期和孕晚期，孕妈妈一般都会感觉到明显的胎动，可通过描述胎宝宝的形象和动作训练胎宝宝的听力，比如说：“这是宝宝的小头吗？昨天往左边伸，今天向右边伸，看来比你爸爸喜欢锻炼。”孕妈妈也可以选一首易懂的古诗、一首明快的儿歌、一段动人的童话讲述给腹中的胎宝宝听。

一般来说，胎动在晚上进行得比较多，这时，孕妈妈就可以对胎宝宝说：“宝宝，你看，满天的星斗多美啊！”孕妈妈通过丰富、生动的语言承载着浓浓的爱意来唤起胎宝宝对外界的好奇，一定能对胎宝宝的智力发展起到积极的促进作用。

孕晚期常见问题解答

Q 孕晚期孕妈妈为什么要多吃补脑食品?

A 进入孕晚期，胎宝宝大脑发育达到高峰，如果此时营养供给不足就有可能导致胎宝宝大脑发育迟缓，所以这一时期需要孕妈妈特别关注对营养的补充。可多吃一些补脑食品，以促进胎宝宝的大脑发育。

Q 孕晚期孕妈妈应多吃哪些豆类食品?

A 扁豆的营养成分丰富，尤其含有丰富的蛋白质和多种氨基酸，经常食用扁豆能健脾胃、增进食欲。中医认为，扁豆味甘、性平，具有健脾和中、止渴的功效，适合孕晚期的孕妈妈食用。红豆含有多种无机盐和微量元素。中医认为，红豆有清热解毒、健脾益胃、利尿消肿等功效，自古以来就为人们所关注。另外，红豆富含铁质，多吃能使人气色红润，可补血、促进血液循环、强化体力、增强抵抗力，是孕妈妈孕晚期的良好豆类食品。

Q 孕晚期哪些补品需慎用?

A 众所周知，人参、桂圆、鹿茸等都属于补品，但对于孕妈妈来说这些补品就应合理食用，不能盲目滥用。因为如果食用过多往往会起到反作用，有可能导致流产或死胎。如果想通过服用人参等补品来滋补身体，也最好谨遵医嘱，不要盲目服用。

Q 孕晚期孕妈妈应多吃哪些鱼?

A 鱼的蛋白质丰富，远远高于肉类，且属优质蛋白，易消化。鱼还含有丰富的维生素A、维生素D，无机盐的含量也较高。鱼肉不仅可以预防心血管病，而且有利于神经系统发育。因此，处于孕晚期的孕妈妈应多吃鱼。下面介绍几种鱼的功效：

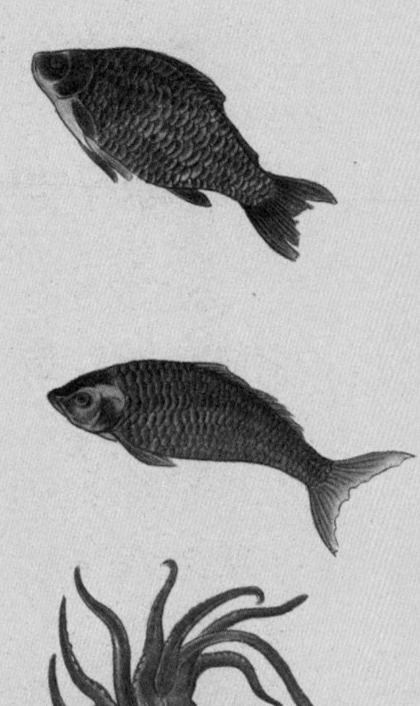

◎ 鲫鱼。鲫鱼有益气健脾、利水消肿、清热解毒、通络下乳等功能。腹水患者用鲜鲫鱼与赤小豆共煮汤服食有辅助疗效，对孕晚期孕妈妈水肿也有很好的疗效；鲫鱼油有利于心血管功能，还可降低血液黏度，促进血液循环。

◎ 鲤鱼。鲤鱼有健脾开胃、利尿消肿、止咳平喘、安胎通乳、清热解毒等功效。鱼与冬瓜、葱白煮汤服食，辅助治疗肾炎水肿；鲤鱼留鳞去肠杂煨熟分服之，辅助治疗黄疸；鲤鱼与少许川贝末煮汤服用，辅助治疗咳嗽、气喘。

◎ 墨鱼。墨鱼有滋肝肾、清胃祛热、养血、明目、通经、安胎、利产、止血、催乳等功能，是孕晚期的理想保健食品。

◎ 草鱼：草鱼有暖胃和中、平肝祛风等功能，是适用于孕晚期的温中补虚之养生食品。

◎ 带鱼。带鱼为深海鱼的一种，有暖胃、补虚、泽肤、祛风、杀虫、补五脏等功能，而且最主要的是污染少，又经济实惠，是孕妈妈的首选鱼肉。

◎ 黄鳝。黄鳝入肝、脾、肾三经，有补虚损、祛风湿、强筋骨等功能，对血糖有一定的调节作用。气血两虚的孕妈妈可用黄鳝肉丝、黄芪（纱布包）加水煮熟调味服食；内痔出血、子宫脱垂者可将黄鳝煮食，久服有效。

Q 孕晚期孕妈妈为什么要控制食量?

A 在整个孕程中，“一人吃，两人补”的观念是不科学的。身体健康的孕妈妈应该保证有充足的营养，但过量的食物无论对胎宝宝还是对孕妈妈都是有害的。妊娠性肥胖在胎宝宝娩出后仍难以纠正，特别是当孕妈妈习惯了过量饮食后，很难将饭量减到原来的水平。肥胖的孕妈妈易患妊娠高血压和糖尿病，还会导致消化不良及胃病，因而孕妈妈应避免暴饮暴食。如果孕妈妈已经发胖，也没有必要每顿饭都要掰着手指计算一个馒头、一碗饭含多少热量，只要注意少吃或不吃易引起肥胖的食物就可以了，例如，要减少含脂肪多的食物（如油炸食品、猪肉、动物油等）摄取量。

Q 孕晚期孕妈妈为什么要补血养气？

A 到了孕晚期，胎宝宝的体重增加速度加快，胎宝宝对营养的需求也大量增加。如果营养不足，胎宝宝会吸收母体的营养，以致孕妈妈出现贫血、水肿、高血压等并发症。所以，这个时期的孕妈妈需要补气、养血、滋阴，饮食一定要合理搭配，使母体与胎宝宝的营养得以平衡。所以，孕妈妈在补血养气上应注重营养搭配的多样化，不能偏食，也不能暴饮暴食，还要注重膳食合理搭配。

Q 孕晚期多吃什么可缓解不良情绪？

A 怀胎10月，马上就要与胎宝宝见面了，此时孕妈妈的心情一定很复杂。既有与胎宝宝见面的惊喜期待，也会夹杂着对分娩的恐惧不安。此时对于孕妈妈来说，最重要的是生活要规律，情绪要稳定。因此，这一阶段孕妈妈要多摄取一些能够帮助自己缓解分娩带来的恐惧感和紧张情绪的食物。富含维生素B_2、维生素K的圆白菜、菠菜、胡萝卜等均是对此有益的食物。另外，豆类中的大豆磷脂能够帮助孕妈妈消除、消积情绪，所以也要适当多摄入一些。

Q 孕晚期孕妈妈为什么忌接触强光？

A 到了孕晚期，随着母体腹壁逐渐变薄，胎宝宝更容易感知外界的光线。在这个时期，若是突然出现强光照射，胎宝宝的心跳频率会急剧加快，1分钟至少增加15次以上。因此，此时的孕妈妈应避免接触强光照射。在日常生活中，孕妈妈还要对照明情况格外留心。例如，与其在夜幕完全降临后打开室内灯，不如在傍晚时分就有意识地打开居室内的照明灯。另外，夫妻二人定期进行30分钟的胎教时，最好选择在明亮的灯光下进行，而且只用同一种灯。另一方面，经常散步的孕妈妈要注意防止紫外线的照射。

Q 正常的胎位是什么样的?

A 胎位，就是胎宝宝在子宫内的位置和姿势，它直接关系到孕妈妈生产时是顺产还是难产。正常的胎位多数都是头朝下臀朝上的姿势，而且胎头俯屈，枕骨在前，分娩时枕部最先伸入骨盆，医学上称之为“枕前位”，也就是“趴着生”，这种胎位分娩一般比较顺利。

Q 孕晚期胎位不正有什么危害?

A 胎位是孕妈妈分娩时能否顺利进行的关键，如果胎位不正，在分娩时，由于胎宝宝的头部还滞留在产道，而此时胎宝宝也已经开始了呼吸，使得堵塞在产道的分泌物、羊水等被吸入到气管内，因此造成许多新生儿呈现假死状态。而为了赶在这种情况出现前把胎宝宝救出，一方面需要消耗产妇大量体力，另一方面需要高技术的接生水平。如果两者中的其中一者处理不当均会给孕妈妈及胎宝宝造成生命危险，后果不堪设想。

Q 孕妈妈如何矫正不正常的胎位?

A 一旦发现胎位不正，孕妈妈应保持冷静并及早进行自我矫正。

◎ 胸膝卧位锻炼法。孕妈妈双膝跪在地上或垫子上，双臂弯曲成直角支撑着身体，使身体与头部抬高至与水平面平行，头偏向一边；然后保持头的方向不变，慢慢地压低上身，使头部尽量靠近地面，臀部微微向双脚处移动，形成臀高头低的体位即可。这一姿势主要通过改变重心来纠正胎位，可以选择在每天饭前、饭后2小时或早上起床、晚上临睡前进行。每天应做2 ~ 3次，每次以10 ~ 15分钟为宜。

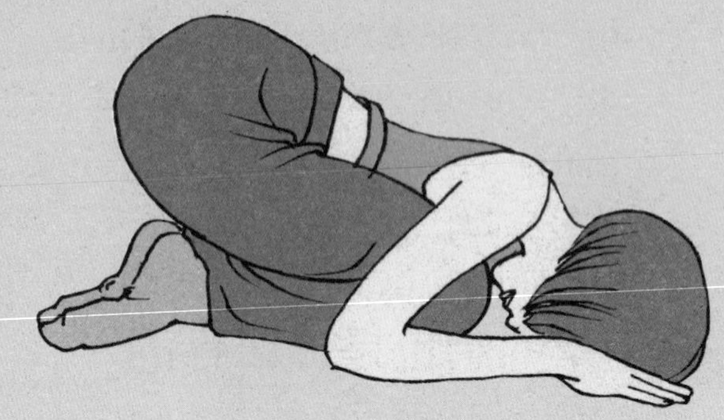

◎改变睡姿转位法。随着胎宝宝的增长，孕妈妈夜间睡觉时基本只能选择左侧卧位或右侧卧位。对胎位不正的孕妈妈而言，侧卧位方向的正确选择应该基于胎宝宝肢侧的位置。也就是说，胎宝宝肢侧的位置在左，孕妈妈则应选择左侧卧位；反之，孕妈妈则要选择右侧卧位。孕妈妈选择正确的睡姿后，因为地球引力的作用，胎宝宝的头部会很自然地进入骨盆，形成正常的胎位。孕妈妈也可以每天坚持转位法姿势进行练习，每次控制在10～15分钟为宜。

◎艾灸穴位按摩法。孕妈妈解开腰带，脱去袜子，取仰卧位。准爸爸在孕妈妈的足小趾外侧，趾旁约0.1寸处找到至阴穴，将艾条点燃后对准该穴位，以孕妈妈感觉温热但不灼痛为佳。孕妈妈可以每天早晚各做1次，每次时间为15分钟。艾灸时，孕妈妈最好保持全身心的放松，以提高治疗效果。

Q 产前可以爬楼梯吗?

A 运动要量力而行，不用刻意去爬楼梯，再加上产前身子笨重，勉强爬楼梯反而容易发生危险。除了爬楼梯，孕妈妈也可以在家听着轻柔的音乐做一下蹲起运动，同时做缩肛运动，既可锻炼腿部力量，又可锻炼盆底及会阴部肌肉，增加局部组织弹性，减轻产道裂伤；还可在床上盘腿坐，或两腿分开呈V字形，锻炼髋关节韧带，从而为分娩做准备。

Q 住院待产时需要带哪些东西?

A 住院待产时所需的物品我们称之为“待产包”，内容包括睡袋、小被子、小帽子、纸尿裤、卫生巾、喂奶衫等。孕妈妈可以根据自己的情况，准备自己所需要的物品，例如换洗衣物，洗护用品等，选用的原则是安全、可靠、质量有保障。需要特别强调的是，孕妈妈入院待产时必须带上挂号证

（病历）、母子健康档案、生育保险卡、夫妻双方的身份证（出院时填写宝宝出生证明）……这些东西都要提前准备好。

Q 只有到了孕 40 周才会分娩吗？

A 预产期前3周（37周后）至后2周（42周前）分娩都是正常的。如果孕期已经超过40周，并且产检一切正常的话，可以继续等待，不要太着急，只要定期做好孕检就可以了。还有，为了自己和胎宝宝健康着想，应尽量避免食用雪糕等冷冻食品，以免引起宫缩。

Q 患有痔疮的产妇可以顺产吗？

A 患有痔疮的产妇可以顺产。因为产妇分娩时胎宝宝是从阴道分娩出来的。但是患有痔疮的产妇在分娩过程中可能会对痔疮产生一定影响，因为分娩时产妇难免会用力过度，腹压急剧增加，从而让痔疮发作，疼痛难忍。

Q 分娩需要多长时间？

A 具体来说，分娩的时间每个产妇各有不同：初产妇从临产到分娩一般平均需要8～10小时，但不超过24个小时；经产妇稍微快些，一般6～8小时。如果整个产程不超过4个小时，则称为急产；如果整个产程超过24个小时，则称为滞产。当然，这也要看孕妈妈个人的综合情况。

Q 分娩时大声喊叫能缓解疼痛吗？

A 不能缓解。如果产妇在分娩时大声喊叫，就会损耗体力，还可能使肠管胀气，而这些对宫口扩张和胎宝宝下降都非常不利。正确的做法应该是：首先要对分娩有一个正确的认识，消除精神上的紧张；其次，在宫缩间歇要抓紧时间休息、进食、喝水，为后续的产程补充足够的体力。

Q 救护车没来之前怎么办?

A 在救护车未到来之前，务必保持电话线的畅通，以备不时之需。另外，应先让自己保持冷静，防止用力呼吸；再让自己取舒适的体位休息，而不应该继续走动。

Q 分娩时如何用力?

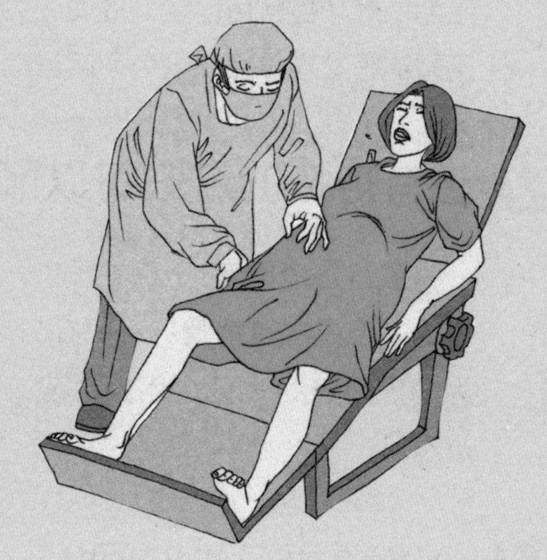

A 分娩时，如果不能正确地用力，就无法顺利地完成分娩过程。分娩时正确的用力方法为：宫缩时，要深吸一口气，然后紧闭双唇，憋住气，开始使劲儿。但是，必须注意的是，用劲的方向是阴部，如同大便一般而不是把力气用到面部和胸部。另外，分娩时一定要听从助产士的指挥，她们会指导你如何用力，帮助你顺利地完成分娩过程。如果助产士说不要用力，要喘气时，那就不要再用力了，否则很可能会加重会阴软组织裂伤程度。

Q 见红有什么症状?

A 见红时，阴道会有少量粉色或咖啡色血性分泌物流出，没有宫缩就没关系，但如果见红多于等于月经量时就要及时去医院。

Q 产前出血的危害是什么?

A 产前出血是指在孕中期与孕晚期发生的阴道出血现象的统称。产前出血是病理现象，通常伴有前置胎盘、胎盘早期剥离等病症。这两种情况出血量较多，对孕妈妈和胎宝宝可能有一定的危害，严重时会威胁母婴安全，因此，发生产前出血一定要及时前往医院进行诊断和治疗。

坐月子时期常见问题解答

Q 为什么月子期新妈妈一人吃两人补？

A 新妈妈在分娩过程中损耗了大量的气血，流失了大量的营养成分，如蛋白质、脂肪、碳水化合物、维生素、无机盐等，因此新妈妈在分娩后需要加强饮食调理，补益气血，补给充足、多样化的营养，以促进身体恢复。

另一方面，新妈妈平时吃的食物中的营养会通过母乳进入宝宝体内，如果新妈妈所吃的食物营养价值比较高，乳汁的营养也会相对较高，能促进宝宝的生长发育。

Q 为什么月子期要尽量少吃盐？

A 产后由于皮质激素分泌的增加，新妈妈体内会有水分和钠盐滞留，造成身体浮肿，此时如果摄入的盐量过多，会加重肾脏的排泄负担，那些来不及排泄的水分和钠盐就会潴留在体内，从而加重浮肿现象，还会增加患心血管疾病的危险。所以新妈妈在月子期一定要尽量少吃盐，以保证身体健康。

但少吃盐并不代表完全不吃盐。因为产后新妈妈容易出汗，还要分泌乳汁，这样都会消耗体内大量的水分和盐分，使身体出现缺水、缺盐现象，此时适量吃点盐就可以保持体内钾、钠离子的平衡，从而改善身体的脱水现象。此外，新妈妈产后往往食欲不振，此时如果食物味道过淡，会大大降低新妈妈的进食欲望，很容易导致营养不良和厌食等。所以月子期盐可以吃，但用量要比平时再少一些。还可以用钾盐来代替钠盐，因为钾盐的咸度比钠盐要重一些，这样既可以保持食物的口感，又不会使新妈妈摄入过多的盐分。

Q 为什么月子期禁止嗜烟酗酒？

A 新妈妈吸烟不仅会使乳汁减少，烟中的有毒物质还会通过乳汁进入宝宝体内，影响宝宝的健康。当然，新妈妈吸烟时吐出的烟雾对宝宝健康的危害也是不能忽视的。新妈妈少量饮酒对身体无害，甚至还有活血祛瘀的功效，但如果大量饮酒，酒精便会通过乳汁进入宝宝体内，引起宝宝嗜睡、乏力、生长缓慢，危害宝宝的健康。

Q 为什么月子初期要喝黑豆酒?

A 黑豆酒不仅可帮助人体排出恶露，还可祛风除湿、通利乳汁、强健筋骨，新妈妈在月子初期适量饮用，可提高身体的抗病能力，还可对一系列产后不适，如产后恶露不下、产后乳汁不足、产后身痛等症有调理作用。

黑豆酒最好在产前1～2个月就开始制作，具体方法是取黑豆500克、米酒7罐，将黑豆充分晒干，放入净锅中炒至开裂，然后与米酒一起浸泡于密闭的容器中，产后需饮用时取出适量，隔水蒸热即可。因为酒有活血功效，所以黑豆酒不能大量、持续地饮用，以免造成子宫出血不停。宋朝妇科著作《妇人良方》中曾记载：“才产不得与酒，缘酒引血并入四肢，兼产母脏腑方虚，不禁酒力，热酒入腹，必致昏闷。七日后少进些酒，不可多饮。”

Q 为什么月子期要少吃味精?

A 味精的主要成分是谷氨酸钠，谷氨酸钠进入人体后会与血液中的锌相结合，随后通过尿液排出体外，导致新妈妈缺锌。而锌是一种非常重要的营养素，可促进人体生殖系统、神经系统、味觉和嗅觉的发育，还能提高机体免疫力，促进伤口愈合。新妈妈缺锌会影响伤口的愈合，不利于产后恢复。不仅如此，味精中的谷氨酸钠还会通过乳汁进入宝宝体内，如果宝宝平时是以母乳喂养为主，就很容易患缺锌症，出现味觉差、厌食等症，严重的还会造成智力减退、生长发育迟缓。过量的谷氨酸钠对宝宝（尤其是3个月以内的宝宝）的生长发育有严重影响，所以为了宝宝的健康，新妈妈在产后3个月内应尽量少吃味精。

Q 为什么哺乳的新妈妈不能喝浓茶?

A 茶叶中含有一种叫做鞣酸的物质，进入人体后会与食物中的铁相结合，影响肠道对铁的吸收，从而导致新妈妈发生缺铁性贫血。茶水越浓，其中的鞣酸含量就越高，新妈妈饮用后缺铁性贫血的症状就会越严重。茶叶中还含有一定的咖啡因，会刺激大脑神经，使大脑保持兴奋状态，影响新妈妈的睡眠。同时，咖啡因还会通过乳汁进入宝宝体内，影响宝宝的胃肠吸收功能。

Q 为什么月子初期不提倡服用人参？

A 人参可大补元气，具有显著的滋补功效，但月子初期不宜服用人参，因为人参可加速血液循环，而产后新妈妈的内、外生殖器的血管都有一定程度的损伤，此时服用人参，会阻碍受损血管的自行愈合，还有可能造成产后大出血。

Q 如何减轻母乳喂养对乳房的影响？

A 对于母乳喂养对胸部有微乎其微的那点影响，只要哺乳方法得当，并注意选择合适的内衣，乳房是不会受到太大影响的。比如，新妈妈给宝宝喂奶时可以让宝宝先吸一侧乳房，5分钟后再换另一侧， 反复轮换，这样就不会出现乳房一个大、一个小的问题了。在哺乳时不要让宝宝过度牵拉乳头，哺乳过后再用手托起乳房按摩10分钟左右即可。这样，断乳之后，仍能保证乳房的丰满。断奶的时间也不要太迟，在宝宝2周岁左右的时候即可。如果过分延长哺乳时间会造成乳汁分泌量减少，使乳房变得干瘪，影响身体曲线美。

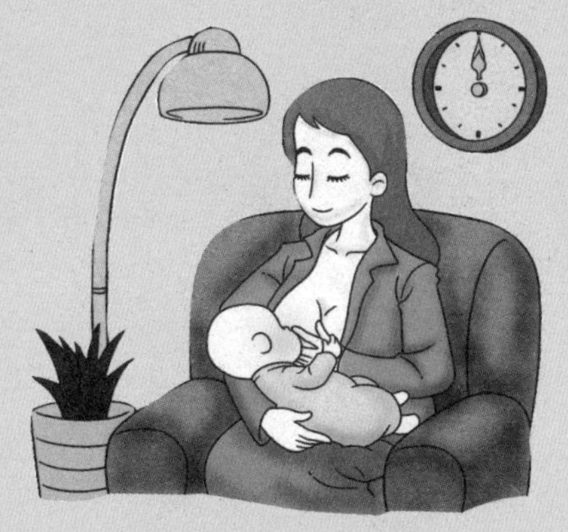

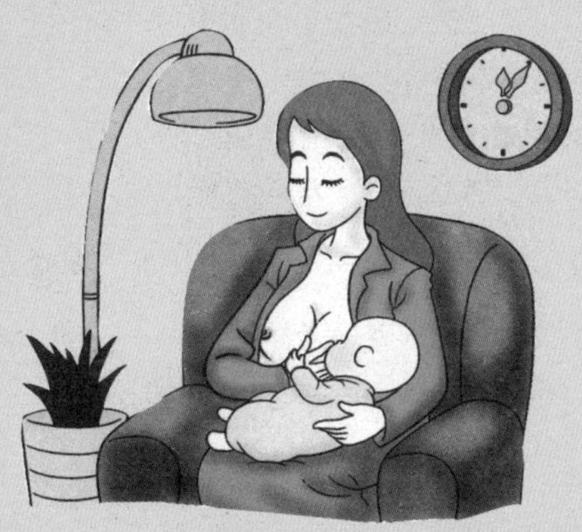

附录 新生宝宝测评标准

宝宝出生后五分钟之内，可以对宝宝做出生检查并试着打打分，看看自己的宝宝是否健康活泼。每一项的分值为0分、1分和2分。一般说来，当然是分数越高，对宝宝的健康就越有信心啦！

评分的主要内容

胎心率

无法听到宝宝心跳	0分
胎心率<100次／分钟	1分
胎心率>100次／分钟	2分

宝宝的呼吸情况

宝宝的呼吸微弱	0分
宝宝的呼吸缓慢而且并没有任何规律	1分
宝宝呼吸良好	2分

宝宝的肌肉伸展能力

宝宝的四肢软弱没有力气	0分
宝宝的四肢不能全部弯曲，较少运动	1分
宝宝活泼好动	2分

宝宝对外界事物刺激后做出的反应

宝宝对刺激毫无反应	0分
对刺激,宝宝只是表情有所改变	1分
受到刺激后，宝宝大声哭闹	2分

宝宝的皮肤颜色

宝宝脸色苍白或是青紫色	0分
宝宝只有四肢为青紫色，身躯还是粉红色	1分
粉红色宝宝	2分

宝宝的身体状况

体重：3000～3500克，满月后会增加1千克左右。

身长：50厘米。

头围：35厘米左右。

胸围：33厘米左右。

姿势：双手上举，半握拳，肘关节自然弯曲，手腕外展呈W形。两腿分开，脚心向内。

尿液：10次左右／天，以后次数会有所减少，但量数将有所增加。若是宝宝排出红尿时，你不必慌张。这是尿酸盐的原因。一般数日后自动消失。

大便：刚出生的胎便呈深褐色或深绿色。母乳喂养后转呈蛋黄色，便软而次数多；非母乳喂养的宝宝，便色发白，大便干硬而次数少。

睡眠时间：除去吃（喂奶）和拉（换尿布）以外，其他时间均被睡眠所占用，无白天黑夜之分。

呼吸：前3天内，呼吸没有规律，快慢不均匀。偶尔会有呼吸暂停的情况发生。以后恢复正常，一般为40次／分钟左右。由于宝宝是用腹式呼吸，所以你不可将宝宝腹部绑得太紧。

脉搏：刚刚出生时为180次／分钟，大约1小时后减至140次／分钟。

体温：出生后的宝宝，无法适应较低的室温，所以急需保温。小人儿的中枢神经尚未发育完全，所以体温常常受外界温度的影响。

皮肤：肌肉幼嫩，皮下毛细血管隐约可见，所以肤色呈玫瑰色。宝宝出生后，胎脂开始吸收。因皮脂堆积，所以在鼻子尖，鼻翼之间，会出现黄色小点。千万不能挑破，否则容易感染细菌。

生殖器：男宝宝的阴囊大小不同，睾丸可降到阴囊内，也有可能仍停留在腹沟处。龟头和包皮间会有轻微的黏连。女宝宝的小阴唇相对比较大，而大阴唇尚不能遮盖住小阴唇。在阴道口可看到粉红色的黏膜，这就是“处女膜”。以后会自然缩入阴户内。

感官

视觉：宝宝对光亮有反应，但只能看到物体的大致轮廓。

听觉：无法辩认声音，但会熟悉妈妈的声音。

嗅觉：对强烈的气味表示厌恶。

味觉：相当发达。对乳汁和牛奶十分感兴趣。

触觉：知冷知热，若是尿片湿了或不舒服会大声啼哭。

条件反射

首先出现的是惊吓反应：比较大的声音或者你突然抱起宝宝都会使宝宝双手向前伸直，好像要拥抱什么似的。

其次是吸吮反应：当你用手或其他物品碰到宝宝小嘴的时候，你会看到宝宝的吸吮动作。

第三是握持反应：当宝宝的小手触摸到东西时，会做握拳反应。

第四是颈反应：当宝宝仰卧时，脸若朝左，那么左手和左脚都会伸直，而右边的手脚则会弯曲。

第五是走路反应：当你撑着宝宝，让他的脚心着地，他会煞有其事的做出走路的姿势。

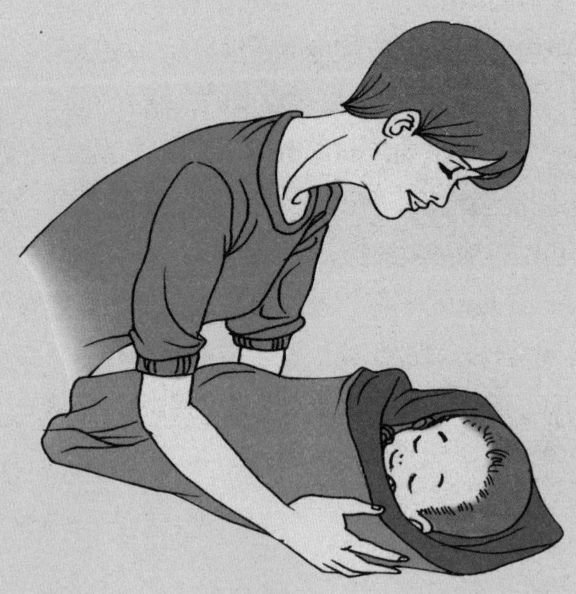